臨床漢方小児科学

鈴鹿医療科学大学東洋医学研究所所長
西村 甲 著

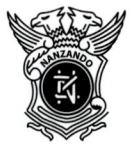

南山堂

推薦のことば

　小児の診療に携わるすべての方々にとって，漢方治療を身近なものにすることのできる実践的な教科書です．本書の出版にあたり，著者である西村 甲先生に心からの賛辞と敬意を表したく存じます．

　現在，全国多くの病院で漢方外来が開設されており，小児科領域でも広い分野で漢方薬が使用されてきています．しかしながら，漢方医学独特の用語は理解しにくく，日常診療での漢方処方に躊躇しがちであることも事実です．

　本書は，小児漢方医学の初学者から中級者までの幅広い医療従事者を念頭において，漢方独特の知識をわかりやすく修得でき，漢方治療に応用ができるように工夫されています．まず，第一部では，日常診療でよく見かける疾患・症候に対する漢方処方を，色刷りのフローチャートで明示してあります．西洋医学による正確な診断に基づき，経過病日などによって使い分けのできる処方が可能になっています．中級者向けには，個々の疾患・症候におけるアドバンスコースとして，漢方医学的な思考基盤が記載され，論理思考が深まるよう配慮されています．第二部では，漢方医学の一般的基本知識を基礎として，発達と発育を特徴とする小児の特殊性に結び付ける論理展開がなされています．漢方医学では，西洋医学と同じ用語である，例えば臓器名称が実体臓器を意味せず，幅広い生命活動の概念規定として表現されることも特徴の一つですが，そのような用語の特殊性についても詳細な記述がなされています．また，図表が多く使用され，論理展開の理解が容易になるような配慮があります．第三部では，漢方方剤の構成成分や適応病態が漢方医学的視点から詳述され，同時に第一部のフローチャートで使用される方剤との関連付けもなされています．全体を通じて，小児漢方医学初学者の知識獲得から中級者の診療水準の向上と理論整理まで，豊富でかつわかりやすい記述が特徴となっています．

　本書は，小児の特性を考慮に入れた論理的小児漢方治療指針を確立すべく，西村先生が著した渾身の教科書です．そして，多くの臨床経験に基づいた実践的な小児漢方医学書としても，きわめて利用価値の高いものと考えます．小児医療に関わる多くの先生方が，日常業務の現場で本書を手元に置きながら診療に当たられることを期待します．

2016年3月吉日

川崎市立川崎病院理事／慶應義塾大学医学部客員教授　**番場正博**

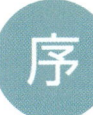

　小児は成人のミニチュアではないとして，その診療における特殊性が表現されている．漢方医学の世界においても，「寧治十男子．莫治一婦人．寧治十婦人．莫治一小児」という諺がある．すなわち，成人男性を10人治すことができても女性1人すら治すことはできない，女性を10人治すことができても小児1人すら治すことはできない，としている．小児に特化した医学書の必要性は明白であるが，漢方医学においてはその出版が極めて限定的である．

　今回，小児の漢方医学に関して上梓する機会を得た．小児の診療に携わる医師で，漢方医学に関しては初学者を含めて対象とし，漢方医学全般，さらには小児の特性を漢方医学の領域から十分理解し，漢方治療を実践できることを発刊の目的とした．このため，初学者であっても治療において何らかの漢方方剤を選択できること，無効あるいは効果不十分な場合には新たな方剤に変更できることが最重要課題となった．

　このような内容を盛り込むために，本書の構成を以下のとおりとした．

　第一部「フローチャートによる疾患・症候別漢方処方」：疾患別のフローチャートを用いて，各種症候に対する漢方方剤を提示した．ここには漢方医学用語を記載せず，現代医学的な病状把握から漢方方剤を選択できるようにした．なお，各疾患にはアドバンスコースを項立てして，中級者以上には漢方医学的病態から方剤選択の意義が理解できるよう配慮した．

　第二部「小児における漢方医学の基本」：漢方医学の理論については，まず成人を対象とした基本的内容を提示した．その知識を土台として，小児の解剖学的・生理学的特徴を踏まえた漢方医学的理解に結び付けられるようにした．

　第三部「漢方方剤における重要知識の整理」：現在，保険適用をもつ漢方方剤すべてにおいて，出典，方剤構成，原典，方意，適応病態，有効疾患，臨床所見を記した．基本事項全般については拙著『漢方処方と方意』で理解することとし，本項はアドバンスコースとしての位置づけとした．また，第一部のフローチャートと第三部の処方解説において登場する漢方方剤を関連付けることができるようにした．

　以上の順序に従い三部構成とし，小児科臨床漢方の実践に適うものとした．

　このような特徴をもつ本書が小児科漢方における学問体系化を成した発展の礎となることを期待して，書名を『臨床漢方小児科学』とした．西洋医学的なアプローチによる研究も重要であるが，漢方医学の基本理論をもとにして小児の成長，発達といった小児科学の基本的事項を解説できること，さらには，小児科特性を考慮した論理的漢方治療指針を確立することが必要である．

　本書の出版においては，著者の最も尊敬する小児科医である川崎市立川崎病院理事　番場正博先生より推薦文をいただいた．身に余る光栄である．また，一目瞭然としたフローチャート作成，適切な内容構成等は，南山堂　石井裕之氏の卓越した編集能力によるものである．ここに感謝の意を表して，序の結びとする．

2016年3月吉日

西村　甲

目　次

第一部　フローチャートによる疾患・症候別漢方処方　1

① 感冒，気管支炎，肺炎 …………… 2
② 気管支喘息 ………………………… 7
③ 中耳炎，副鼻腔炎 ………………… 10
④ 発疹性感染症 ……………………… 13
⑤ 起立性調節障害 …………………… 17
⑥ 心不全，不整脈 …………………… 20
⑦ 貧血，易出血 ……………………… 23
⑧ 川崎病 ……………………………… 27
⑨ 肝炎 ………………………………… 29
⑩ ネフローゼ症候群，慢性腎炎 …… 32
⑪ 夜尿症 ……………………………… 35
⑫ 思春期早発症 ……………………… 38
⑬ 糖尿病 ……………………………… 41
⑭ 肥満症 ……………………………… 43
⑮ 胃腸炎 ……………………………… 46
⑯ 過敏性腸症候群 …………………… 51
⑰ 機能性便秘 ………………………… 54
⑱ 虫垂炎 ……………………………… 58
⑲ 鼠径ヘルニア ……………………… 60
⑳ 痔瘻 ………………………………… 62
㉑ 脱肛 ………………………………… 64
㉒ 悪性腫瘍 …………………………… 66
㉓ 周術期 ……………………………… 68
㉔ 癤，癰 ……………………………… 70
㉕ アトピー性皮膚炎 ………………… 73
㉖ 尋常性疣贅，伝染性軟属腫 ……… 77
㉗ アレルギー性鼻炎 ………………… 80
㉘ 若年性関節リウマチ ……………… 83
㉙ 機能性頭痛 ………………………… 86
㉚ てんかん …………………………… 89
㉛ チック ……………………………… 92
㉜ 睡眠障害 …………………………… 95

第二部　小児における漢方医学の基本　99

Ⅰ 小児漢方を理解するために ……………… 100
1. 緒論 ………………………………… 100
2. 古典に立脚した原論的理解 ……… 101
3. 現代西洋医学を結合させた折衷的理解 … 101

Ⅱ 漢方医学概説 ……………………………… 102
1. 漢方医学の特徴 …………………… 102
　A 漢方医学の概略 ………………… 102
　B 漢方医学と東洋医学 …………… 102
　C 東洋医学と伝統医学 …………… 102
　D 漢方医学と補完代替医療・統合医療 …… 102
　E 漢方医学と中国伝統医学の比較 ……… 103
2. 漢方基礎理論 ……………………… 103
　A 陰陽論 …………………………… 103
　　1 陰陽論概説 …………………… 103
　　2 陰陽論の基本 ………………… 103
　　3 太極図からみた陰陽論 ……… 104
　　4 漢方医学への導入 …………… 104

目次

- **B** 五行論 … 105
  - 1 五行論概説 … 105
  - 2 五行属性 … 107
  - 3 五行における相互関係 … 107
- **3. 漢方生理学** … 108
  - **A** 気・血・津液・精の概念 … 108
    - 1 気・血・津液・精概説 … 108
    - 2 気 … 108
    - 3 血 … 109
    - 4 津液 … 110
    - 5 精 … 112
  - **B** 藏府 … 112
    - 1 藏府概説 … 112
    - 2 肝 … 113
    - 3 胆 … 113
    - 4 心 … 113
    - 5 小腸 … 114
    - 6 脾 … 114
    - 7 胃 … 115
    - 8 肺 … 115
    - 9 大腸 … 115
    - 10 腎 … 115
    - 11 膀胱 … 116
    - 12 心包 … 116
    - 13 三焦 … 116
- **4. 漢方病態病理学** … 117
  - **A** 八綱分類 … 117
    - 1 八綱分類概説 … 117
    - 2 表裏 … 117
    - 3 寒熱 … 117
    - 4 虚実 … 117
    - 5 陰陽 … 117
  - **B** 気・血・津液・精の異常 … 118
    - 1 気の異常 … 118
    - 2 血の異常 … 118
    - 3 津液の異常 … 119
    - 4 精の異常 … 120
  - **C** 藏府の異常 … 120
    - 1 肝の異常 … 120
    - 2 胆の異常 … 121
    - 3 心の異常 … 121
    - 4 小腸の異常 … 122
    - 5 脾の異常 … 122
    - 6 胃の異常 … 123
    - 7 肺の異常 … 123
    - 8 大腸の異常 … 124
    - 9 腎の異常 … 125
    - 10 膀胱の異常 … 125
    - 11 心包の異常 … 125
    - 12 三焦の異常 … 126
  - **D** 急性外感病 … 126
    - 1 急性外感病概説 … 126
    - 2 傷寒の病態 … 126
    - 3 温病の病態 … 127
- **5. 漢方病因学** … 128
  - **A** 分類 … 128
  - **B** 外因 … 128
  - **C** 内因 … 129
  - **D** 不内外因 … 129
- **6. 漢方診断学** … 130
  - **A** 四診 … 130
  - **B** 望診 … 130
    - 1 望診概説 … 130
    - 2 望診の所見と解釈 … 130
    - 3 顔面部の五藏配当 … 130
  - **C** 聞診 … 131
    - 1 聞診概説 … 131
    - 2 聞診の所見と解釈 … 131
  - **D** 問診 … 131
    - 1 問診概説 … 131
    - 2 問診の所見と解釈 … 131
  - **E** 切診 … 131
    - 1 切診概説 … 131
    - 2 舌診の所見と解釈 … 131
    - 3 脈診の所見と解釈 … 133
    - 4 腹診の所見と解釈 … 134

| F 総合診断……………………………135
7. 漢方治療学総論……………………136
| A 漢方薬の一般的特徴………………136
| B 漢方薬の古典的分類………………136
| C エキス製剤と煎じ薬との比較………136
| 1 エキス製剤………………………136
| 2 煎じ薬……………………………137
| 3 煎じ薬とエキス製剤の処方内容の相違……138
| 4 煎じ薬とエキス製剤の薬効の相違………138
| 5 服薬アドヒアランスの相違………………138
| D 漢方薬の副作用……………………138
| 1 肝機能障害………………………138
| 2 偽アルドステロン症………………139
| 3 間質性肺炎………………………139
| 4 発疹，蕁麻疹……………………139
| 5 胃腸障害…………………………139
| 6 服薬時期による副作用……………139
| 7 催奇形性…………………………139

Ⅲ 漢方小児科学………………………140
1. 小児の一般特徴……………………140
2. 漢方医学古典における小児期の認識……140
3. 小児漢方発育発達学………………141
| A 小児漢方発育学……………………141
| 1 体重・身長………………………141
| 2 頭囲・胸囲………………………142
| 3 頭蓋………………………………142
| 4 脊柱………………………………142
| 5 骨化………………………………143
| 6 生歯………………………………143
| 7 身体各部のバランス………………143
| 8 内臓諸器官の発育………………144
| B 小児漢方発達学……………………145
| 1 神経系全体………………………145
| 2 感覚・知覚………………………145
| 3 反射………………………………145
| 4 運動機能…………………………145
| 5 社会行動…………………………146

| 6 情緒………………………………146
| 7 言語………………………………146
| 8 記憶………………………………146
4. 小児漢方生理学……………………147
| A 小児漢方生理学概論………………147
| B 構造・機能別小児漢方生理学………148
| 1 循環………………………………148
| 2 血液………………………………148
| 3 呼吸………………………………148
| 4 消化………………………………148
| 5 腎…………………………………148
| 6 水分代謝…………………………148
| 7 皮膚………………………………149
| 8 体温………………………………149
| 9 睡眠………………………………149
| 10 免疫………………………………149
| 11 骨…………………………………150
| 12 内分泌系…………………………150
| C 縦断的小児漢方生理学……………150
| 1 中国医学における縦断的小児漢方生理学…150
| 2 最新縦断的小児漢方生理学………151
5. 漢方発生学…………………………152
| A 中国伝統医学による発生学………152
| B 最新漢方発生学……………………152
| 1 発生第1週………………………152
| 2 発生第2週………………………153
| 3 発生第3週………………………153
| 4 発生第4〜8週…………………153
| 5 発生第9週〜出産………………154
6. 小児漢方病態学……………………154
| A 中国伝統医学に基づく小児漢方病態学……154
| 1 総合的病態学……………………154
| 2 縦断的病態学……………………154
| B 最新小児漢方病態学………………155
| 1 新生児から乳児期における漢方病態学……155
| 2 幼児期における漢方病態学………155
| 3 学童期における漢方病態学………155
| 4 思春期における漢方病態学………156

目 次

- **7. 小児漢方病因学** …………………… 156
  - **1** 新生児期・乳児期における漢方病因学 … 156
  - **2** 幼児期における漢方病因学 ………… 156
  - **3** 学童期における漢方病因学 ………… 156
  - **4** 思春期における漢方病因学 ………… 156
- **8. 小児漢方診断学** …………………… 156
  - **A** 概　説 ……………………………… 156
  - **B** 望　診 ……………………………… 156
  - **C** 聞　診 ……………………………… 157
  - **D** 問　診 ……………………………… 157
  - **E** 切　診 ……………………………… 157
    - **1** 舌　診 …………………………… 157
    - **2** 脈　診 …………………………… 157
    - **3** 腹　診 …………………………… 158
- **9. 小児漢方治療学総論** ……………… 158
  - **A** 小児漢方治療学概説 ……………… 158
  - **B** 漢方薬投与量 ……………………… 159
  - **C** 小児科臨床における漢方治療の
    ストラテジー ……………………… 159
    - **1** 専門外来の設置 ………………… 159
    - **2** 一般外来への波及 ……………… 159
  - **D** 治療における方剤決定のプロセス … 159
    - **1** エビデンスの利用 ……………… 159
    - **2** 口訣の利用 ……………………… 159
    - **3** 腹診所見の利用 ………………… 159
    - **4** 脈診・舌診所見の利用 ………… 160
  - **5** 漢方医学基礎理論の利用 …………… 160
  - **6** 漢方医学的小児発育発達特性の考慮 … 160
- **E** 母子同服 ……………………………… 161
  - **1** 母子同服概説 …………………… 161
  - **2** 母子同服の考え方と方剤 ……… 161
  - **3** 臨床研究 ………………………… 163

Ⅳ 漢方医学の歴史 ………………………… 164
- **1. 中国伝統医学史** …………………… 164
  - **A** 中国伝統医学史概説 ……………… 164
  - **B** 漢代以前 …………………………… 164
  - **C** 漢　代 ……………………………… 164
  - **D** 魏・晋・南北朝代 ………………… 164
  - **E** 隋・唐代 …………………………… 165
  - **F** 宋・金・元代 ……………………… 165
  - **G** 明・清代 …………………………… 165
  - **H** 中華民国成立以後 ………………… 165
- **2. 漢方医学史** ………………………… 165
  - **A** 室町時代以前 ……………………… 165
  - **B** 室町時代 …………………………… 166
  - **C** 江戸時代 …………………………… 166
  - **D** 明治時代以降 ……………………… 167
- **3. 小児科分野における中国伝統医学史・
     漢方医学史** ………………………… 167
  - **A** 小児科中国伝統医学史 …………… 167
  - **B** 小児科漢方医学史 ………………… 168

第三部　漢方方剤における重要知識の整理　169

Ⅰ 漢方方剤概説 …………………………… 170
- **1** 出　典 ……………………………… 170
- **2** 方剤構成 …………………………… 171
- **3** 原　典 ……………………………… 171
- **4** 方　意 ……………………………… 171
- **5** 適応病態 …………………………… 172
- **6** 有効疾患 …………………………… 172
- **7** 臨床所見 …………………………… 172

（構成は五十音順）

あんちゅうさん
安中散 ……………………………………… 173
いれいとう
胃苓湯 ……………………………………… 173
いんちんこうとう
茵蔯蒿湯 …………………………………… 173
いんちんごれいさん
茵蔯五苓散 ………………………………… 174
うんけいとう
温経湯 ……………………………………… 174
うんせいいん
温清飲 ……………………………………… 174
えっぴかじゅつとう
越婢加朮湯 ………………………………… 175

目 次

黄耆建中湯（おうぎけんちゅうとう）	175
黄芩湯（おうごんとう）	175
黄連解毒湯（おうれんげどくとう）	176
黄連湯（おうれんとう）	176
乙字湯（おつじとう）	177
葛根加朮附湯（かっこんかじゅつぶとう）	177
葛根湯（かっこんとう）	177
葛根湯加川芎辛夷（かっこんとうかせんきゅうしんい）	178
加味帰脾湯（かみきひとう）	178
加味逍遙散（かみしょうようさん）	178
甘草湯（かんぞうとう）	179
甘麦大棗湯（かんばくたいそうとう）	179
桔梗石膏（ききょうせっこう）	179
桔梗湯（ききょうとう）	179
帰脾湯（きひとう）	180
芎帰膠艾湯（きゅうききょうがいとう）	180
芎帰調血飲（きゅうきちょうけついん）	180
九味檳榔湯（くみびんろうとう）	181
荊芥連翹湯（けいがいれんぎょうとう）	181
桂枝加黄耆湯（けいしかおうぎとう）	182
桂枝加葛根湯（けいしかかっこんとう）	182
桂枝加厚朴杏仁湯（けいしかこうぼくきょうにんとう）	182
桂枝加芍薬大黄湯（けいしかしゃくやくだいおうとう）	183
桂枝加芍薬湯（けいしかしゃくやくとう）	183
桂枝加朮附湯（けいしかじゅつぶとう）	183
桂枝加竜骨牡蛎湯（けいしかりゅうこつぼれいとう）	184
桂枝加苓朮附湯（けいしかりょうじゅつぶとう）	184
桂枝湯（けいしとう）	184
桂枝人参湯（けいしにんじんとう）	185
桂枝茯苓丸（けいしぶくりょうがん）	185
桂枝茯苓丸加薏苡仁（けいしぶくりょうがんかよくいにん）	186
桂芍知母湯（けいしゃくちもとう）	186
啓脾湯（けいひとう）	187
桂麻各半湯（けいまかくはんとう）	187
香蘇散（こうそさん）	187
五虎湯（ごことう）	188
五積散（ごしゃくさん）	188
牛車腎気丸（ごしゃじんきがん）	189
呉茱萸湯（ごしゅゆとう）	189
五淋散（ごりんさん）	189
五苓散（ごれいさん）	190
柴陥湯（さいかんとう）	190
柴胡加竜骨牡蛎湯（さいこかりゅうこつぼれいとう）	191
柴胡桂枝乾姜湯（さいこけいしかんきょうとう）	191
柴胡桂枝湯（さいこけいしとう）	191
柴胡清肝湯（さいこせいかんとう）	192
柴朴湯（さいぼくとう）	192
柴苓湯（さいれいとう）	193
三黄瀉心湯（さんおうしゃしんとう）	193
酸棗仁湯（さんそうにんとう）	194
三物黄芩湯（さんもつおうごんとう）	194
滋陰降火湯（じいんこうかとう）	194
滋陰至宝湯（じいんしほうとう）	195
紫雲膏（しうんこう）	195
四逆散（しぎゃくさん）	195
四君子湯（しくんしとう）	196
梔子柏皮湯（ししはくひとう）	196
七物降下湯（しちもつこうかとう）	196
四物湯（しもつとう）	196
炙甘草湯（しゃかんぞうとう）	197
芍薬甘草湯（しゃくやくかんぞうとう）	197
芍薬甘草附子湯（しゃくやくかんぞうぶしとう）	197
十全大補湯（じゅうぜんたいほとう）	198
十味敗毒湯（じゅうみはいどくとう）	198
潤腸湯（じゅんちょうとう）	199
小建中湯（しょうけんちゅうとう）	199
小柴胡湯（しょうさいことう）	199
小柴胡湯加桔梗石膏（しょうさいことうかききょうせっこう）	200
小青竜湯（しょうせいりゅうとう）	200
小半夏加茯苓湯（しょうはんげかぶくりょうとう）	201
消風散（しょうふうさん）	201
升麻葛根湯（しょうまかっこんとう）	201
四苓湯（しれいとう）	202
辛夷清肺湯（しんいせいはいとう）	202
参蘇飲（じんそいん）	202
神秘湯（しんぴとう）	203

目次

しんぶとう 真武湯 203	にんじんとう 人参湯 216
せいじょうぼうふうとう 清上防風湯 203	にんじんようえいとう 人参養栄湯 217
せいしょえっきとう 清暑益気湯 204	はいのうさんごうはいのうとう　はいのうさんきゅうとう 排膿散合排膿湯（排膿散及湯） 217
せいしんれんしいん 清心蓮子飲 204	ばくもんどうとう 麦門冬湯 217
せいはいとう 清肺湯 204	はちみじおうがん　はちみがん 八味地黄丸（八味丸） 218
せんきゅうちゃちょうさん 川芎茶調散 205	はんげこうぼくとう 半夏厚朴湯 218
そけいかっけつとう 疎経活血湯 205	はんげしゃしんとう 半夏瀉心湯 218
だいおうかんぞうとう 大黄甘草湯 206	はんげびゃくじゅつてんまとう 半夏白朮天麻湯 219
だいおうぼたんぴとう 大黄牡丹皮湯 206	びゃっこかにんじんとう 白虎加人参湯 219
だいけんちゅうとう 大建中湯 206	ぶくりょういん 茯苓飲 220
だいさいことう 大柴胡湯 206	ぶくりょういんごうはんげこうぼくとう 茯苓飲合半夏厚朴湯 220
だいさいことうきょだいおう 大柴胡湯去大黄 207	ぶしりちゅうとう 附子理中湯 220
だいじょうきとう 大承気湯 207	へいいさん 平胃散 221
だいぼうふうとう 大防風湯 209	ぼういおうぎとう 防已黄耆湯 221
ちくじょうんたんとう 竹筎温胆湯 209	ぼうふうつうしょうさん 防風通聖散 222
ぢだぼくいっぽう 治打撲一方 210	ほちゅうえっきとう 補中益気湯 222
ぢづそういっぽう 治頭瘡一方 210	まおうとう 麻黄湯 223
ちょういじょうきとう 調胃承気湯 210	まおうぶしさいしんとう 麻黄附子細辛湯 224
ちょうとうさん 釣藤散 211	まきょうかんせきとう 麻杏甘石湯 224
ちょうようとう 腸癰湯 211	まきょうよくかんとう 麻杏薏甘湯 224
ちょれいとう 猪苓湯 212	ましにんがん 麻子仁丸 225
ちょれいとうごうしもつとう 猪苓湯合四物湯 212	もくぼういとう 木防已湯 225
つうどうさん 通導散 212	よくいにんとう 薏苡仁湯 225
とうかくじょうきとう 桃核承気湯 213	よくかんさん 抑肝散 226
とうきいんし 当帰飲子 213	よくかんさんかちんぴはんげ 抑肝散加陳皮半夏 226
とうきけんちゅうとう 当帰建中湯 214	りっくんしとう 六君子湯 226
とうきしぎゃくかごしゅゆしょうきょうとう 当帰四逆加呉茱萸生姜湯 214	りっこうさん 立効散 227
とうきしゃくやくさん 当帰芍薬散 214	りゅうたんしゃかんとう 竜胆瀉肝湯 227
とうきしゃくやくさんかぶし 当帰芍薬散加附子 215	りょうかんきょうみしんげにんとう 苓甘姜味辛夏仁湯 228
とうきとう 当帰湯 215	りょうきょうじゅつかんとう 苓姜朮甘湯 228
にじゅつとう 二朮湯 215	りょうけいじゅつかんとう 苓桂朮甘湯 228
にちんとう 二陳湯 216	ろくみがん　ろくみじんきがん 六味丸（六味腎気丸） 229
にょしんさん 女神散 216	

付録① 基本生薬による漢方方剤分類

Ⅰ 桂枝剤・桂枝湯類 231	Ⅴ 芩連剤・瀉心湯類 234
Ⅱ 麻黄剤 232	Ⅵ 梔子剤 235
Ⅲ 柴胡剤 233	Ⅶ 大黄剤・承気湯類 236
Ⅳ 陥胸剤 234	Ⅷ 石膏剤 236

Ⅸ 半夏剤 237	ⅩⅣ 乾姜剤 241
Ⅹ 茯苓剤 237	ⅩⅤ 附子剤 242
ⅩⅠ 四君子湯類 238	ⅩⅥ 甘草剤 242
ⅩⅡ 芎帰剤・四物湯類 239	ⅩⅦ その他 243
ⅩⅢ 桃仁剤 241	

付録② 表裏・寒熱に基づく漢方方剤分類

Ⅰ 表寒証用方剤 245	Ⅳ 裏寒証用方剤 249
Ⅱ 表熱証用方剤 246	Ⅴ 寒熱を考慮しなくてもよい方剤および
Ⅲ 裏熱証用方剤 246	関連方剤 253

■ 参考文献 254

第一部

フローチャートによる疾患・症候別漢方処方

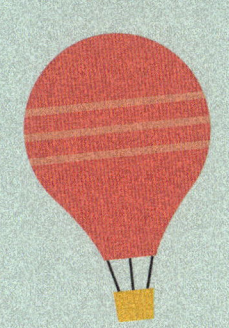

① 感冒，気管支炎，肺炎 …………… 2	⑰ 機能性便秘 …………………… 54
② 気管支喘息 ……………………… 7	⑱ 虫垂炎 …………………………… 58
③ 中耳炎，副鼻腔炎 ……………… 10	⑲ 鼠径ヘルニア …………………… 60
④ 発疹性感染症 …………………… 13	⑳ 痔瘻 ……………………………… 62
⑤ 起立性調節障害 ………………… 17	㉑ 脱肛 ……………………………… 64
⑥ 心不全，不整脈 ………………… 20	㉒ 悪性腫瘍 ………………………… 66
⑦ 貧血，易出血 …………………… 23	㉓ 周術期 …………………………… 68
⑧ 川崎病 …………………………… 27	㉔ 癤，癰 …………………………… 70
⑨ 肝炎 ……………………………… 29	㉕ アトピー性皮膚炎 ……………… 73
⑩ ネフローゼ症候群，慢性腎炎 … 32	㉖ 尋常性疣贅，伝染性軟属腫 …… 77
⑪ 夜尿症 …………………………… 35	㉗ アレルギー性鼻炎 ……………… 80
⑫ 思春期早発症 …………………… 38	㉘ 若年性関節リウマチ …………… 83
⑬ 糖尿病 …………………………… 41	㉙ 機能性頭痛 ……………………… 86
⑭ 肥満症 …………………………… 43	㉚ てんかん ………………………… 89
⑮ 胃腸炎 …………………………… 46	㉛ チック …………………………… 92
⑯ 過敏性腸症候群 ………………… 51	㉜ 睡眠障害 ………………………… 95

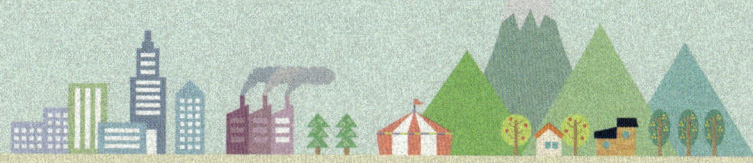

1 感冒，気管支炎，肺炎

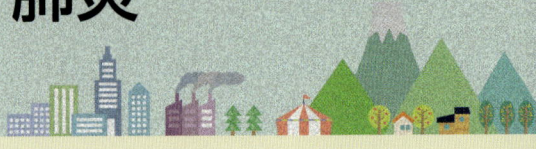

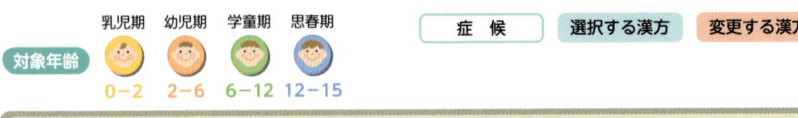

漢方薬への期待は大きい．
第一選択薬は，発症からの経過日数と主症候から！

発症から1～2日

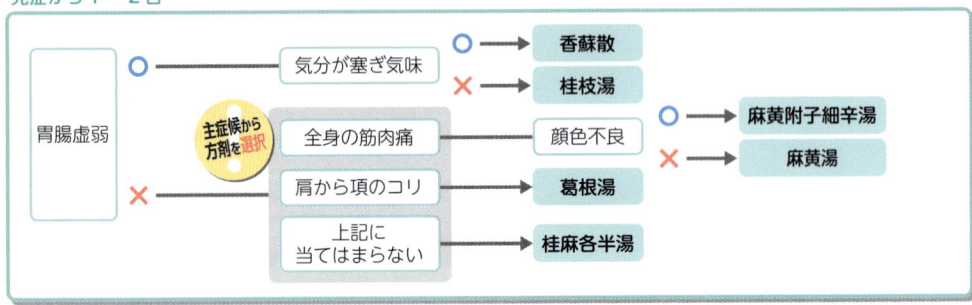

発症から3～7日

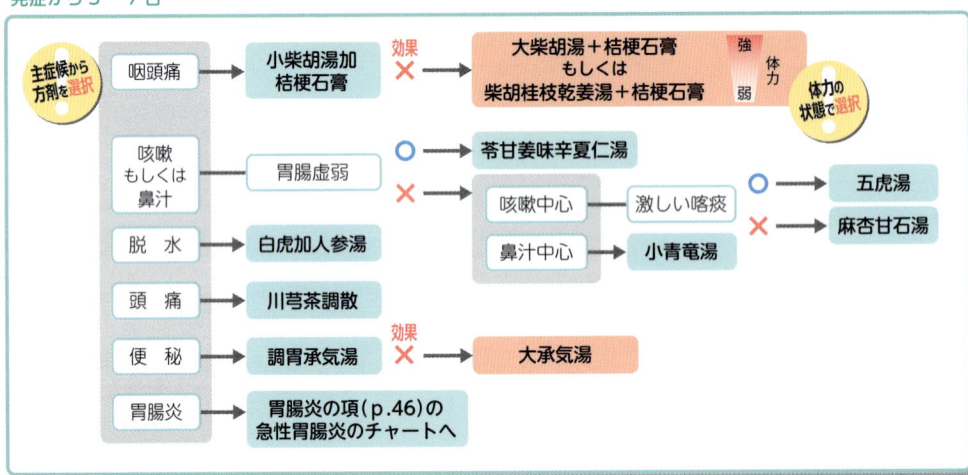

発症から7日以降

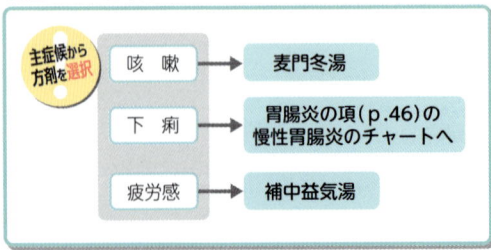

感冒，気管支炎，肺炎

 日常診療における漢方治療の位置づけ

「漢方薬は長く服用しないと効かない」という印象を持つ人が多い．しかし，漢方医学のバイブルともいえる『傷寒論』（紀元3世紀頃）には，急性熱性疾患の臨床経過中におけるさまざまな事態への対処法がきめ細かく指示されている．たとえば，桂枝湯の条文には，「漢方薬を服用後，熱いお粥をすすって薬効を高め，全身に少し汗をかくように調節せよ．生の冷たい物を食べてはいけない」とある．本来の漢方薬は，こうした急性疾患にも十分対応した形で発達してきており，感冒に対しても有用な治療手段である．

近年のライ症候群，脳炎，心筋炎などの問題から，解熱鎮痛薬の使用を控える傾向がある．また，抗インフルエンザ薬の使用制限などから，漢方薬への期待がさらに高まっている．感冒を西洋薬で対応すると多剤併用になりやすいが，漢方薬の場合，原則として一処方で対処する．このことは，医療経済的にみても利点がある．

 症候からアプローチする漢方薬の選択

年齢による方剤の差はない．

1 発症から1〜2日までの場合

胃腸虚弱でなければ，麻黄湯，葛根湯，麻黄附子細辛湯から選択する．全身の筋肉痛があれば麻黄湯を，全身の筋肉痛があって，さらに顔色が不良の場合は麻黄附子細辛湯を選択する．肩から項までがこる場合には葛根湯とする．胃腸虚弱でなく，上記の症状がない場合は桂麻各半湯とする．

胃腸虚弱があれば，桂枝湯とする．さらに気分が塞ぎがちな場合には，香蘇散とする．

2 発症後3〜7日頃

咽頭痛が主であれば，まず小柴胡湯加桔梗石膏とする．効果がなければ，体力の強弱により，大柴胡湯＋桔梗石膏，もしくは柴胡桂枝乾姜湯＋桔梗石膏を選択する．

咳嗽，鼻汁が主で，胃腸が虚弱でない場合は，咳嗽が強ければ麻杏甘石湯，さらに喀痰排出が激しい場合には五虎湯，鼻汁が強ければ小青竜湯とする．胃腸虚弱の場合は，苓甘姜味辛夏仁湯とする．

脱水傾向がある場合には，白虎加人参湯とする．

頭痛が強い場合には，川芎茶調散とする．

便秘がある場合には，調胃承気湯とする．効果がなければ，大承気湯とする．

胃腸炎症状が強い場合には，胃腸炎の項（p.46）における急性胃腸炎から方剤を選択する．

上記において，複数の症状を呈することがある．その場合，最も主要となる症状から方剤を選択する．主要症状が2つある場合には，方剤を2つ組み合わせることも可能である．

3 発症後7日以降

咳嗽が続く場合には，麦門冬湯とする．

下痢が続く場合には，胃腸炎の項（p.46）における慢性胃腸炎から方剤を選択する．

症状は軽快傾向にあるが，疲労感が強い場合には，補中益気湯とする．

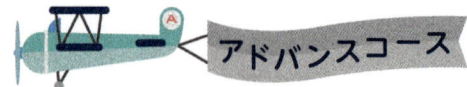

漢方医学的病態

感冒のような急性熱性疾患については，六病位の概念が重要となる．抗病反応が盛んな陽病と抗病反応が低下した陰病に分類し，さらに陽病・陰病を3つのステージに細分類したものである．

抗病反応が盛んな陽病期は，病邪が表にある太陽病，半表半裏にある少陽病，裏にある陽明病に分かれる．太陽病・少陽病には虚実ともに，陽明病は基本的に実証のみである．また，抗病反応が低下した陰病は，すべて基本には病邪が裏にある．腹部は冷えているが，四肢までは冷えていない太陰病，腹部から四肢末端まで冷えている少陰病，抗病反応が極めて低下しショック状態になるなど，わずかに残った体力で病邪に対抗しようとして燃え尽きる直前の状態になる厥陰病に分かれる．陰病は，すべて虚証である．古人は病気を引き起こすものを病邪と呼び，感染症などは外部から病邪が侵入するとして外邪と表現した．実とは外邪が旺盛な病態であり，患者の病状も激しく認められることが多い．虚とは患者の正気（もともと持っている体力）が不足した病態であり，現れる病状も弱いことが多い．

これらの病態を現代的な病名を用いて解説する．まず，太陽病は感冒の極めて初期に現れるものである．ぞくぞくと悪寒がして，熱が上がる．項がこり，関節痛が生じる．咳や下痢が伴うこともある．外邪が体表にあると考える．この体表部を，漢方では表と表現する．脈は浮で，数になることが多い．脈に緊張感があれば，実証である．逆に弱い脈であれば，虚証である．

感冒がこじれると，咳がひどくなり痰が混ざる．咳に胸痛が伴うこともある．また，悪寒の後に発熱し，これを繰り返す往来寒熱という病態が特徴的である．いわゆる気管支炎，肺炎の状態である．外邪が体表より深く，消化管までは深くない部位に侵入したと考える．この部位を半表半裏と呼ぶ．このような場合には，脈の幅は細いが，緊張感の強い弦脈を呈することが多い．その緊張感の程度の違いから，虚実が分かれる．さらにこじれると，虚証になって陰病に入ることが多い．

もう一つは，外邪が消化器に入り，体内が脱水になって口渇が出たり，消化管の便の水分が減少して便秘になる病態である．体内に熱がこもるため，高熱が持続して譫語（うわ言）が出て，熱に苦しむ悪熱の状態，潮が満ちてくるように発熱する潮熱の状態になる．消化管は体内であり，漢方では裏と表現する．ただし，体表の表に対して，裏は体表以外の広い範囲を指すことになる．半表半裏も，裏の一部とみることもできる．脈は沈で非常に緊張感が強いことが特徴である．さらに悪化すると，陰病に入ることが多い．

陰病になるのは，重症感染症や虚弱者であることが多い．虚弱者では，感染症自体が極めて重症であっても，表面に現われる症状は軽微にみられることがある．病初期からいきなり少陰病などの陰病で始まることがよくある虚弱者では，重症度を見誤らないように診療する側の注意が必要である．陰病では，外邪は裏にあると考える．このような陰病では，脈は沈細弱である．

急性感染症においては，腹部所見や舌所見に大きな変化が出ることはまれであり，実際の症状と脈に注意することが大切である．ただ，舌苔は診断に役立つことがある．少陽病のように半表半裏に病邪が入ってくると，舌苔はやや多くなり，陽明病のように強い熱が内部に入ってくると，舌苔は黄色あるいは黒色に変化する．

感冒は，通常太陽病で始まり，外邪と正気の程度，治療方法などにより，病位が変化することがある．太陽病以外として発症することもある．このような病位の変動については，p.127 図10を参照されたい．

漢方治療総論

『傷寒論』における六病位に基づいて，処方を決定する．

太陽病では，表に外邪が存在するため，邪を発散させる治療が基本である．正気に全く不足がなく強靱な人なら，瀉法に徹することになる．また，正気が衰える心配がある，あるいは正気の不足が明らかな場合には，その程度に応じて補気を追加する．

陽明病では，基本的に実の病態であるから瀉法が基本となる．邪が裏に侵入しているため，その邪を便とともに体外に追い出すことが多い．いわゆる瀉下法，下法である．上部消化管に邪があれば，嘔吐させる吐法も利用されるが，機会は比較的低い．邪が裏にあり，発熱も続くと津液が不足し，正気の消耗も出現するため，補気，補津液も必要となることがある．

少陽病では，邪が表でもなく裏ともいい切れない半表半裏にある．この場合には，邪を表から発散させることも，吐下により排出させることもできない．邪をうまく調整することになる．これを和法と呼ぶ．

陰病では，基本的に正気が不足している．補気が最も重要となる．当然外邪が裏にあるから，体内からなるべく早く排出させる工夫が必要となる．

● 病態からアプローチする漢方薬の選択
❶基本処方

通常，感冒の初期にあたる太陽病では，葛根湯，麻黄湯，桂枝湯などが一般的に用いられる．実証には葛根湯，麻黄湯，虚証には桂枝湯が適応となる．虚証でも，気滞が兼ね備わるものには香蘇散が適応となる．桂麻各半湯は，本来外邪が当初旺盛であったが，軽微となってきているが軽快しない病態で用いられる．これは，桂枝湯では弱く，麻黄湯では急峻すぎるため，両剤が適さない場合である．病初期でありながら少陰病となる，直中の少陰の場合には，麻黄附子細辛湯を選択する．これは，裏寒虚かつ表寒虚の病態で，全身が冷え切っている状態である．

少陽病では，柴胡剤が主に用いられる．小柴胡湯は，その標準的処方といえる．少陽部の熱を冷ましつつ，補気を配慮している．大柴胡湯は，心下の鬱滞した熱を開通させる方剤で，補気を考慮していない．柴胡桂枝乾姜湯は，心下の清熱を行うとともに，津液循環の不調，それに伴う煩躁（気逆）を改善する方剤である．

麻杏甘石湯は，寒邪が表に侵入したが，それが熱化して肺に侵入した病態に用いられる．元太陽病（表寒証）であったが，表と半表半裏が熱化した変則的な病態である．五虎湯は，麻杏甘石湯より清熱，鎮咳，平喘作用を強化したものである．苓甘姜味辛夏仁湯は，麻黄で発散することが困難な血虚，気虚に対して用いられる．

川芎茶調散は，寒邪，風邪により，疏泄機能が障害されて気が頭部で鬱滞することで生じる頭痛に適応がある．

陽明病に用いられる方剤として，白虎加人参湯と承気湯類が代表的である．高熱で津液が損傷された場合に，白虎加人参湯が投与される．承気湯類は，熱が腸胃に集中するものを瀉下により回復させる処方である．調胃承気湯が標準的とされる．大承気湯は，理気を強めることで瀉下作用を強化している．

麦門冬湯は，肺陰虚により虚熱を呈したものに適応される．補中益気湯は，主に感冒後の気虚に対して投与される．

❷応用追加処方

咽頭痛が強い場合には，桔梗石膏を併用する．桔梗湯を併用することもある．併用する方剤が多く，甘草の服用量が増大する場合には，含嗽とする．

膿性鼻汁を伴うなら，辛夷清肺湯を選択する．

香蘇散の適応で，さらに咳嗽も強い場合には，参蘇飲とする．

乳児の鼻閉には，麻黄湯となる．

桂枝湯証があり，さらに発汗過多であれば，桂枝加黄耆湯を選択する．また，桂枝湯証があり，さ

らに咳嗽，喀痰排出を伴う場合には，桂枝加厚朴杏仁湯を選択する．

　柴胡加竜骨牡蛎湯は，少陽病において気逆を強く呈する場合に適応となる．柴胡桂枝湯は，太陽病と少陽病を兼ねる場合に適応となる．この時期には気管支炎，肺炎も考慮すべきであり，膿性の痰がでるようなら清肺湯，咳で胸部痛を呈する場合には柴陥湯を考慮する．乾性咳嗽で痰も気になる場合には，竹茹温胆湯，滋陰降火湯，滋陰至宝湯も選択肢となる．竹茹温胆湯は化痰も考慮されているが，滋陰降火湯，滋陰至宝湯は補血，補陰が主体である．滋陰至宝湯は，さらに理気作用も持つ．

2 気管支喘息

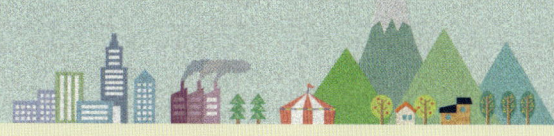

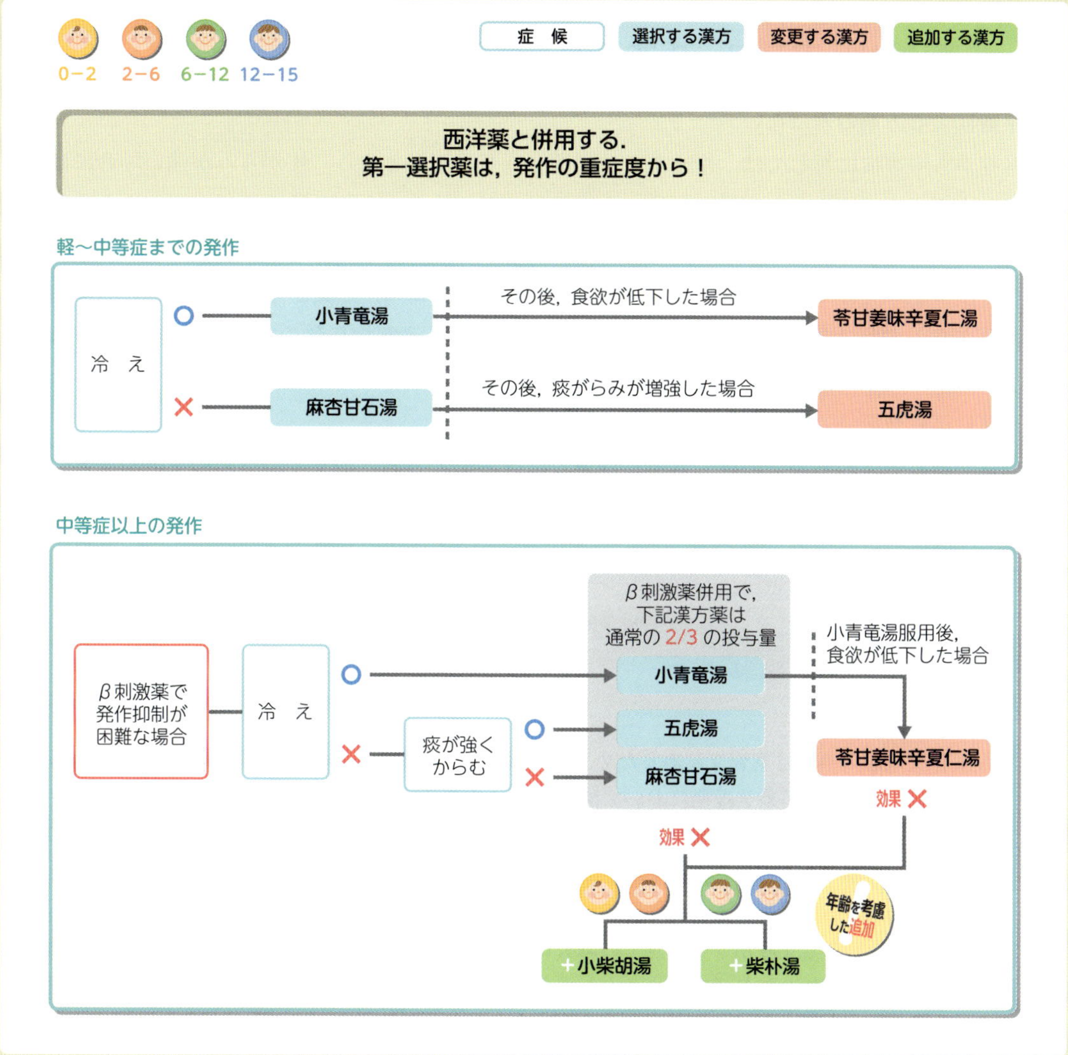

西洋薬と併用する．
第一選択薬は，発作の重症度から！

軽〜中等症までの発作

冷え ○ → 小青竜湯 ── その後，食欲が低下した場合 → 苓甘姜味辛夏仁湯
冷え × → 麻杏甘石湯 ── その後，痰がらみが増強した場合 → 五虎湯

中等症以上の発作

β刺激薬で発作抑制が困難な場合 → 冷え
- ○ → 小青竜湯 ── 小青竜湯服用後，食欲が低下した場合 → 苓甘姜味辛夏仁湯
- × → 痰が強くからむ
  - ○ → 五虎湯
  - × → 麻杏甘石湯

β刺激薬併用で，下記漢方薬は通常の 2/3 の投与量

効果 ✗ → 年齢を考慮した追加 → +小柴胡湯 / +柴朴湯

日常診療における漢方治療の位置づけ

　本疾患は，気道の慢性炎症性疾患である．炎症細胞や伝達物質，気道上皮細胞の複雑な相互作用により引き起こされ，気流閉塞のために喘鳴を伴った発作性の呼吸困難を繰り返す．吸入ステロイドにより，発作コントロールは非常に改善している一方で，ステロイドの副作用を心配する意見もある．漢方治療は，このようなステロイド使用からなるべく早く脱却するために，また病状が非常に軽度な場合に利用される．

発作症状が悪化した場合に，β刺激薬にテオフィリン製剤が追加されることがあるが，テオフィリン製剤には痙攣重積の副作用があることに注意が必要である．このような副作用を考慮して，漢方薬が併用されることがある．

症候からアプローチする漢方薬の選択

年齢による方剤の差はない．

軽症から中等症に対しては，冷えがなければ，麻杏甘石湯とする．痰がらみが強い場合には五虎湯に変更する．冷えがある場合には，小青竜湯で開始する．もし食欲が低下するようなら苓甘姜味辛夏仁湯に変更する．

中等度以上の発作で，β刺激薬で発作抑制が困難な場合には，冷えがなければ麻杏甘石湯あるいは痰がらみが強ければ五虎湯，冷えがあれば小青竜湯を通常投与量の2/3として，β刺激薬に追加投与する．冷えて小青竜湯で食欲が落ちた場合には，苓甘姜味辛夏仁湯に変更する．苓甘姜味辛夏仁湯に変更する場合には，減量は必要としない．

発作が繰り返される場合には，乳児，幼児では，上記の方剤に加えて小柴胡湯を併用する．学童期以後では，柴朴湯を併用する．

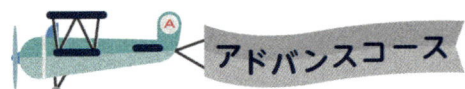

漢方医学的病態

気管支喘息の本態は気管支にあるため，漢方医学でも五臓からみると肺に注目する必要がある．肺は，気を完成させる最終段階において清気（酸素）を取り込む重要な役割をもっている．気を完成させるためには，気を引き込む腎気，気を循環させる肝気，気を上昇させる脾気など，肺以外の臓気の援助が必要である．また，息を呼出する行為は，漢方医学的には完成された気を発散させ，体の外表を防衛する意味がある．発作時の気管支喘息は，息を吸えども呼出することが困難な病態が根本にある．この息を呼出する時点での障害は，純粋に気を発散させるという肺気が虚した状態である．気管支が攣縮して気道狭窄をきたした病態という面からは血虚，痰が気道を閉塞する病態からは水滞といった漢方医学的病態が，さまざまなバランスで関与し形成されている．肺気の虚した状態は，総量的に正気が減少している可能性が高いので，脾気や腎気の不足を考慮する．血虚の病態は産生の低下あるいは血行障害が原因とされるが，その根本には脾気虚と肝気滞が関係する．水滞は，脾気の低下が大きな要素となる．このような発作時病態を形成する下地が，発作緩解期に存在するといえる．

漢方治療総論

発作自体の治療と発作予防の治療に分類される．発作自体については，気圧などの天候変化，あるいは感冒罹患などの誘因を漢方医学では外邪と考えており，この外邪を発散させることが重要となる．解表薬でかつ気管支拡張作用を持つ麻黄が第一選択薬となる．麻黄により胃腸障害をきたす場合があるため，虚弱児には麻黄を含まない方剤を選択する．麻黄の主成分であるl-エフェドリンに気管支拡張作用がある．これは，急性期において直接的に気道閉塞を緩和する目的で用いられる（標治療法）．

一方，発作予防には，もともとの体の歪み，すなわち気虚あるいは気滞の状態を改善する．また，

慢性炎症の病態があるため，抗炎症作用を期待して方剤を追加することも検討する（本治療法）．

○ 病態からアプローチする漢方薬の選択
❶基本処方

　漢方薬は，重症喘息や高度発作ではなく，軽症・中等症喘息の患者で効果がみられる例に，ある程度長期的に使用するのが望ましい．急性期は，解表，平喘作用を持つ麻黄を含有する方剤，たとえば小青竜湯，麻杏甘石湯が選択されることが多い．小青竜湯は表寒証，裏寒証に，麻杏甘石湯は表熱証，裏熱証に用いられる．五虎湯は，麻杏甘石湯に平喘利水の桑白皮が加えられた方剤である．麻黄により胃腸障害をきたす場合には，虚寒の状態であることが多く，細辛で温め解表する苓甘姜味辛夏仁湯が選択される．

　また，長期管理には，柴胡剤により気の循環を整えることが重要となる．幼児期までは，肝気の調節に強く関与する必要が低いので小柴胡湯とする．学童期以降では，肝，心の関与が増大するため，幼児期より気の循環に配慮が必要である．この点から，小柴胡湯と半夏厚朴湯を合方した柴朴湯がより望ましいと考えられる．

　このように，漢方治療を2段階に分けて考えると治療方針を立てやすい．このような指標はあくまで原則的なものであり，これにとらわれる必要はない．患者の症状経過をよく把握し，患者に適した漢方薬を投与する．麻杏甘石湯が患者にぴったりであれば，本剤を継続してもよい．筆者は本剤のみ単独で約半年間投与し，以後全く発作の再燃を認めない幼児例を経験している．本例の改善が自然経過であったともいえるが，漢方薬が現代薬理学的にまだ説明不能な効果を持つ可能性も否定しえない．

❷応用追加処方

　喘息発作が増悪して，水滞が強く肺水腫のような病態を呈することがある．腹証では，心下部が非常に堅く緊張した心下痞堅を呈する．このような場合には，胸膈の化熱した水滞を除去する木防已湯が追加選択される．

　麻杏甘石湯，柴朴湯の効果を併せ持つ方剤として，神秘湯がある．発作間欠期でも発作予防を強化したい場合，あるいは発作期に理気を考慮したい場合に選択される．

3 中耳炎, 副鼻腔炎

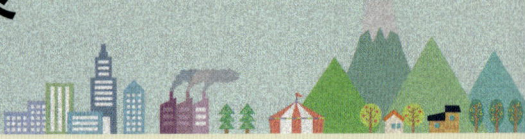

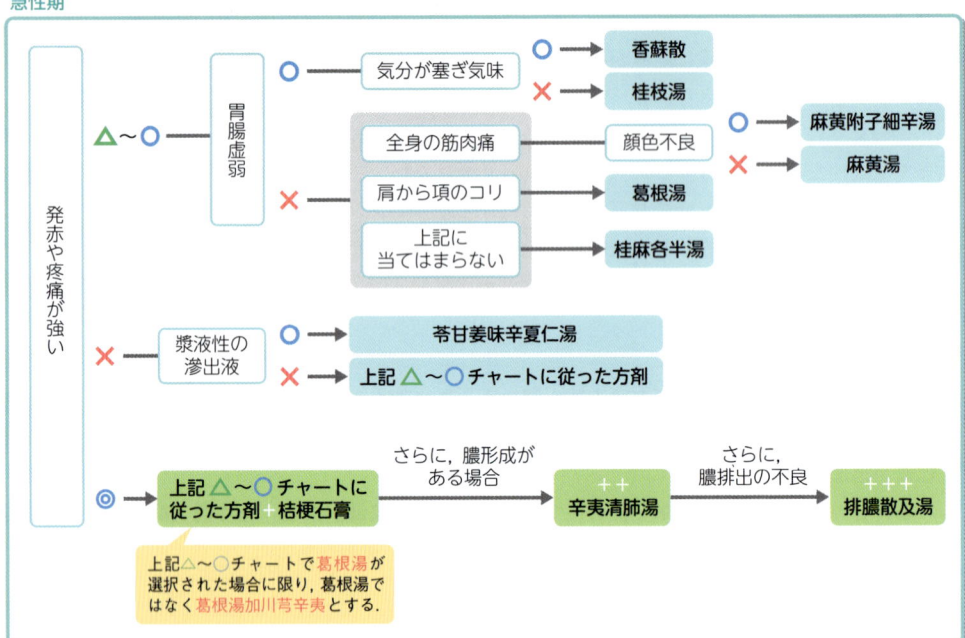

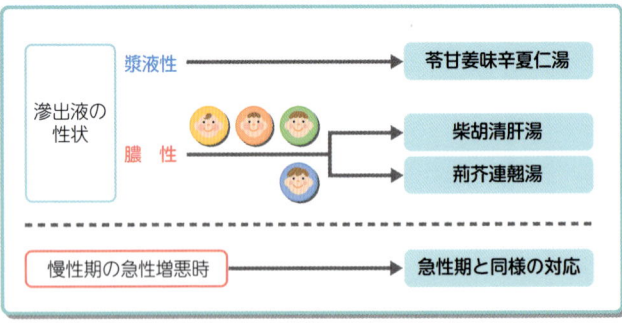

日常診療における漢方治療の位置づけ

小児科では，急性上気道炎に続発するかたちで，中耳炎・副鼻腔炎を経験することが多い．細菌性感染となり，主に抗菌薬が使用される．

漢方治療は，抗菌薬などと併用することで治癒を促進する可能性がある．

 症候からアプローチする漢方薬の選択

年齢による方剤の選択の差は少ない．

急性期で発赤あるいは疼痛が強くない場合には，感冒における漢方薬の選択にならう（p.2）．葛根湯の適応で，頭痛，発赤が強ければ，葛根湯加川芎辛夷とする．

発赤，疼痛が明らかとなってきたら，上記で選択した方剤に桔梗石膏を追加する．また，膿が形成されているようなら，辛夷清肺湯に変更する．炎症が強ければ，桔梗石膏も併用する．膿形成後の膿排出が不良なら，排膿散及湯を併用する．

発赤，疼痛がほとんどなく，漿液性の滲出が多い場合には，苓甘姜味辛夏仁湯とする．

慢性期には，漿液性の滲出なら，苓甘姜味辛夏仁湯とする．膿性の滲出であれば，乳幼児期から学童期では柴胡清肝湯，思春期では荊芥連翹湯とする．急性増悪時には，急性期と同様の対応を行う．

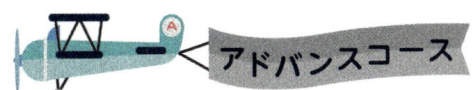

○ 漢方医学的病態

急性の場合，一般的には『傷寒論』の太陽病に相当する．滲出液が膿性になってくると，少陽病への移行に注意が必要である．まれに髄膜炎を併発することがあり，病態としては陽明病と判断する．当然ながら，直中の少陰病となりうる．四診を十分行って，病態把握に誤りがないよう注意する．

慢性の場合には，少陽病が長期間続いていると考えることが多い．滲出液が透明で粘稠性が低い，また粘膜の腫脹はあっても発赤がないような場合には，『傷寒論』における陰病に相当すると判断する．

○ 漢方治療総論

急性では，太陽病あるいは少陰病として方剤を選択していく．膿性が強い場合には，精熱薬を加えて処方を選定する．

慢性では，少陽病として柴胡剤を選択していくことが多い．膿性で炎症が強いと判断される場合には，さらに清熱剤を付加していく．陰病に相当する場合には，利水薬を中心とした方剤から選択する．

○ 病態からアプローチする漢方薬の選択

❶ 基本処方

急性では，太陽病として対応する．方剤については，感冒の項（p.2）を参照してほしい．葛根湯加川芎辛夷は，日本経験方とされる．葛根湯に止痛活血の川芎，散寒開竅の辛夷を加えて鼻閉に対処する処方である．炎症が強ければ，清熱の桔梗石膏を付加する．さらに炎症が強いと判断すれば，

清熱剤を追加し，滋陰も考慮された辛夷清肺湯を選択する．さらに炎症が強ければ営衛を充実させて排膿させる排膿散及湯の付加を考える．炎症が軽度で水滞の病態と判断されれば，解表ではなく利水を行う苓甘姜味辛夏仁湯とする．このような症例では裏寒を呈することが多いため，本方が適用される．

慢性では，柴胡剤として柴胡清肝湯，荊芥連翹湯を選択する．両剤は似た生薬構成であるが，柴胡清肝湯は栝楼根で滋潤する分，より体内水分が多く水分不足に注意を要する幼児あるいは学童に適する．一方，荊芥連翹湯は滋潤作用がやや弱く，理気作用を強化しているため，学童後期から中学生により適応があるといえる．

❷応用追加処方

清熱を強めるためには，辛夷清肺湯，桔梗石膏の付加を考える．膿の排出が不十分であれば，排膿散及湯を付加する．それでも不十分なら，黄連解毒湯，三黄瀉心湯も追加候補となる．これらは，一部の生薬が柴胡清肝湯，荊芥連翹湯にも含まれており，清熱作用を強化するうえで有用である．

慢性期において，柴胡剤を必要とするが，清熱とともに利水も必要な場合には，柴苓湯が候補となる．苓甘姜味辛夏仁湯が適応となるような炎症所見がほとんどみられない場合において，真武湯を考慮することもある．

4 発疹性感染症

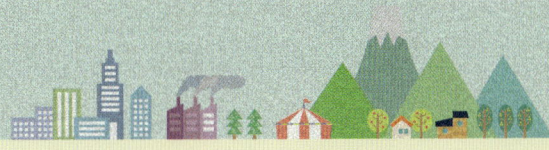

疾患別に対応し，第一選択薬は，主症候から！

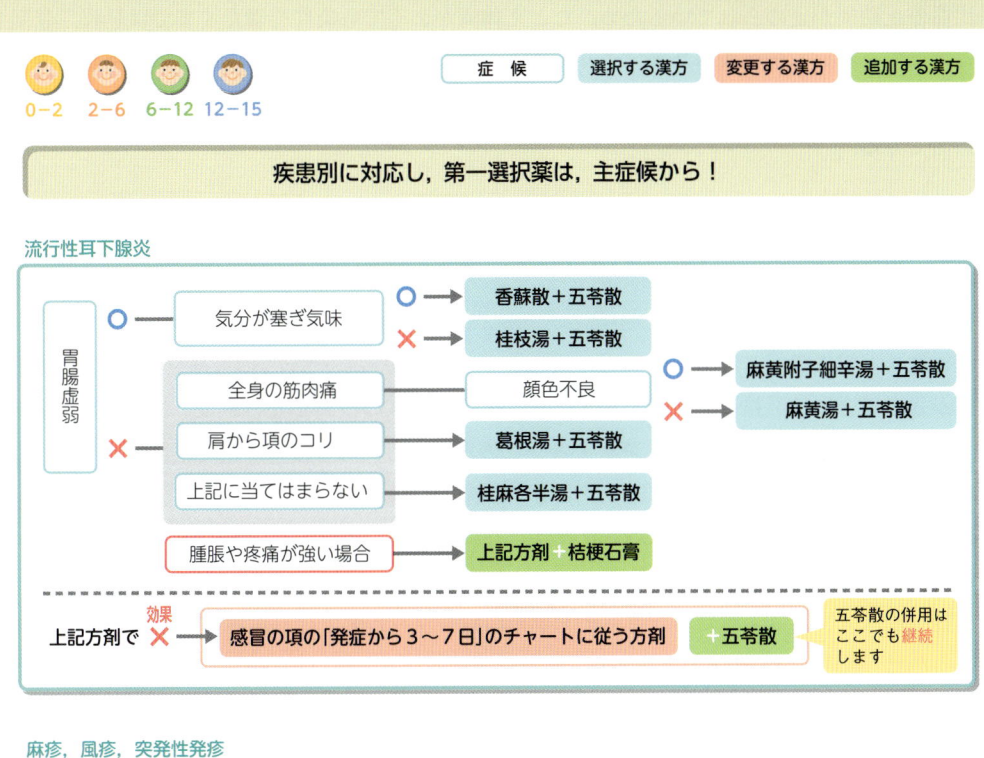

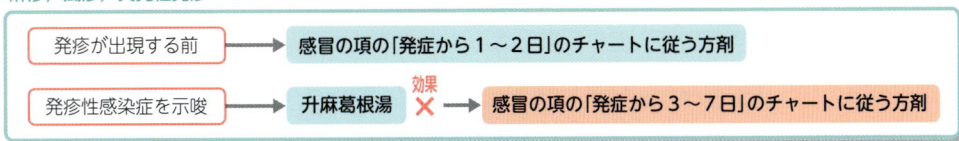

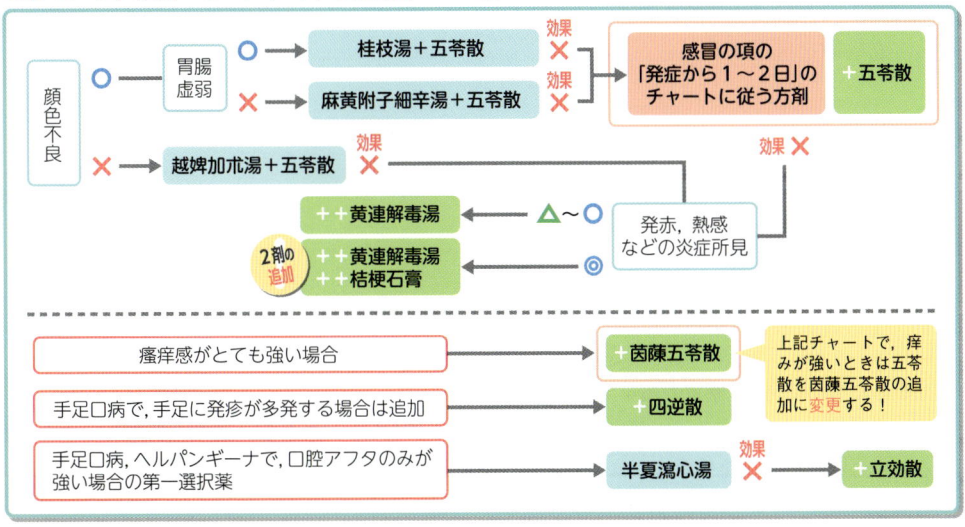

第一部　フローチャートによる疾患・症候別漢方処方

 日常診療における漢方治療の位置づけ

　小児期には，各種ウイルス感染により特徴的な発疹を呈する疾患が多い．学校保健安全法により出席停止期間が定められているため，たとえ体調がよくても条件を満たすまでは登校，登園することはできない．抗ヘルペス薬により，ごく一部の疾患については罹病期間の短縮が期待できるが，ほとんどの疾患では有効な治療手段がないのが現状である．そのため，漢方治療を試す機会が出てくる．

 症候からアプローチする漢方薬の選択

　年齢による方剤の差はない．
　流行性耳下腺炎では，五苓散と感冒の項（p.2）の「発症から1〜2日」の方剤を合方する．腫脹，疼痛が強い場合には，桔梗石膏を追加する．その後，症状の改善がなければ，感冒の項の「発症から3〜7日」における方剤に従い選択する．この場合にも，五苓散の併用を継続する．
　麻疹・風疹・突発性発疹では，発疹が出現する前は，感冒の項の「発症から1〜2日」に準ずる．これら発疹性感染症の可能性が示唆されれば，升麻葛根湯に変更する．その後，症状の改善がなければ，感冒の項の「発症から3〜7日」における方剤に従い選択する．
　口唇ヘルペス・水痘・ヘルパンギーナ・手足口病・プール熱では，越婢加朮湯に五苓散を合方する．なお，明らかな顔色不良があれば，麻黄附子細辛湯あるいは桂枝湯から選択する．そして，胃腸虚弱がなければ麻黄附子細辛湯と五苓散の合方とする．胃腸虚弱があれば桂枝湯と五苓散の合方とする．効果がなければ，感冒の項の「発症から1〜2日」の方剤と五苓散を合方する．水痘などで，瘙痒感が強い場合には，どの段階であっても五苓散を茵蔯五苓散に変更する．効果が不十分で，水疱周囲に発赤が強く，熱感もあれば，上記の方剤に黄連解毒湯を追加する．さらに炎症が強いと判断すれば，桔梗石膏をさらに追加する．
　手足口病で，手掌，足底などの末梢にも発疹が多発する場合には，四逆散を併用する．
　手足口病・ヘルパンギーナで口腔アフタのみが強い場合には，半夏瀉心湯とする．効果が不十分なら，立効散を併用する．

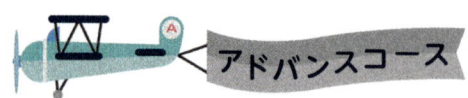

● 漢方医学的病態

　感冒と同様，発疹性感染症のような急性熱性疾患の理解については，六病位の概念が重要となる．抗病反応が盛んな陽病と抗病反応が低下した陰病に分類し，さらに陽病・陰病を3つのステージに細分類したものである（感冒の項を参照）．
　感冒と同様，太陽病として発症するものがほとんどである．しかし，直中の少陰ということもある．気管支炎や肺炎を併発すれば，少陽病へ移行したことになる．脳炎・脳症を合併する状態は陽明病である．
　発疹の出現に注目して，病態を考える．流行性耳下腺炎では，ウイルスが唾液腺に特異的に集まっ

て炎症を引き起こす．外邪自ら唾液腺に向かい，その場で炎症を発生させる．一方，そのほかの発疹が生じる疾患は，ウイルス血症が発生したのち，その外邪を体内深く侵入させずに体表に閉じ込めようとする反応である．

　麻疹・風疹・突発性発疹では，血流を遮断して表皮血管内に外邪を封じ込めている．そのなかでも邪気の勢いが比較的弱い突発性発疹では，外邪を封じ込めれば病気をほぼ制圧した状態となり，解熱し，発疹自体も数日で消失する．しかし，麻疹・風疹ではやや邪気の勢いが強いため，封じ込めには突発性発疹よりも多大な防衛力が必要となる．邪正闘争が激しく，単なる紅斑のままでは収束しない．色素沈着がしばらく残る．これは血が集まっただけでなく，炎症によって視覚で確認できる瘀血が発生した現象である．この色素沈着は風疹より麻疹においてより顕著であるため，麻疹のほうが炎症が強いことを物語っている．伝染性紅斑では，ウイルス感染自体が収束してから発疹が出現するため感染性はないが，体内で悪影響を及ぼす抗原性が残存するため，体が遅れて反応を示すと考えられる．

　口唇ヘルペス・水痘では，麻疹・風疹・突発性発疹と同様の機序に加えて，水疱を形成することから，ウイルス自体が水邪としての要素をもつ可能性がある．突発性発疹も発疹が膨隆することからすると，ヘルペスウイルス全般について，水邪の要素を持つといえる．ヘルパンギーナ・手足口病・プール熱についても，同様の機序が考えられる．部位特異性については，説明困難である．

● 漢方治療総論

　流行性耳下腺炎では，唾液腺の腫脹を水腫とみなして，利水剤と解表剤を選択する．

　麻疹・風疹・突発性発疹では，ウイルス血症の状態から，ウイルスを発疹として早く取り込むことが重要である．病初期の診断が困難な時期には，感冒の治療に準ずるが，麻疹・風疹・突発性発疹の可能性が示唆されれば，外邪を早急に発散させる．すなわち発疹を体表に現すようにすることが重要となる．麻疹では，後に少陽病期に移行することがよくあるため，柴胡剤なども必要となる．また，津液が消耗した病態となれば，滋潤剤を考慮する．脳炎・脳症を併発した場合には，承気湯類も考慮する．

　口唇ヘルペス・水痘・ヘルパンギーナ・手足口病・プール熱では，明確な水疱を形成するため，流行性耳下腺炎の場合より，さらに強力な利水，解表を行うことが必要となる．内部に熱が発生していれば，清熱利水剤も候補となる．ただし，ヘルパンギーナ・手足口病・プール熱は，夏風邪として有名であり，温病の形態をとることが多いため，銀翹散などから選択すべきとされる．

● 病態からアプローチする漢方薬の選択
❶基本処方

　流行性耳下腺炎では，唾液腺の腫脹を水腫とみなして，五苓散と太陽病期の方剤の合方を選択することが多い．

　麻疹・風疹・突発性発疹では，病初期の診断が困難な時期には，感冒の治療に準ずるが，麻疹・風疹・突発性発疹の可能性が示唆されれば，升麻と葛根により解表，透疹を促進する升麻葛根湯を選択する．その後は，麻疹では少陽病期に移行することがよくあるため，小柴胡湯なども必要となる．また，陽明病となり，津液が消耗した病態となれば白虎加人参湯を，脳炎・脳症を併発した場合には，抗炎症効果を高め，気の循環を整える大承気湯を考慮する．

　口唇ヘルペス・水痘・ヘルパンギーナ・手足口病・プール熱では，流行性耳下腺炎の場合より強力に利水解表を行えるよう，越婢加朮湯と五苓散の併用を第一選択と考える．瘙痒感が強い場合には，五苓散から清熱除湿効果を持つ茵蔯蒿を加えた茵蔯五苓散に変更する．内部に熱が発生していれば，清熱利水の黄連解毒湯なども候補となる．

　手足口病では，手掌，足底などの末梢にも発疹が発生するので，四肢末端での理気に有効な四逆

散の併用も必要になる．口腔アフタでは，胃の湿熱の関与を考慮して半夏瀉心湯も候補となる．

❷応用追加処方

麻疹などで間質性肺炎を併発して，咳嗽が長引く場合には，麦門冬湯が有効なことがある．

ヘルパンギーナ・手足口病・プール熱は，夏風邪として有名であり，温病の形態をとることが多いため，銀翹散などが候補となる．

水疱性疾患においては，利水解表として，麻杏薏甘湯を利用することも可能である．

五苓散と解表剤の併用において，解表剤にすでに桂皮が配合されている場合，すなわち麻黄湯，葛根湯，桂枝湯などでは，五苓散の代わりに四苓湯を用いることができる．

流行性耳下腺炎では，炎症部位が顔部であるから，この部位の清熱に有効である清上防風湯も候補となる．本方は，尋常性痤瘡に対する適応があるが，考慮してよいものといえる．

# 5 起立性調節障害

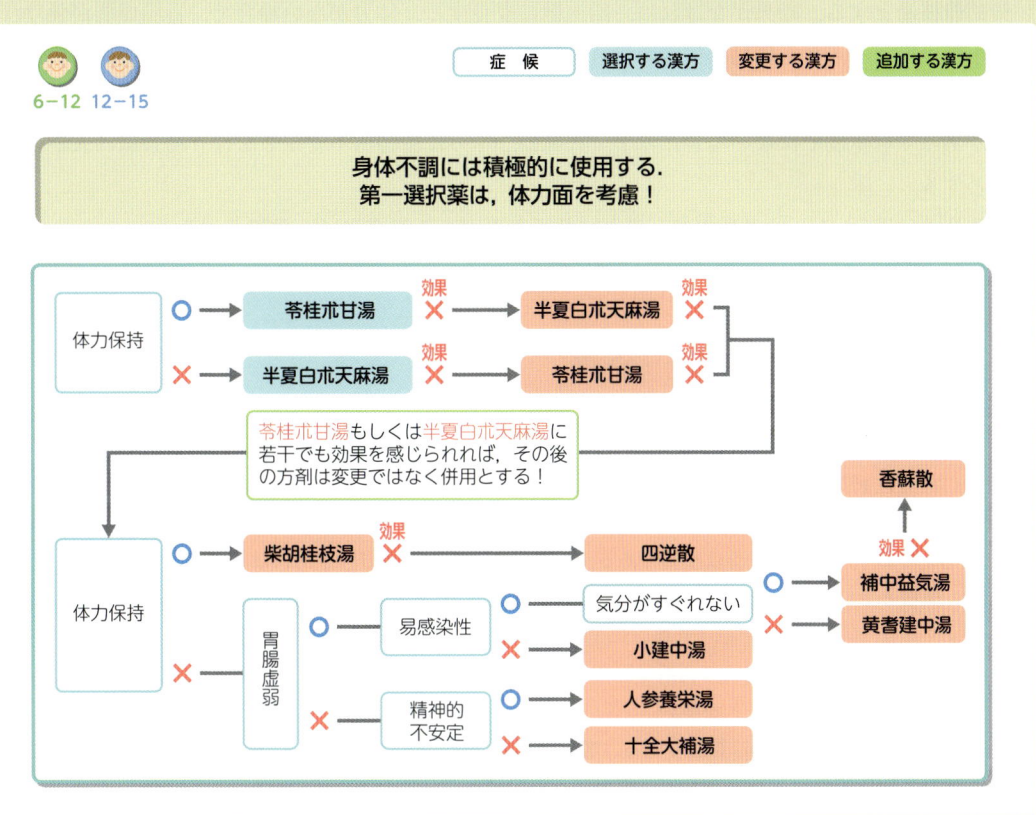

 ## 日常診療における漢方治療の位置づけ

　起立性調節障害は，循環器系に生じる調整力障害であり，虚弱児の範疇に入る．虚弱児とは，先天的または後天的な種々の原因により身体機能の異常をきたす小児，病気に対する抵抗力が弱い小児を指す．かつては，病気がちな子どもに対する日常的な診断名として多用された．近年ではほとんど使用されない疾病名であるが，保護者の子どもの体力に対する心配は徐々に強くなっており，保護者側からよく話題にされる．

　治療には，昇圧薬が投与されることが多い．起立性調節障害では，そのほかさまざまな身体不調に対する治療も希望されることが多いため，漢方治療が比較的取り入れられる領域である．

 ## 症候からアプローチする漢方薬の選択

　小学校低学年以降に発症することが多い．

通常，体力が比較的保たれている場合には苓桂朮甘湯，体力がない場合には半夏白朮天麻湯を選択する．効果がない場合には，各々を入れ替える．

上記で全く軽快しない場合には，新たな処方を考慮する．体力が比較的保たれている場合には，柴胡桂枝湯とする．効果がなければ，四逆散に変更する．体力がない場合で，胃腸虚弱が強ければ小建中湯とし，さらに易感染性の場合には黄耆建中湯とする．易感染性でさらに気分的にすぐれない場合には，補中益気湯とする．補中益気湯で改善しない場合には，香蘇散とする．胃腸虚弱があっても重度ではない場合には十全大補湯，さらに精神的不安定さを伴う場合には人参養栄湯とする．

苓桂朮甘湯，あるいは半夏白朮天麻湯に若干効果がある場合には，併用とする．

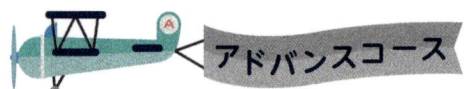

漢方医学的病態

起立性調節障害は，虚弱児の一症状として捉えられることが多い．虚弱児は，小児にある活発，元気，はつらつといったイメージと大きく異なる．このような虚弱児はさまざまな生活上の支障を抱えており，体質の改善は重要である．虚弱児の体質は，漢方医学的には気虚と血虚が基本となる．

気虚としては，心気虚では循環器に関係する障害（立ちくらみ，起立性調節障害など）が出現する．よく血虚症状を併発する．気虚の患児においては，睫毛が長く，不安げな表情を呈する．腹力は，弱い．脈は虚弱で，脈状の判断は困難なことが多い．舌は水滞状で，胖大，歯痕を呈し，地図状の苔などが認められることが多い．

血虚では，基本症状は貧血である．各種気虚と関連して，立ちくらみ，動悸，眩暈などが出現する．また，顔色不良や数脈を中心に，腹力弱，舌の痩と淡白色などが認められる．

そのほかに，気虚から水滞を併発して症状が現れることもある．

漢方治療総論

気の作用として，体の外へ発散させる作用と下方向へ向かわせる作用とがあるが，外への発散機能が著しく障害された状態といえる．気が量的に不足している状態としては補気剤を，発散させる機能の低下には理気剤の投与を考慮する．また，血虚を併発している場合には補血剤が必要となる．

現代医学が進歩しても，虚弱児がなくなることはない．少子化により，一人の子どもに対する親の注意の比率は以前よりも増し，虚弱，易感染，成長障害などさまざまな心配が親に沸き起こってくる．このような分野は漢方の得意とするところであり，ぜひ漢方治療を試していただきたい．

病態からアプローチする漢方薬の選択

❶基本処方

気虚の改善には，小建中湯が多用される．易感染を伴うような衛気虚がある場合には，黄耆建中湯もよい．気虚に水滞を併発した場合には，苓桂朮甘湯を考える．気虚，血虚があり，虚熱により気が上昇するような場合には，半夏白朮天麻湯を選択する．気虚から気の発散作用が低下している場合には，補中益気湯などが用いられる．気虚，血虚が甚だしい場合には十全大補湯，さらに心血虚が加わる場合には人参養栄湯とする．理気を中心に考える場合には，四逆散，柴胡桂枝湯を考慮する．四逆散は，理気に特化したものである．柴胡桂枝湯は，理気とともに念のため補気にも注意した処方である．気虚と気滞が合併した例では，あまり理気を行うと気虚が悪化するため，気虚が

強い場合には香蘇散とする．
❷応用追加処方
　安神作用の竜骨，牡蛎，遠志などが含まれる方剤も候補となる．桂枝加竜骨牡蛎湯，柴胡加竜骨牡蛎湯，帰脾湯，加味帰脾湯があげられる．不眠ばかりでなく，精神機能を安定させることで，身体機能の回復が期待できる．

　病状を風が引き起こすと考えれば，平肝熄風作用を持つ釣藤鈎が含まれる方剤も選択されうる．抑肝散，抑肝散加陳皮半夏がまず候補となる．釣藤散は，中年以降に適応があるとされるが，気虚を基本として風，痰が上部に及ぶものに選用されてもよいと思われる．七物降下湯は，気虚とともに血虚にも配慮された方剤である．高血圧に伴うのぼせ，眩暈，耳鳴などに有効とされるが，起立性調節障害にも選択されうる方剤と考えられる．

6 心不全，不整脈

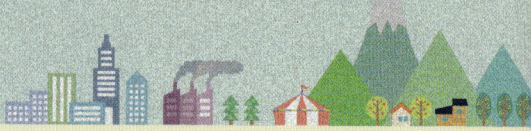

| 症　候 | 選択する漢方 | 変更する漢方 | 追加する漢方 |

0-2　2-6　6-12　12-15

西洋薬と併用する．
第一選択薬：心不全は，年齢・重症度・体力面から！
不整脈は，頻脈性と徐脈性に分けて考える！

心不全

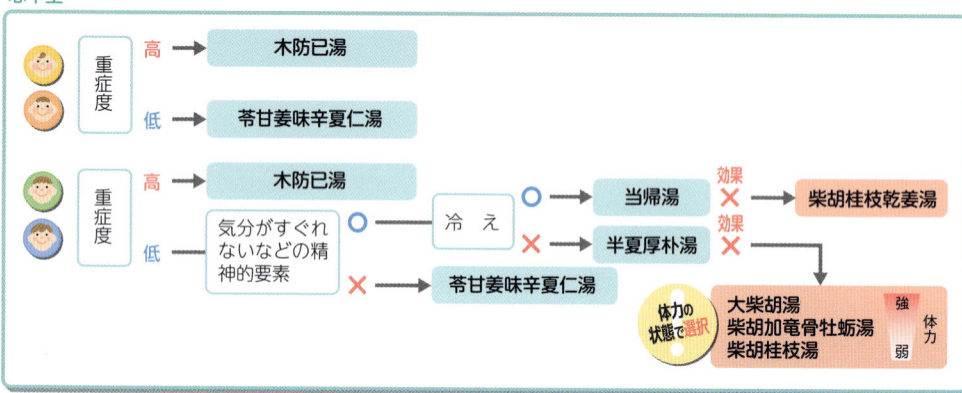

頻脈性不整脈

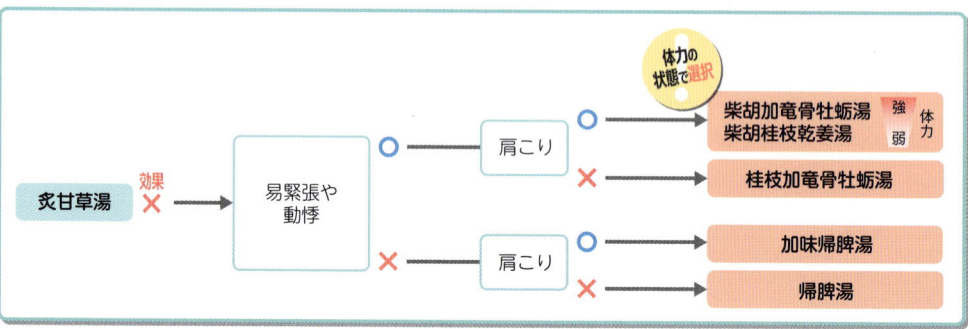

徐脈性不整脈

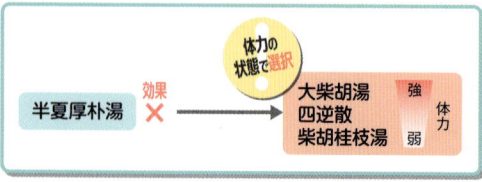

心不全，不整脈

日常診療における漢方治療の位置づけ

　心不全，不整脈に対しては，迅速な治療を求められることが多く，漢方治療で初期対応を行うことはまずない．西洋医学による治療を行い，その後患者の希望により，漢方治療を併用することとなる．

症候からアプローチする漢方薬の選択

　心不全と不整脈を分けて記述する．

　心不全において，乳幼児期では，重症には木防已湯，軽症には苓甘姜味辛夏仁湯を投与する．学童期以降では，重症例には木防已湯を選択するが，軽症例では気分がすぐれないなど精神的要素により分類する．精神的要素がなければ，苓甘姜味辛夏仁湯を投与する．精神的要素があるが，冷えがない場合には，半夏厚朴湯を投与する．精神的要素があり，かつ冷えがある場合には，当帰湯を投与する．半夏厚朴湯で効果ない場合には，柴胡剤を選択する．体力の順に大柴胡湯，柴胡加竜骨牡蛎湯，柴胡桂枝湯を使い分ける．当帰湯で効果がない場合には，柴胡桂枝乾姜湯とする．

　不整脈では，年齢の違いは考慮しない．頻脈性の場合には，まず炙甘草湯を投与する．効果がなければ，次の処方とする．緊張しやすく動悸を伴う場合には桂枝加竜骨牡蛎湯，さらに肩こりがある場合には，体力が強ければ柴胡加竜骨牡蛎湯，体力が弱ければ柴胡桂枝乾姜湯とする．緊張や動悸がなければ帰脾湯，さらに肩こりがあれば加味帰脾湯とする．徐脈性の場合には，まず半夏厚朴湯を投与する．効果がない場合には，体力が強ければ大柴胡湯，体力が中等度であれば四逆散，体力が弱ければ柴胡桂枝湯とする．

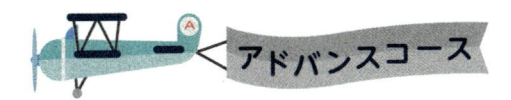

アドバンスコース

● 漢方医学的病態

　心不全や徐脈性不整脈では，気のエネルギーが低下している．これには気虚として純粋に気のエネルギーが不足した病態もあるが，気滞があれば，気の作用が低下して，気虚の病態を引き起こしているときもある．すなわち，気虚，気滞が中心の病態である．そして，気虚，気滞を起こす原因として，血虚，瘀血が関係することもよくある．どのような比重で病態が発生しているか，よく注意すべきである．五藏からみれば，気虚の場合，脾，肺が主に関与している．また気滞の場合，肝が主になる．一方で，心臓のポンプ作用としては心が中心になる．このため，心・肝・脾・肺の関与が重要となる．純粋な心拍出としては心が中心だが，その拍出する量，血流をどの部分にどの程度配分するかといった機能は肝が担当する．また，血流を血管内でしっかり保持させる機能は脾が担当する．全体的に気を行き渡らせるために，肺が機能している．このように，心・肝・脾・肺が各々の機能を果たし，それらが有機的に作用することで，順調な血流が保たれる．さらに腎の機能にも注目する必要がある．腎は心に陰分を補給しており，腎の機能障害で心の陰分が不足すると，心機能が十分発揮されない可能性も出てくる．

　しかし，このような心血虚や心陰虚の病態は，頻脈性の不整脈を発生させる原因にもなりうる．陰分の不足から虚熱が発生して，気が虚状ながら，暴発する状態を引き起こす．さらに，実熱とし

て肝，心気が過剰に活動すると頻脈が発生する．この背景には，腎陰虚の存在に注意が必要なことがある．頻脈性不整脈の病態も，心不全，徐脈性不整脈と同様複雑である．

さらに，心不全では，もともとの心機能の低下とともに，肺水腫や肝腫大，全身浮腫など，水滞の病態も合併する．

● 漢方治療総論

心不全，徐脈性不整脈は，心臓の収縮あるいは刺激伝導が障害された状態であり，漢方医学的には，気虚，気滞が主な病態となる．心臓のポンプ機能が維持された徐脈性不整脈では，純粋に気虚，気滞の治療が中心となる．この場合，気虚，気滞を引き起こす原因として，血虚や瘀血が潜んでいる病態にも注意が必要である．一方，心不全やポンプ機能が障害された徐脈性不整脈では，純粋な心機能だけではなく，付随する症状にも注意が必要である．すなわち，水滞である．左心不全では水滞が肺を中心に出現し，右心不全では全身性に出現する．水滞の存在部位を考慮した方剤選択が重要となる．

頻脈性不整脈では，気逆が中心となる．気の過剰を鎮めることが重要となる．この場合，実証（実熱）の病態と血虚，陰虚から引き起こされる虚証（虚熱）を区別することが重要である．

● 病態からアプローチする漢方薬の選択

❶ 基本処方

気虚・水滞には，木防已湯，苓甘姜味辛夏仁湯などを選択する．木防已湯は，胸膈に水飲が甚だしく停滞して，正気が衰弱するとともに，水滞が化熱してくる病態に適する．苓甘姜味辛夏仁湯も，水滞の病態としては同様であるが，熱化する状態にまでは至っていない場合に適する．気滞・水滞では，半夏厚朴湯あるいは柴胡剤から選択することになる．半夏厚朴湯は，痰気が鬱結して，肺胃の宣降作用が低下した病態に適する．柴胡剤は疏肝理気を主体とする方剤であり，その適応病態は肝気の鬱結が中心となる．気逆の要素が関係してくると，柴胡剤を選択することが多い．気滞・気虚では，当帰湯が選択される．血虚・気逆では，帰脾湯や桂枝加竜骨牡蛎湯などが選択される．帰脾湯も候補となるが，さらに疏肝が必要なら加味帰脾湯を選択する．新生児から乳幼児期では，気虚に注目するが，学童期以降では，自分の病気について思い悩むことから，気滞，気逆に対する配慮が必要となってくる．

❷ 応用追加処方

心不全においては，水滞が甚だしいと判断されれば，五苓散，四苓湯，当帰芍薬散などを追加することが考慮される．茯苓などの利水薬が含まれる方剤から選択する．

不整脈においても，気虚が基本病態と判断されれば，心気を補う，あるいは肝気を補うことも考える．黄耆建中湯，防已黄耆湯などが候補となる．また，心腎相交のために補腎を行うことも考慮する．八味地黄丸，牛車腎気丸，六味丸が候補となる．

7 貧血，易出血

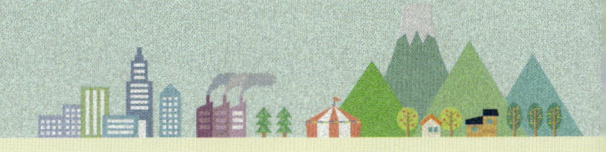

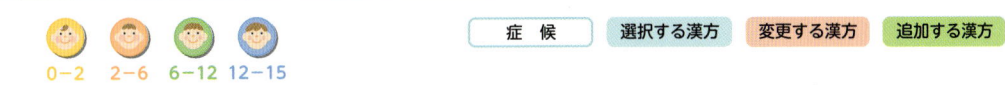

| | 症　候 | 選択する漢方 | 変更する漢方 | 追加する漢方 |

0-2　2-6　6-12　12-15

> 西洋医学的アプローチの無効例，軽症例，原因不明例に使用する．
> 第一選択薬は，貧血の原因から！

鉄欠乏性貧血

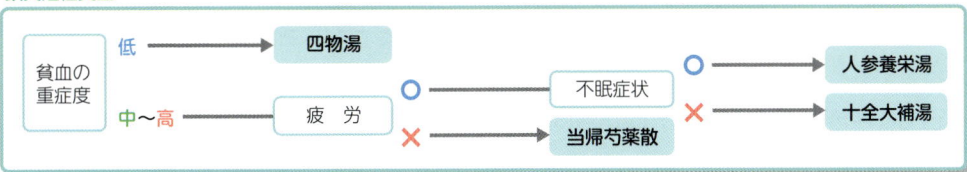

貧血の重症度
- 低 → 四物湯
- 中〜高 → 疲労
  - ○ → 不眠症状
    - ○ → 人参養栄湯
    - × → 十全大補湯
  - × → 当帰芍薬散

自己免疫性溶血性貧血，特発性血小板減少性紫斑病

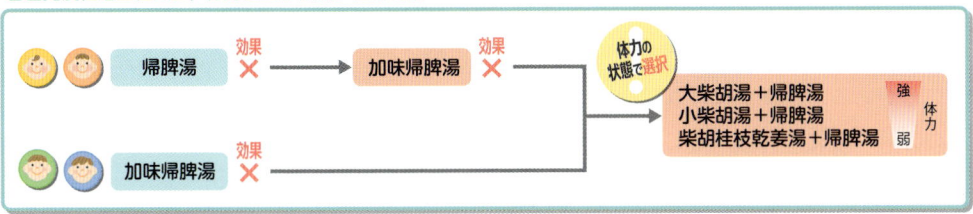

帰脾湯 ×効果→ 加味帰脾湯 ×効果→ 体力の状態で選択
加味帰脾湯 ×効果→
- 大柴胡湯＋帰脾湯（体力 強）
- 小柴胡湯＋帰脾湯
- 柴胡桂枝乾姜湯＋帰脾湯（体力 弱）

再生不良性貧血，白血病

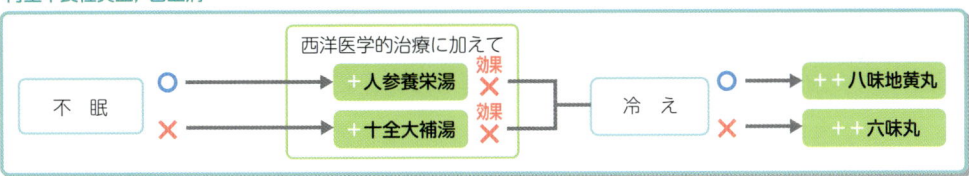

不眠
- ○ → 西洋医学的治療に加えて
  - ＋人参養栄湯　×効果
  - ＋十全大補湯　×効果
  → 冷え
  - ○ → ＋＋八味地黄丸
  - × → ＋＋六味丸

易出血

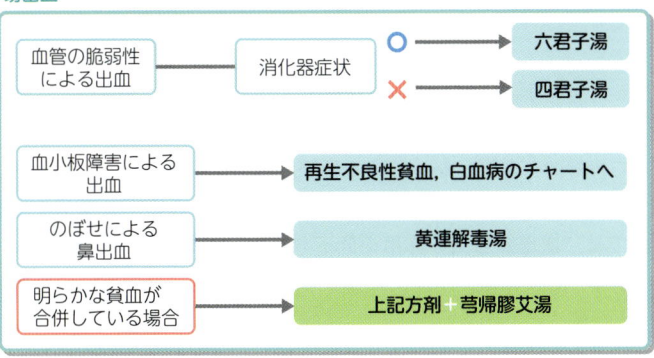

- 血管の脆弱性による出血 → 消化器症状
  - ○ → 六君子湯
  - × → 四君子湯
- 血小板障害による出血 → 再生不良性貧血，白血病のチャートへ
- のぼせによる鼻出血 → 黄連解毒湯
- 明らかな貧血が合併している場合 → 上記方剤＋芎帰膠艾湯

日常診療における漢方治療の位置づけ

重症の貧血，出血に対しては，現代医学的治療が必須である．漢方治療は，軽症で迅速な治療を要しない場合，現代治療が有効でない場合，原因不明で治療法が確立していない場合などに限定される．

症候からアプローチする漢方薬の選択

通常，年齢による方剤の差はない．

鉄欠乏性貧血では，非常に軽度の場合には四物湯を用いる．軽度でなければ，疲れの有無で判断する．疲れが強い場合には，十全大補湯とする．疲れとともにさらに不眠を合併すれば，人参養栄湯とする．疲れがなければ，当帰芍薬散とする．

自己免疫性溶血性貧血と特発性血小板減少性紫斑病では，年齢で区別する．幼児期までは，帰脾湯で開始する．効果がなければ，加味帰脾湯とする．学童期以降では，まず加味帰脾湯を試す．全時期の小児において加味帰脾湯に効果がなければ，体力に応じて柴胡剤と帰脾湯を合方する．柴胡剤は，体力に応じて大柴胡湯，小柴胡湯，柴胡桂枝乾姜湯から選択する．

再生不良性貧血，白血病などでは，西洋医学的治療に加えて，十全大補湯，人参養栄湯を併用することがある．不眠がなければ十全大補湯，不眠があれば人参養栄湯とする．効果がなければ，各々の方剤に冷えの有無に応じて追加処方を行う．冷えがあれば八味地黄丸，冷えがなければ六味丸を追加する．

血管の脆弱性による出血には，まず四君子湯を投与する．消化器症状を合併している場合には六君子湯とする．血小板障害による出血には，再生不良性貧血，白血病に用いる方剤が適用される．のぼせによって鼻出血などを呈する場合には，黄連解毒湯とする．明らかな貧血が合併している場合には，これらの方剤あるいは方剤群に，芎帰膠艾湯を追加する．

アドバンスコース

● 漢方医学的病態

貧血は，血液，赤血球の不足から発生するので，人体を構成する物質の不足，すなわち，陰液が不足した状態である．発症初期は，あるべき物質が不足したことに身体が反応して，冷えを感じる．しかし，陽気が陰液不足に対して相対的に過剰となっているので，虚した状態でありながら，しだいに熱状を呈するようになる．倦怠感，動悸，息切れなどとともに，寝つけない，イライラするなども伴ってくる．しかし，一方では，血虚から気の作用を低下させて気虚を併発することもある．そうすると気血両虚となって，全体としては冷えが優位となる．気虚が初発で，二次性に血虚となることもある．この場合にも冷えが続くことが多い．

血管の障害による出血は，血管が血管内に血液を保持しておくことができない状態であり，気の作用不足と考えられる．このような気虚になる原因はさまざまである．

血小板の機能異常は，気虚と考える．気の作用が不十分で完璧な血小板を形成できない．血小板を完成させる物質が不足している可能性を考慮すれば，血虚と判断する場合が出てくる．血小板数

の不足には，血虚が中心となることもある．
　凝固因子の不足は，血虚と気虚が中心となる．とくに先天的な疾患が多いので十分に先天の精が補給されなかった可能性がある．
　線溶系の亢進は，もともとは凝固能が過剰に亢進し，凝固因子などを消費しつくし，凝固機能が低下した状態である．凝固物を処理するために線溶系が活発になっている．外から外邪が侵入して発生するものが多い．その結果，肝気が亢進して凝固能を活発にさせていることもある．
　出血が継続すれば，貧血，すなわち血虚も悪化して気の作用にも悪影響が出てくる．これにより，さらに出血傾向が増悪することになる．

● 漢方治療総論

　貧血は，漢方医学的には血虚あるいは気血両虚として，補血剤，補気補血剤が投与される．気虚が基本にある病態では，補気剤なども考慮される．
　出血性疾患は，原因がさまざまなので漢方病態もそれぞれ異なる．血管の障害によるものでは，気虚と判断して補気剤などが用いられる．気逆が血管に作用して出血する場合には，瀉心湯類などが選択される．出血により二次的に血虚を引き起こすので，血虚に対する治療も必要になる．瘀血や血熱がからんだ出血には，駆瘀血剤などを選択することになる．気滞が関与する場合には，理気剤などが用いられる．

● 病態からアプローチする漢方薬の選択

❶ 基本処方

　貧血は，漢方医学的には血虚あるいは気血両虚として，補血剤（四物湯など），補気補血剤（十全大補湯，人参養栄湯など）が投与される．人参養栄湯は，十全大補湯に五味子，遠志，陳皮が加味されているため，収斂作用，安神作用，理気作用を発揮して精神症状の改善に有効である．気虚が基本にある病態では，四君子湯，六君子湯などを選択する．骨髄の障害がある場合には，八味地黄丸，六味丸などで補腎を行うことも重要である．
　出血性疾患は，原因がさまざまなので漢方病態も異なる．
　自己免疫性溶血性貧血と特発性血小板減少性紫斑病は，自己免疫が関与した血液疾患であり，この場合は，血全体を調える必要がある．心は血を主ることから，茯苓，酸棗仁，竜眼肉で養心安神する帰脾湯が候補となる．当然，帰脾湯には補血補脾の作用もあるから，これらの作用が一体となって病状の回復に有効である．加味帰脾湯は，帰脾湯に疏肝理気の柴胡と清熱の山梔子が追加されている．自己免疫の関与が強い場合，あるいは学童以降で気の循環により配慮すべき場合には，選択されるべきである．
　血管の障害によるものでは，気虚と判断して統血作用をもつ四君子湯を選択する．四物湯に陳皮，半夏が加味された六君子湯は，和胃降逆，理気化痰作用により，消化器症状が強くなったものに有効である．芎帰膠艾湯は，補血止血の阿膠，温経止血の艾葉を含むため，補血ばかりか止血作用を発揮する．
　のぼせによる出血の場合には，気逆が血管に作用していると考える．清熱薬のみで構成される黄連解毒湯を選択する．

❷ 応用追加処方

　当帰芍薬散が選択される場合で，強い冷えがあれば，当帰芍薬散加附子が望ましい．附子により，腎気を鼓舞すれば造血能が亢進する．
　のぼせによる出血において，より清熱を強化するためには，大黄を含む三黄瀉心湯も候補となる．
　腎尿路系の出血では，主に膀胱炎が治療対象となる．下焦湿熱による膀胱炎で，水熱互結により尿量減少，口渇をきたす場合には猪苓湯を選択する．また，この状態が慢性化して二次的血虚が引

き起こされる場合には猪苓湯合四物湯を選択する．下焦湿熱による膀胱炎でかつ肝胆の実火を伴う場合には竜胆瀉肝湯を選択する．心火上炎による不眠，焦燥感，心腎不交による排尿困難，排尿痛などを呈する場合には清心蓮子飲を選択する．

　小児ではまれであるが，痔出血であれば，駆瘀血作用を持つ方剤から桂枝茯苓丸，乙字湯などが選択される．

8 川崎病

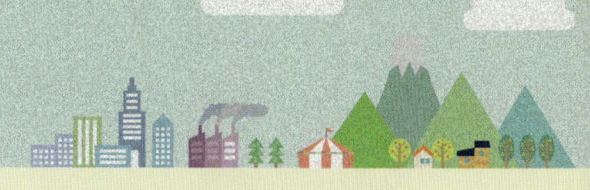

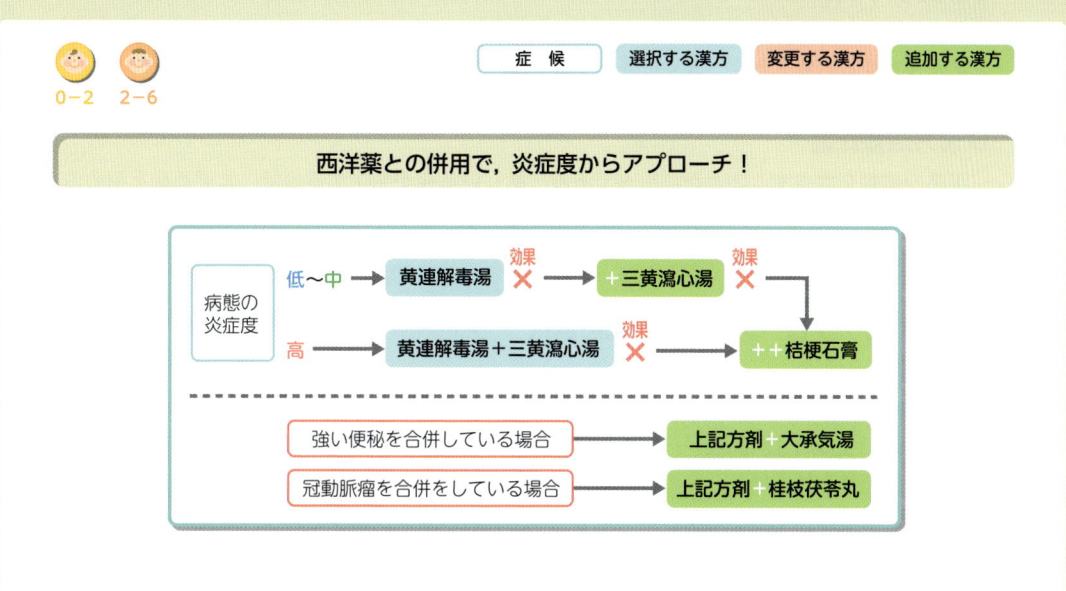

| | 症　候 | 選択する漢方 | 変更する漢方 | 追加する漢方 |

西洋薬との併用で，炎症度からアプローチ！

病態の炎症度
- 低～中 → 黄連解毒湯 —効果✕→ ＋三黄瀉心湯 —効果✕→ ＋＋桔梗石膏
- 高 → 黄連解毒湯＋三黄瀉心湯 —効果✕→ ＋＋桔梗石膏

- 強い便秘を合併している場合 → 上記方剤＋大承気湯
- 冠動脈瘤を合併をしている場合 → 上記方剤＋桂枝茯苓丸

★ 日常診療における漢方治療の位置づけ

　主に乳幼児が罹患する急性熱性発疹性疾患で，小児急性熱性皮膚粘膜リンパ節症候群（mucocutaneous lymph-node syndrome：MCLS）ともいわれた．はっきりとした原因は，特定されていない．しかし，現代医学的治療が優先される疾患である．
　漢方治療は，希望により西洋医学的治療に併用される形で行われる．

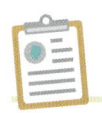

症候からアプローチする漢方薬の選択

　症例は乳幼児に限定される．年齢による方剤の差はない．
　まず，黄連解毒湯を投与する．黄連解毒湯で効果がない，あるいは炎症が強い場合には三黄瀉心湯を追加し，効果が不十分であれば，桔梗石膏をさらに追加する．さらに合併症状あるいは所見がある場合，以下の方剤を追加する．
　強い便秘があれば，大承気湯を併用する．
　冠動脈瘤が合併したら，桂枝茯苓丸を追加する．

アドバンスコース

○ 漢方医学的病態
　発赤，腫脹が中心となる病態であることから，血熱，湿熱といえる．炎症反応が強いことからも，邪実が存在すると考える．一方，正気については，症例によりさまざまである．

○ 漢方治療総論
　湿熱の病態を改善することが，根本である．激しい炎症が発生するので，まず炎症を鎮める．熱を鎮め，湿をさばくので，脱水に対する配慮も必要となる．脾虚がベースにある患者では，補脾の治療も並行して行う．

○ 病態からアプローチする漢方薬の選択

❶ 基本処方
　邪実・血熱・湿熱に対して，まず清熱利水の黄連解毒湯を第一選択とする．炎症が強く，黄連解毒湯が有効でなければ，大黄の抗炎症作用を考慮して三黄瀉心湯を併用する．大黄には瀉下作用もあるため，便秘を伴えば，三黄瀉心湯の併用はより適切な対応といえる．これでも炎症が持続する場合には，清熱作用を持つ桔梗石膏を追加する．さらに強い便秘があれば，三黄瀉心湯と同様に大黄を含み，理気作用を持つ枳実，厚朴などで構成される大承気湯を付加する．
　亜急性期，さらに冠動脈拡張あるいは冠動脈瘤が合併した場合には，駆瘀血剤として桂枝茯苓丸が必要となる．

❷ 応用追加処方
　川崎病は非常に強い炎症を呈するため，脱水に対する注意が必要である．患児が非常に衰弱している場合には，津液の損失が甚だしいと判断して，白虎加人参湯を選択することも考慮すべきである．また，体表に発疹，結膜の充血が強く現れれば，表邪が非常に強いと判断して，越婢加朮湯の併用が必要となることもある．
　また，正気の不足があれば，補剤を追加する．この場合，温熱作用が強いものを避け，黄耆建中湯，小建中湯，桂枝加芍薬湯，六君子湯，補中益気湯などを候補とする．
　治療においてγグロブリン大量療法を行うことは，医原性瘀血病態を招く危険性がある．治療開始とともに，桂枝茯苓丸あるいは桃核承気湯の併用を考慮すべきともいえる．

9 肝炎

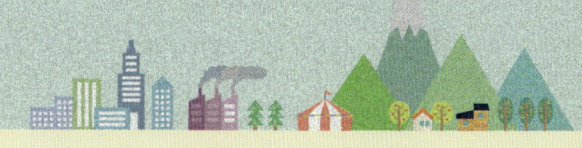

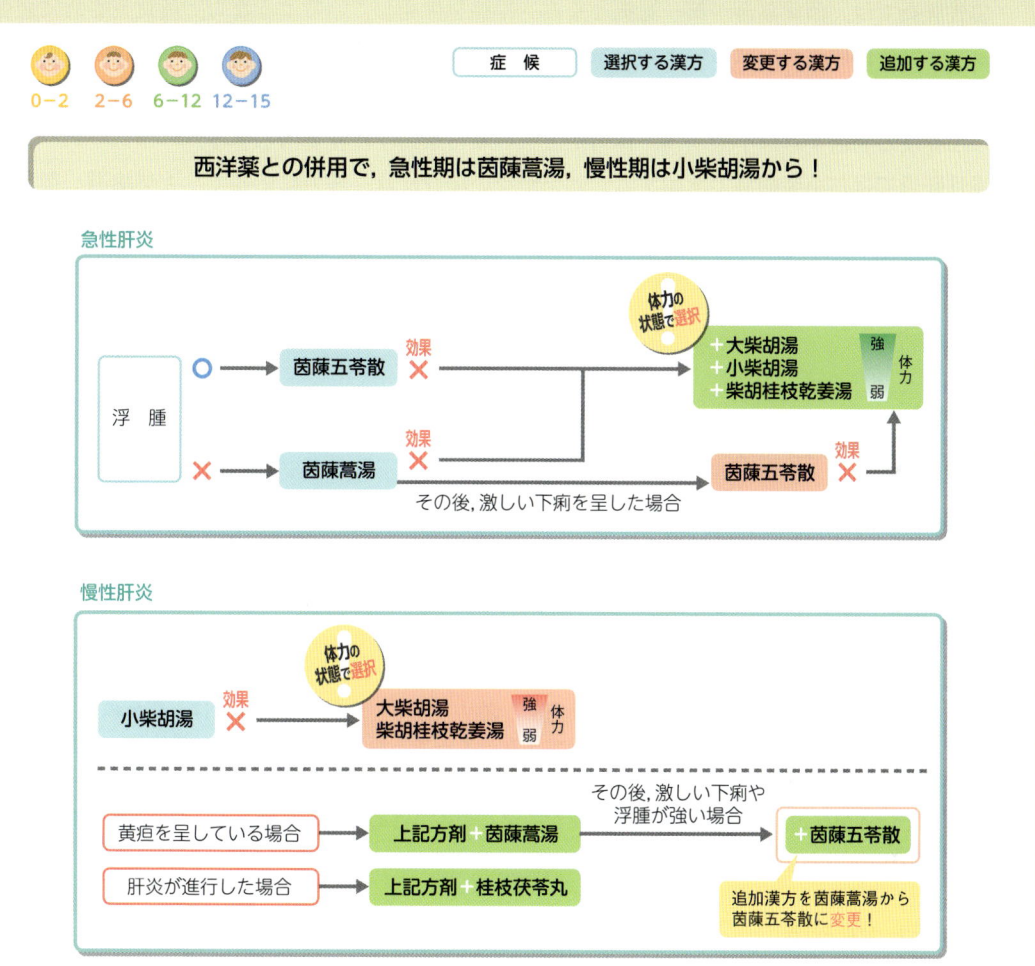

西洋薬との併用で，急性期は茵蔯蒿湯，慢性期は小柴胡湯から！

急性肝炎

浮腫 ○ → 茵蔯五苓散 効果× → 体力の状態で選択 大柴胡湯／小柴胡湯／柴胡桂枝乾姜湯（強⇔弱 体力）

浮腫 × → 茵蔯蒿湯 効果× → （その後，激しい下痢を呈した場合）茵蔯五苓散 効果× → 体力の状態で選択

慢性肝炎

小柴胡湯 効果× → 体力の状態で選択 大柴胡湯／柴胡桂枝乾姜湯（強⇔弱 体力）

黄疸を呈している場合 → 上記方剤＋茵蔯蒿湯
肝炎が進行した場合 → 上記方剤＋桂枝茯苓丸

その後，激しい下痢や浮腫が強い場合 → ＋茵蔯五苓散

追加漢方を茵蔯蒿湯から茵蔯五苓散に変更！

★ 日常診療における漢方治療の位置づけ

　急性肝炎では，ベッド上での安静が中心となるため，積極的に漢方治療を取り入れるべきである．
　慢性肝炎の治療は，肝硬変への進展防止のみでなく，長期的には肝癌発生を抑制するための治療である．インターフェロン，強力ネオミノファーゲンシー，ウルソデオキシコール酸などを用いた治療が行われる．漢方治療は，現代医学的治療の妨げにならないよう，併用に注意して実施していく．

第一部　フローチャートによる疾患・症候別漢方処方

症候からアプローチする漢方薬の選択

年齢による方剤の差はない．

急性肝炎では，茵蔯蒿湯（いんちんこうとう）が第一選択となる．浮腫を併発しているようなら，茵蔯五苓散（いんちんごれいさん）に変更する．また，茵蔯蒿湯で激しい下痢を呈する場合には，茵蔯五苓散に変更する．症状の改善がみられない場合には，茵蔯蒿湯あるいは茵蔯五苓散に以下の方剤を併用する．体力があれば大柴胡湯（だいさいことう），中等度と判断すれば小柴胡湯（しょうさいことう），体力が乏しいなら柴胡桂枝乾姜湯（さいこけいしかんきょうとう）とする．

慢性肝炎では，小柴胡湯で開始する．効果がない場合には，体力に応じて，大柴胡湯，柴胡桂枝乾姜湯に変更する．また，黄疸を伴う場合には，茵蔯蒿湯を併用する．茵蔯蒿湯で下痢が激しくなる場合，浮腫が強い場合には，茵蔯五苓散に変更する．肝炎が進行した場合には，桂枝茯苓丸（けいしぶくりょうがん）を併用する．なお，インターフェロン加療時においては，小柴胡湯の併用は禁忌である．

アドバンスコース

● 漢方医学的病態

肝炎は，ウイルス感染によって引き起こされるものが多い．感染自体は炎症による熱と肝組織の腫脹をきたすので，湿熱の状態といえる．このような状態は漢方の五臓で考えると，肝のほか，脾の病態にも注意が必要となる．

西洋医学でいう肝は，人体に必要な水穀の精微を取り込むという意味では漢方医学の脾にあたる．グリコーゲンは血とみなすことができるので，グリコーゲンを蓄積する点では，血を蔵する，すなわち漢方では文字通り肝と捉えることができる．よって，西洋医学でいう肝は漢方でいう脾と肝の両方の作用を持つことになる．肝炎は肝の湿と熱によって肝細胞が破壊され，機能低下をきたし，漢方でいう脾気虚，肝血虚の病態を誘導しやすくする．このような病態から，気の循行が障害され気滞の病態，さらに血行障害も起こしうるため，瘀血の病態にも注意が必要になる．

● 漢方治療総論

基本は，抗炎症と考える．体を清熱，利水することが重要である．過食，高脂質の食品は根本的な湿熱の病態を悪化させやすくするため，注意が必要である．良質な蛋白質で肝細胞の再生を促進させ，場合によってはやや冷やす食品を摂取する．また，気滞・瘀血の予防のために，適度な運動を行うよう指導することも大切である．

肝炎の漢方治療に小柴胡湯が汎用され，間質性肺炎の重症な副作用が問題となった．漢方薬に副作用はないとする神話が崩壊し，これをきっかけに副作用に注意が向けられるようになった．適切な漢方治療がなされる土壌が確立される前に漢方薬が広く普及したことも問題であるが，漢方薬自体に一定の確率で副作用が生じる可能性が指摘されたことは，適正使用とともに，常に副作用の出現に注意することの重要性を示している．

● 病態からアプローチする漢方薬の選択

❶基本処方

急性期においては，抗炎症，利胆を考える．茵蔯蒿湯は，茵蔯蒿，山梔子，大黄で清熱，茵蔯蒿で利胆を行う．肝炎において，黄疸を呈する病態に適応することになる．茵蔯五苓散は，五苓散に茵蔯蒿が加味された構成である．山梔子，大黄がないことで清熱効果は減少するが，五苓散による

利湿効果を期待したものである．『傷寒論』では，急性肝炎を陽明病と捉えているが，少陽病の要素も含まれており，茵蔯蒿湯あるいは茵蔯五苓散で病状が改善しない場合には，柴胡剤の併用が期待される．

慢性肝炎では，『傷寒論』における少陽病と位置づけて，柴胡剤が汎用される．病態に応じて柴胡剤を選択する．黄疸がみられる場合には，茵蔯蒿により利胆を行う．清熱を強く行う場合には茵蔯蒿湯，利水を主とする場合には茵蔯五苓散とする．また，肝炎が進行すると，静脈瘤など瘀血病態が合併してくる．これには，駆瘀血剤が必要となる．通常，桂枝茯苓丸を併用する．

❷応用追加処方

肝炎の病態を漢方医学でみると，気・血・津液すべての要素が関係する．まず，全身倦怠感，食欲低下などは気虚の病態，胃のつかえ感，腹部膨満感は気滞の病態である．気虚には，六君子湯，補中益気湯などが，気滞には上記の柴胡剤のほかに半夏厚朴湯が用いられる．瘀血の病態もきたす．桂枝茯苓丸のほかに，桃核承気湯などの駆瘀血剤が必要なこともある．浮腫，腹水などは，水滞の病態である．水滞が激しい場合には，九味檳榔湯を用いることもある．

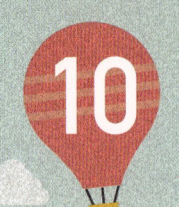

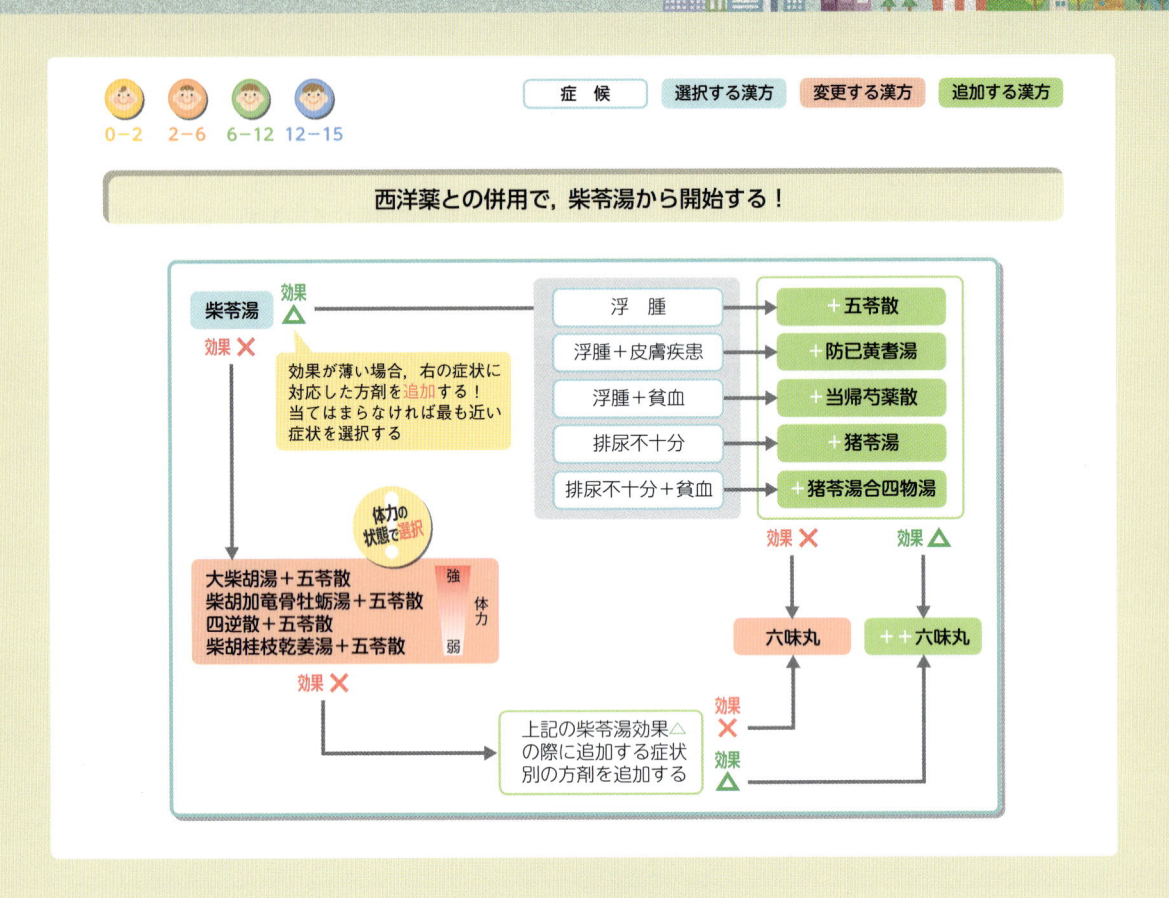

10 ネフローゼ症候群, 慢性腎炎

症候　選択する漢方　変更する漢方　追加する漢方

0-2　2-6　6-12　12-15

西洋薬との併用で, 柴苓湯から開始する!

柴苓湯 —効果△→ 浮腫 → ＋五苓散
　　　　　　　　浮腫＋皮膚疾患 → ＋防已黄耆湯
　　　　　　　　浮腫＋貧血 → ＋当帰芍薬散
　　　　　　　　排尿不十分 → ＋猪苓湯
　　　　　　　　排尿不十分＋貧血 → ＋猪苓湯合四物湯

効果×：効果が薄い場合, 右の症状に対応した方剤を追加する! 当てはまらなければ最も近い症状を選択する

体力の状態で選択

大柴胡湯＋五苓散
柴胡加竜骨牡蛎湯＋五苓散
四逆散＋五苓散
柴胡桂枝乾姜湯＋五苓散

体力 強／弱

効果×→ 上記の柴苓湯効果△の際に追加する症状別の方剤を追加する

効果×→ 六味丸
効果△→ ＋＋六味丸

日常診療における漢方治療の位置づけ

　ネフローゼ症候群, 慢性腎炎では, 現代医学的治療が優先される. 漢方治療は, 付加的なものとして位置づけられる. 一方, 現代医学的な治療が不要な状態では, 積極的に用いることも考慮される. とくにネフローゼ症候群の微小変化型は漢方治療のよい適応とされており, ステロイド離脱の補助, 再発予防などに漢方薬を併用することが勧められる.

症候からアプローチする漢方薬の選択

　年齢による方剤の差はない.
　通常, 柴苓湯（さいれいとう）で開始する. 全く効果がなければ変更するが, 多少効果が認められる場合には, 不十分な症状に対して, ほかの方剤を追加していく. 追加処方の場合は, 以下のとおりである. 浮腫が中心なら, 五苓散（ごれいさん）を追加する. 柴苓湯にも五苓散の効能が含まれるが, さらに五苓散を追

加することで，五苓散の浮腫改善効果を増強させる．浮腫と皮膚疾患を合併する場合には，防已黄耆湯を追加する．浮腫と貧血を合併する場合には，当帰芍薬散を追加する．排尿が不十分の場合には猪苓湯とし，さらに貧血が合併する場合には猪苓湯合四物湯を追加する．改善を期待する症状が上記にあてはまらない場合には，最も症状に近似するものから選択する．

　柴苓湯で全く効果がなく変更する場合には，柴苓湯の小柴胡湯の部分を変更する．柴苓湯は，小柴胡湯と五苓散の合方である．体力がしっかりしたタイプから順に，大柴胡湯＋五苓散，柴胡加竜骨牡蛎湯＋五苓散，四逆散＋五苓散，柴胡桂枝乾姜湯＋五苓散を選択する．なお，柴苓湯が適する体質は，四逆散＋五苓散と柴胡桂枝乾姜湯＋五苓散の間に相当する．以上の処方で，効果が不十分であれば，柴苓湯に追加した処方の追加を考慮する．

　上記の加療でも効果がなければ，六味丸単独に変更する．効果不十分なら六味丸を追加する．

アドバンスコース

● 漢方医学的病態

　ネフローゼ症候群や慢性腎炎は，蛋白尿をきたすように，血管内に蛋白質を留めておくことができないことを基本病態とする．あるべき所に維持できないという状態は，気虚に相当する．気虚において，血を統べることができない，すなわち不統血が認められることと似ている．これは脾虚に相当するが，気虚があればほかの藏の気虚であっても，関連した所見と考えることができる．蛋白尿は腎の糸球体で発生しているから，腎虚とみなすことができる．また，低蛋白血症によって，浸透圧が維持できなくなると，血管内水分が血管外に移動するので，浮腫をきたす．これは，漢方では水滞の病態になる．脂質異常症は，低蛋白により肝が刺激を受けて蛋白合成が活発になった結果，コレステロール産生も増強されるために発生する．この病態は血を増産しているような状況にあるので，漢方における脾あるいは腎の機能亢進とみなすことができる．すなわち，脾・腎の機能低下と機能亢進が混在した病態といえる．

　自己免疫性疾患のような病態が一次的にネフローゼ症候群に関与する場合には，炎症が関係するので，熱の要素が加わる．また，さまざまな腎疾患により腎機能が低下して二次的にネフローゼ症候群が発症する場合には，寒の病態が中心となる．

● 漢方治療総論

　治療戦略としては，大きく2つに分かれる．治療時点での症状改善と，基盤となる腎虚の改善である．さらに症状改善の視点としても，大きく2つに分かれる．炎症と浮腫の改善である．

　病態改善のためには，気虚の脱却が大切である．糸球体からの蛋白漏出を食い止めるため，適度な消化のよい食事を心がけ，蛋白も多く摂取する必要がある．血栓防止の意味からも，適度な運動も重要となる．よくベッド上安静を強いることがあるが，病状が重くなければ運動をさせる必要がある．運動により気血の巡りがよくなれば，津液の巡りも改善して浮腫の軽減に役立つ．

● 病態からアプローチする漢方薬の選択
❶基本処方

　柴苓湯は，小柴胡湯と五苓散の合方である．小柴胡湯で清熱，疏肝，補脾を行い，五苓散で利水する．抗炎症を中心とした方剤といえる．小児においては，腎虚が根底にあるというより，自己免疫などほかの病因により結果的に腎虚を呈していることが多い．このため，柴胡剤の効果が期待さ

れる．

　随伴症状としては，浮腫が最も注意されるべきものである．防已黄耆湯は，衛気が不十分で湿の過剰をきたす病態に適する．衛気が弱いことで，皮膚症状を呈することがある．感染症に罹患しやすいものにも適する．当帰芍薬散は，血虚と水滞に対する方剤であるから，貧血と浮腫を目標に適応を決定する．

　腎虚を考慮する病態では，補腎剤として六味丸を選択する．小児は陽が旺盛で陰不足をきたす傾向があるため，補陽を配慮した八味地黄丸は通常適用されない．

❷応用追加処方

　猪苓湯の適応状態で，かつ炎症による裏熱がある場合には，五淋散を考慮する．本方は，利水，清熱作用を持ち，さらに慢性化した消耗状態に対しても補血作用を発揮する．

　抗炎症作用を期待して，清熱利水の黄連解毒湯も候補となる．清熱作用が強いので，体を冷やすことに注意が必要である．

　腎虚に対しては，小児にはまれであるが，寒を呈する場合には八味地黄丸を一応考慮する．寒の病態が解消されれば六味丸に変更する．また，黄耆には補腎作用があるとされることから，黄耆を含む補中益気湯，清暑益気湯，防已黄耆湯，十全大補湯，人参養栄湯，黄耆建中湯，大防風湯，当帰湯，清心蓮子飲なども候補となりうる．清暑益気湯は，夏負けに対する方剤であるが，陰虚により虚熱を呈した病態には有効といえる．

11 夜尿症

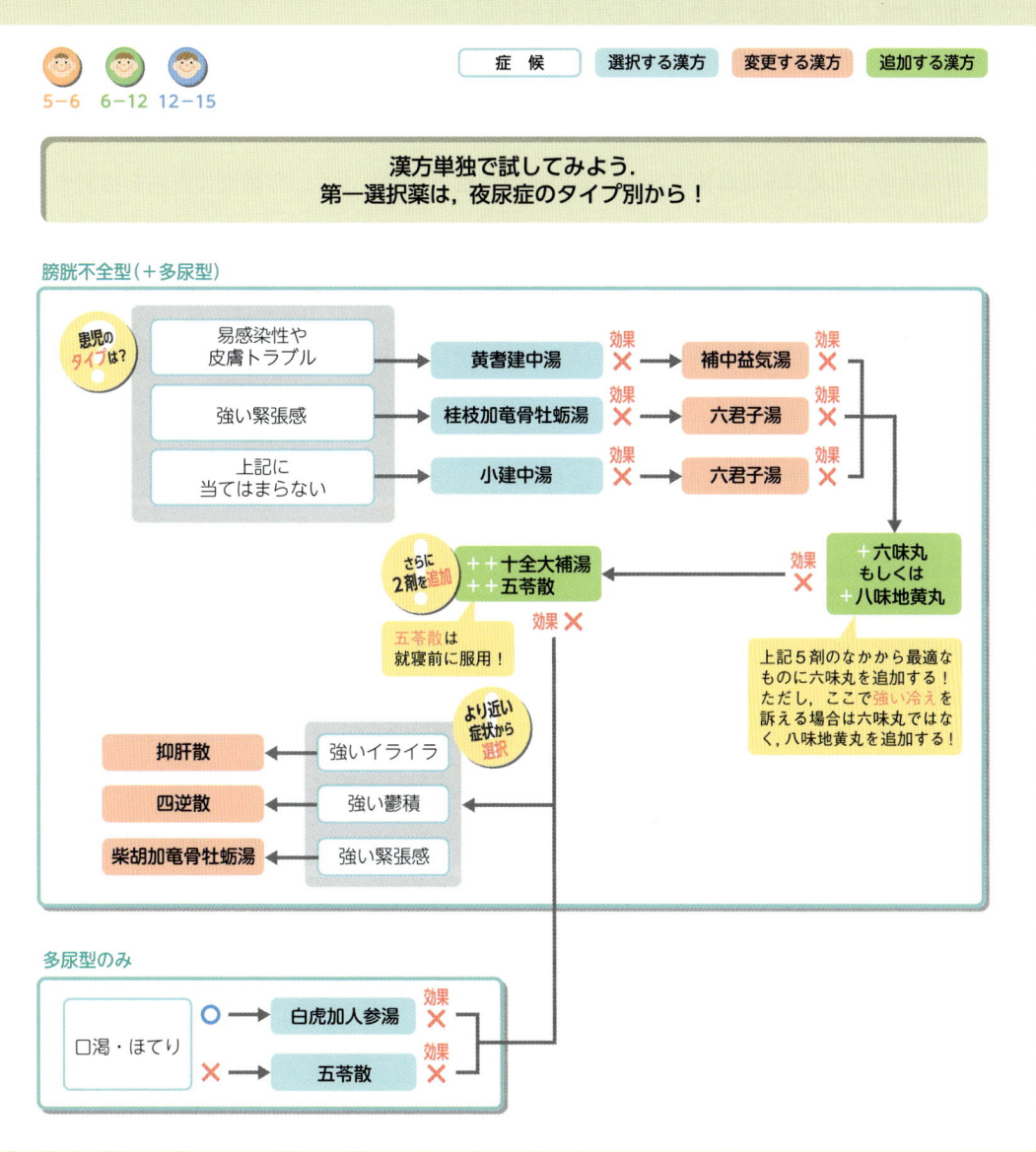

5-6　6-12　12-15

| 症候 | 選択する漢方 | 変更する漢方 | 追加する漢方 |

漢方単独で試してみよう．
第一選択薬は，夜尿症のタイプ別から！

膀胱不全型（＋多尿型）

患児のタイプは？

- 易感染性や皮膚トラブル → 黄耆建中湯 → 効果✕ → 補中益気湯 効果✕
- 強い緊張感 → 桂枝加竜骨牡蛎湯 → 効果✕ → 六君子湯 効果✕
- 上記に当てはまらない → 小建中湯 → 効果✕ → 六君子湯 効果✕

効果✕ → ＋六味丸 もしくは ＋八味地黄丸

上記5剤のなかから最適なものに六味丸を追加する！ただし，ここで**強い冷え**を訴える場合は六味丸ではなく，八味地黄丸を追加する！

さらに2剤を追加 → ＋＋十全大補湯 ＋＋五苓散

五苓散は就寝前に服用！

効果✕

より近い症状から選択

- 抑肝散 ← 強いイライラ
- 四逆散 ← 強い鬱積
- 柴胡加竜骨牡蛎湯 ← 強い緊張感

多尿型のみ

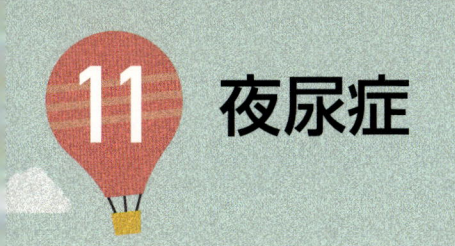

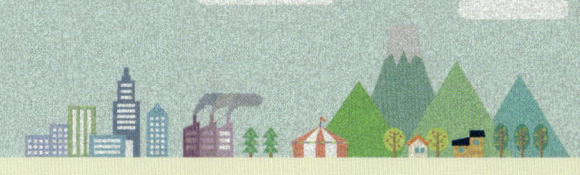

口渇・ほてり
- ○ → 白虎加人参湯 効果✕
- ✕ → 五苓散 効果✕

⭐ 日常診療における漢方治療の位置づけ

　正常な排尿機能は，膀胱に尿を貯留する蓄尿と，その尿を排泄する尿排出で構成される．したがって，夜尿症は主に蓄尿障害に相当する．膀胱容量，夜間尿量のバランスがとれず発症する．深い睡眠，膀胱容量が小さいこと，抗利尿ホルモン低値による尿量増加などが大きな要因となっ

ている．さらに，自律神経の不安定さ，自分自身，また保護者からの心理的負担，各家庭の生活習慣など，さまざまな要因も絡み合ってくる．

膀胱機能不全型には自律神経調節薬が，多尿型ではデスモプレシン点鼻薬が投与されるが，このような治療を希望しない場合に，漢方治療が選択される．

症候からアプローチする漢方薬の選択

治療開始時の患児は5歳前後であり，その後の成長を考慮しても，年齢別に方剤を区別する必要はない．

膀胱不全型であれば，多尿型が混合しているとしても，まず小建中湯から開始する．易感染，皮膚のトラブルがみられる場合には，黄耆建中湯とする．効果がなければ，補中益気湯とする．緊張感が強い場合には，桂枝加竜骨牡蛎湯とする．小建中湯あるいは桂枝加竜骨牡蛎湯で改善がなければ，六君子湯に変更する．これらで効果がみられない場合には，5者のなかから少なくとも最適と思われる1剤に六味丸を追加する．ただし，強い冷えを訴える場合には，六味丸ではなく八味地黄丸を追加する．六味丸あるいは八味地黄丸を追加しても改善がなければ，十全大補湯をさらに追加し，就寝前に五苓散を追加する．

多尿型のみの場合には，口渇とほてりがあれば白虎加人参湯とする．そうでなければ五苓散とする．

混合型では，優位な型について治療を行い，病状の改善が乏しければ，もう一方の型に対する治療も併用する．

以上で改善しない場合には，すべて中止として，イライラが強ければ抑肝散，鬱積が強ければ四逆散，緊張感が強ければ柴胡加竜骨牡蛎湯とする．どれにも属さないタイプとしても，近似症状を判断して選択する．

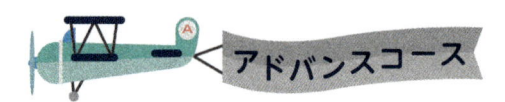

アドバンスコース

● 漢方医学的病態

排尿障害は，漢方的にみて腎虚と脾虚が主要病態である．腎は先天の気を有するところであり，先天の気は生まれながらにして決まっており，誕生後に補充することはできないとされる．このため，先天の気をいかに保持していくかということが大切になる．理想的な生活を送ったとしても，先天の気は消費されてしまう．暴飲暴食，寝不足，過剰な性生活などは，先天の気，さらには先天の精といった，先天的に保有している物質的なものも消費してしまう．このような先天の気，先天の精を保持することが重要である．小児では，これらの機能は眠った状態にあり，加齢とともに目覚めてくると考える．夜尿症は，この機能の発現が遅れているか，もともと不足している病態と考えられる．機能の発現の遅れには，気の流れの不調が原因となることが多々ある．力はしっかりあっても，調節機能が取れていないために障害が生じるというものである．ここには，肝気の障害が関係する．肝は気の流れを調節しているため，この流れが過剰あるいは鬱滞することにより，気の正常な作用が障害される．

また，脾には内臓を本来あるべき位置に留めておく機能がある．この脾の機能が低下することで，

内臓下垂，膀胱脱，子宮脱などが出現することがある．このような内臓の位置異常から夜尿症をきたすことがある．さらに脾は筋肉の機能を調節しているため，この機能が低下すれば膀胱括約筋の収縮障害が起こり，夜尿症を引き起こす可能性もある．

一方，睡眠深度が過剰に強いため，尿意を感じられないことが主要な病態とすれば，気血両虚で，かつ気虚がやや強い病態と捉えることができる．

◉ 漢方治療総論

虚実を判断し，虚証としては，腎虚，脾虚の単独あるいは合併，またその割合に応じて方剤を選択する．単なる気虚か気血両虚かの判断が重要である．

実証では，肝気鬱結に対する治療が中心となる．適切な理気剤を選択する．

◉ 病態からアプローチする漢方薬の選択

❶基本処方

膀胱不全型では，補脾の小建中湯を選択する．小建中湯は，芍薬により筋緊張を緩和するため，膀胱容量の拡大が期待される．黄耆建中湯は，小建中湯に黄耆が加味された方剤である．小建中湯証に皮膚疾患，易感冒など衛気不足が加われば選択される．補中益気湯は，黄耆の作用のほか，升麻による内臓下垂を持ち上げる作用が期待される．桂枝加竜骨牡蛎湯は，小建中湯と同一生薬で構成される桂枝湯に竜骨，牡蛎が加味されて安神作用を発揮する．ただし，芍薬は増量されていないので筋弛緩効果は弱い．六君子湯は，脾虚に対して小建中湯を基本とした処方以外から選択する場合に，黄耆を含まない処方として標準的なものである．

腎虚に対しては，通常六味丸が選択される．六味丸には補陽効果が比較的低いことから，小児期にはよく用いられる．もっとも，寒証であれば八味地黄丸を選択することになる．

このような治療で改善しない場合には，気血両虚で重度と判断する．補気補血の十全大補湯を加える．また，体内水分分布を調える五苓散の効果も期待される．

一方，多尿型では，体内水分のバランスを取ることが重要であり，上記に説明したとおり五苓散が第一選択となる．ただし，脱水が強く，そのため虚熱が強く発生する病態では，白虎加人参湯が選択される．

両者の治療について，各々の方剤が効果を示さない場合には，肝気鬱結が主病態と考える．柴胡剤から選択する．

❷応用追加処方

腎虚と判断されれば，黄耆の補腎効果を期待して防已黄耆湯，人参養栄湯，大防風湯，当帰湯，清心蓮子飲なども候補となりうる．

肝気鬱結に対しては，上記処方で効果がない場合，より疏肝を強めた大柴胡湯を考慮する．下痢傾向があるものには，大柴胡湯去大黄を選択する．非常に虚弱と判断されれば柴胡桂枝乾姜湯とする．

裏寒が強い場合には，苓姜朮甘湯も候補となる．温中散寒，利水する効果を持つため，他剤へ追加することも選択される．

麻黄剤は，麻黄による中枢神経刺激作用による覚醒，尿道括約筋収縮作用による蓄尿機能亢進により，夜尿症状を改善する可能性が期待できる．患児の証と照らし合わせ，適合する方剤があれば候補となる．

12 思春期早発症

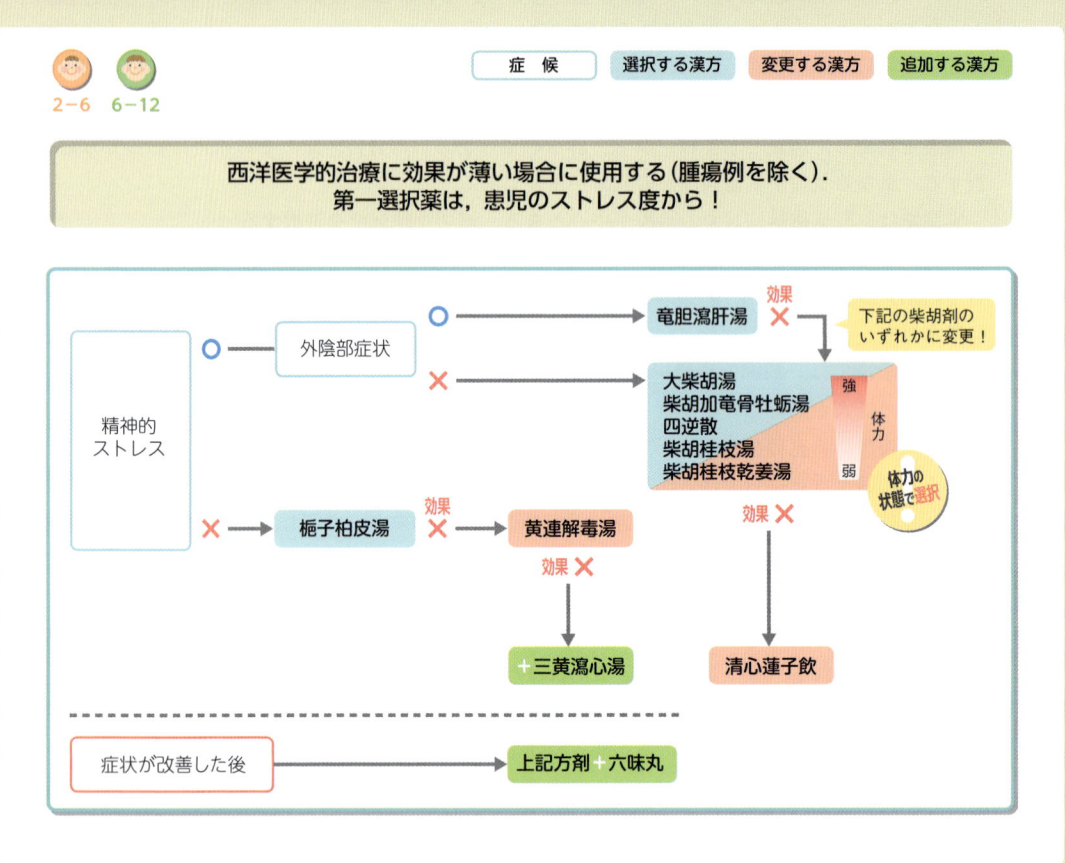

[図:
2-6, 6-12
症候／選択する漢方／変更する漢方／追加する漢方

西洋医学的治療に効果が薄い場合に使用する(腫瘍例を除く)．
第一選択薬は，患児のストレス度から！

精神的ストレス
○→外陰部症状○→竜胆瀉肝湯─効果×→下記の柴胡剤のいずれかに変更！
×→大柴胡湯／柴胡加竜骨牡蛎湯／四逆散／柴胡桂枝湯／柴胡桂枝乾姜湯（強⇔弱 体力の状態で選択）
×→梔子柏皮湯─効果×→黄連解毒湯
効果×→＋三黄瀉心湯
効果×→清心蓮子飲

症状が改善した後→上記方剤＋六味丸
]

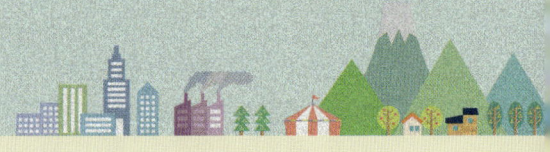

★ 日常診療における漢方治療の位置づけ

　思春期早発症では，過剰発育と精査診断すれば，LH-RHアナログの投与，腫瘍があれば腫瘍摘出などによって治療する．現代医学的治療が確立しているので，漢方治療は腫瘍などを除いて，境界例，現代医学的治療による効果が低い場合などに限定される．

📋 症候からアプローチする漢方薬の選択

　治療対象は，幼児期から学童期となることが多い．年齢によって治療法が異なることはない．
　精神的にストレスをかかえている場合には，外陰部に症状があれば竜胆瀉肝湯，外陰部に症状がなければ柴胡剤とする．柴胡剤は，体力に応じて，大柴胡湯，柴胡加竜骨牡蛎湯，四逆散，柴胡桂枝湯，柴胡桂枝乾姜湯から選択する．竜胆瀉肝湯で効果がなければ，柴胡剤から選択する．

これらで効果がない場合には，清心蓮子飲とする．

精神的にストレスがないと判断する場合には，梔子柏皮湯とする．効果がない，あるいは不十分の場合には，黄連解毒湯に変更する．効果が不十分であれば，三黄瀉心湯を追加する．

症状が改善した後は，加療による腎の機能低下を考慮して，六味丸を有効方剤に追加する．

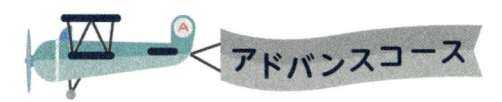

アドバンスコース

○ 漢方医学的病態

思春期早発症では，性腺機能の亢進によって，性腺の過剰発育ばかりでなく，身長も過剰に発育し，同年代の児に比較して身長が高い．しかし，二次性徴の時期にはすでに骨端線が閉鎖して，以後の身長増加が望めず，最終身長としては非常に低くなることもある．このため，過剰な発育にも注意を向ける必要がある．

性腺機能の亢進は，見た目には腎気の亢進状態であるが，腎気は「虚することはあっても実することはない」とする考え方がある．この考え方からすると，腎気の亢進は二次的に，まれに発生したということになる．

このような二次的な発生としては，心の虚によって腎気が暴走してしまい機能亢進となる病態が考えられる．学童期にさしかかり，心の機能が高まる時期に，十分な心気が育たないと，腎気が亢進してしまう病態である．また，肝気が一次的に亢進し，相剋関係の脾が抑制され，その結果，腎の抑制が除かれることで腎が活発化する病態も考えられる．当然，脾が一時的に虚して，腎を抑制できない結果であることも想定される．

しかし，原発的に腎気が亢進する病態もあるのではなかろうか．古人には，思春期早発症に対する認識が薄かった可能性もある．性腺と骨の発育をともに腎と捉えていたことは，思春期早発症の病態を考えてみても，興味深いことといえる．

○ 漢方治療総論

原発性にせよ，二次性にせよ，亢進した腎気の抑制を目指す．

二次的な場合には，肝気の亢進を抑制し，虚した心気を補う治療を考慮する．肝気の亢進を抑制するために，疏肝剤を選択する．虚した心気を補う治療として，補心気剤，補心血剤を選択する．また，補脾剤も考慮すべきである．

原発性の場合には，亢進した腎気を直接抑制する清熱剤を選択する．

○ 病態からアプローチする漢方薬の選択

❶ 基本処方

ストレスは，肝気鬱結の原因である．小児では心気が虚することが少ないので，二次的な腎気亢進は肝気の旺盛に基づくと考える．この場合には，柴胡剤から選択する．肝経に関連して外陰部に男性化などの所見が現れている場合には，肝経の湿熱を除去する竜胆瀉肝湯を選択する．清心蓮子飲は，肝気鬱結にとどまらず，心火上炎をきたし，腎の失調を起こしたものに適する方剤である．

ストレスがない状態は，腎気の一次的な亢進を考慮することが多いと判断する．この場合には，清熱剤で対処する．まずは，下焦の清熱として梔子柏皮湯を選択する．これで清熱ができない場合は，熱が旺盛と判断して，三焦の湿熱をとる黄連解毒湯とする．さらには，大黄による清熱を期待して三黄瀉心湯を追加する．

六味丸は，補腎剤である．各種加療により，腎を障害する可能性があるので，症状の改善後には

考慮すべき方剤といえる．
❷応用追加処方
　肝気の亢進に対しては，柴胡剤が標準的である．しかし，柴胡あるいは釣藤鈎により平肝熄風する抑肝散，抑肝散加陳皮半夏，釣藤散なども候補となりうる．
　心が虚した状態では，帰脾湯，加味帰脾湯，桂枝加竜骨牡蛎湯などを選択する．
　脾虚を呈する場合には，天麻により平肝熄風も期待できる半夏白朮天麻湯を考慮する．柴胡剤に併用する機会は十分あると考えられる．

13 糖尿病

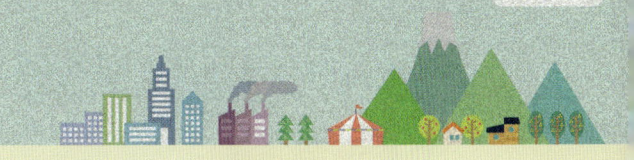

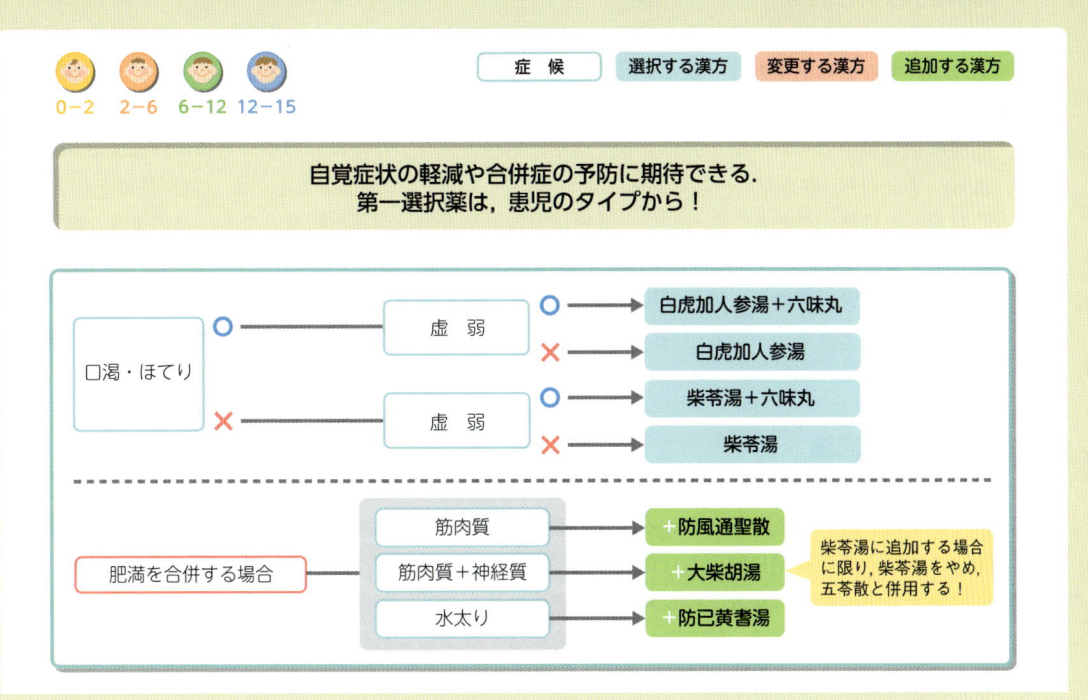

| | 0-2 | 2-6 | 6-12 | 12-15 | | 症候 | 選択する漢方 | 変更する漢方 | 追加する漢方 |

自覚症状の軽減や合併症の予防に期待できる．
第一選択薬は，患児のタイプから！

口渇・ほてり
- ○ → 虚弱 ○ → 白虎加人参湯＋六味丸
-     虚弱 × → 白虎加人参湯
- × → 虚弱 ○ → 柴苓湯＋六味丸
-     虚弱 × → 柴苓湯

肥満を合併する場合
- 筋肉質 → ＋防風通聖散
- 筋肉質＋神経質 → ＋大柴胡湯
- 水太り → ＋防已黄耆湯

柴苓湯に追加する場合に限り，柴苓湯をやめ，五苓散と併用する！

⭐ 日常診療における漢方治療の位置づけ

　糖尿病に対する漢方治療の目標は，自覚症状の改善と合併症の予防あるいは軽減である．漢方薬はインスリンと同様の作用機序で血糖を降下させることができないため，十分な血糖コントロールには西洋医学的治療が優先される．しかし，漢方薬はさまざまな自覚症状の改善に役立つため，食事・運動療法の実行を容易にし，ほかの西洋医学的治療を軽減させることもある．

📋 症候からアプローチする漢方薬の選択

　年齢による方剤の差はない．
　とくに突出した症状がない場合には柴苓湯を用いる．口渇とほてりが強い場合には，白虎加人参湯を用いる．虚弱傾向があるものには，柴苓湯あるいは白虎加人参湯に六味丸を追加する．
　2型糖尿病は，学童期に発見されることが多く，しばしば肥満を合併する．肥満があれば，筋肉質タイプでは通常防風通聖散，筋肉質かつ神経質なタイプでは大柴胡湯を選択する．水太りタイプでは防已黄耆湯を選択する．これらは，白虎加人参湯あるいは柴苓湯に追加投与する．なお，柴苓湯に大柴胡湯を併用するケースでは，大柴胡湯と五苓散を併用する．

アドバンスコース

◯ 漢方医学的病態

　糖尿病は，漢方医学では消渇と表現される．糖尿病が重症化すると，喉が渇き，多飲さらに多尿となる．すなわち消渇とは，飲んでも，飲んでも水分が消えていくことである．よって，症状が顕在化した場合の漢方医学的な病態の特徴は，津液不足といえる．

　糖尿病は血中のブドウ糖が脾によって通常に処理されないために，血中に過剰に停滞する病態である．すなわち，脾虚がベースにあることが多い．これにより栄養分ともいえる精が蓄積されすぎ，これをもとに熱が生じる．こうして，通常は，血熱あるいは湿熱の病態となる．このような病態が継続すると，しだいにこの熱により津液が消耗されて津液不足となる．脾虚により気の力が減少し，気虚となると腎の機能にも障害が生じる．これにより，小便・大便の排泄異常が現れる．津液不足は血液粘度を上昇させ，瘀血の病態を発生させる．これにより，脳卒中，腎障害，網膜障害，末梢神経障害などを合併する．

◯ 漢方治療総論

　運動療法・食事療法が重要である．運動は，余分に貯まったエネルギーを消費する．また食事では，必要最小限のエネルギーをしっかりと消費される形で摂取する必要がある．そのためには，必要なエネルギーを日中に吸収し，栄養が蓄積されやすい夜間の食事を控える．運動を日中に行い，空腹感が日中に現われるようにして，栄養摂取をスムーズに行うことも重要となる．エネルギーを有効に利用するためには，気の流れが安定することも大切である．ストレスや過労などを避け，抑うつ状態，イライラ感を最小限にするよう努力する．

　現在のところ，糖尿病治療において漢方薬は脇役的な存在である．しかし，赤血球変形能改善作用，微小循環改善作用，生体膜安定作用，免疫機能改善作用などにより自覚症状の改善，合併症の予防あるいは軽減という効果が確認されており，患者の生活レベルを向上させる意義は大きい．

◯ 病態からアプローチする漢方薬の選択

❶ 基本処方

　血熱，あるいは湿熱の状態であれば，柴苓湯とする．柴苓湯は，小柴胡湯と五苓散の合方であり，小柴胡湯で清熱，五苓散で利湿する．病状が変わり，津液が消耗すると陰虚の病態であるため，方剤は滋潤作用を有するものから選択されることになる．清熱かつ滋潤の白虎加人参湯が適用される．

　腎虚には，六味丸がまず選択される．小児で陽虚になる頻度は比較的低いので，八味地黄丸，牛車腎気丸が適応となることはあまりない．

　肥満を合併する場合には，各種方剤を併用する．防風通聖散は，祛風清熱の作用を持つため，内部に邪気が充満したように腹部が緊満した実熱証に適する．大柴胡湯は，疏肝清熱作用を持つため，胸脇部が緊張した気滞を呈する実熱証に適する．防已黄耆湯は，祛風利水作用を持つため，水滞による虚寒証に適する．

❷ 応用追加処方

　柴苓湯が適応と考えられる症例では，個々の証に応じて，小柴胡湯の部分をほかの柴胡剤に置き換えて，五苓散との併用とすることも考慮する．

　腎虚に対して，明らかな虚寒証を呈する場合には，八味地黄丸を選択する．

　瘀血が存在するようなら，桂枝茯苓丸を併用する．

　排尿障害が合併する場合に，心火上炎，心腎不交があれば清心蓮子飲を併用する．

14 肥満症

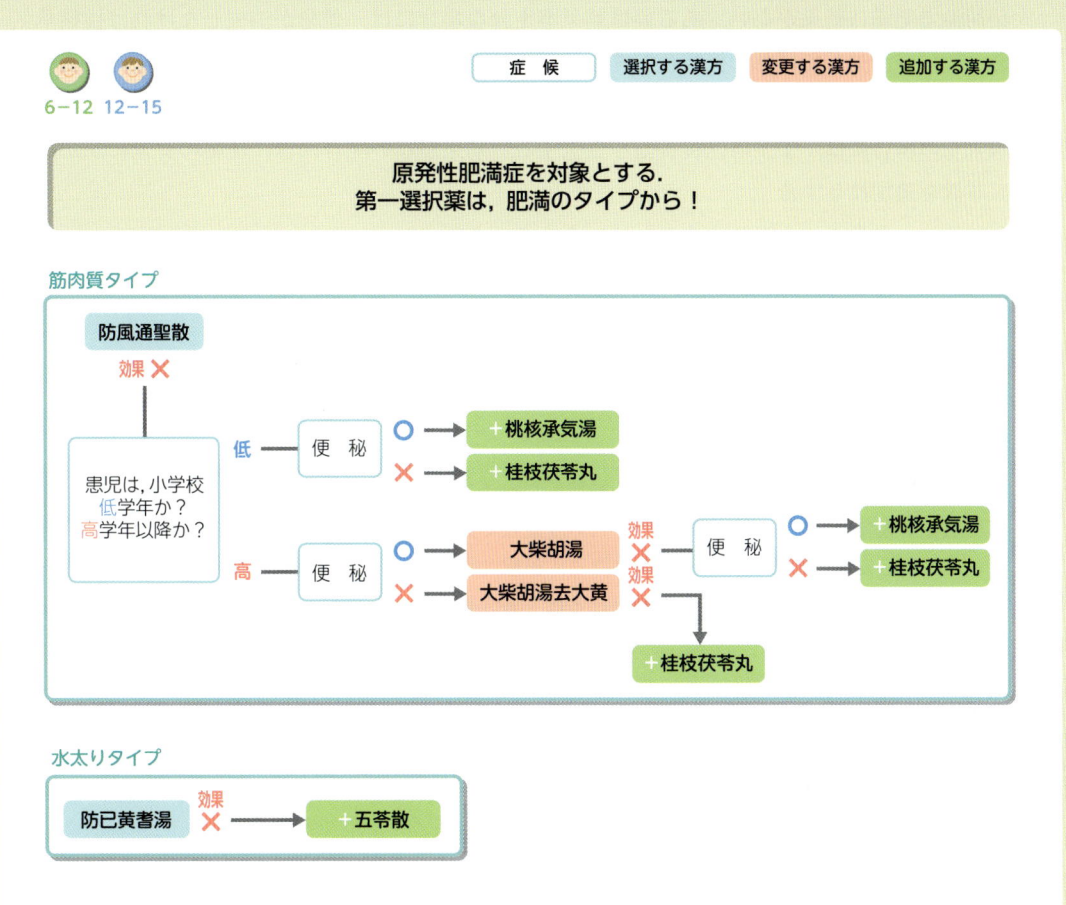

6-12 12-15   症候 選択する漢方 変更する漢方 追加する漢方

原発性肥満症を対象とする．
第一選択薬は，肥満のタイプから！

筋肉質タイプ

防風通聖散 効果× → 患児は，小学校 低学年か？ 高学年以降か？
- 低 → 便秘 ○ → +桃核承気湯
- 低 → 便秘 × → +桂枝茯苓丸
- 高 → 便秘 ○ → 大柴胡湯 → 効果× → 便秘 ○ → +桃核承気湯
- 高 → 便秘 × → 大柴胡湯去大黄 → 効果× → 便秘 × → +桂枝茯苓丸
                                              → +桂枝茯苓丸

水太りタイプ

防已黄耆湯 効果× → +五苓散

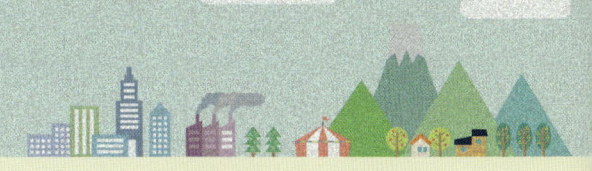

日常診療における漢方治療の位置づけ

　頻度の低い二次性（症候性）肥満症では，肥満の原因となる原疾患の治療が重要となる．通常，現代医学的治療が行われる．一方，全体の約90％を占める原発性（単純性）肥満症は，漢方治療の対症となりうる．しかし，成長期にある小児においては，運動療法，食事療法を最優先とすることが望ましい．

症候からアプローチする漢方薬の選択

　対象のほとんどは，学童期以降である．
　筋肉質の肥満では，小学校低学年と高学年に分類して対応する．小学校低学年では，まず防風

通聖散とする．効果がない，あるいは効果不十分な場合には，便秘があれば桃核承気湯，便秘がなければ桂枝茯苓丸を追加投与する．小学校高学年以降でも，まず，防風通聖散とする．効果がなければ，柴胡剤から選択する．便秘があれば大柴胡湯，便秘がなければ大柴胡湯去大黄とする．大柴胡湯で肥満に効果がない，あるいは効果不十分な場合には，便秘が消失しなければ桃核承気湯を，便秘が消失していれば桂枝茯苓丸を追加投与する．大柴胡湯去大黄で効果がない，あるいは効果不十分な場合には，桂枝茯苓丸を追加投与する．

水太りの場合には，まず防已黄耆湯を選択する．効果がない場合には，便秘の有無にかかわらず五苓散を追加投与する．

運動療法，食事療法を継続することはいうまでもない．

アドバンスコース

● 漢方医学的病態

漢方では，肥満を外見だけでなく，機能的なバランスを考慮して捉える．すなわち，すべての脂肪組織が人体に役に立っているか否かという視点である．脂肪組織の絶対量ではなく，人体の活動に応じた必要量であるか否かが問題となる．摂取された飲食物の吸収率，エネルギーの消費率，疲労後の回復に要するエネルギー必要率などは，各人異なるからである．そのような意味で，肥満の解釈は漢方では難しい．

漢方で肥満を脂肪組織の過剰と捉えれば，気・血・津液の血が過剰になった病態である．養分が豊富な陰分と捉えている．このよう過剰な血が血管内に留まれず，組織に貯まったものとみなすことができる．陰分であるので寒の要素があるが，津液より熱の要素を持つ．また，熱を持つ成分が過剰になれば，外部から熱や水分を引き込みやすくなる．こうして，湿・熱を帯びた食品の摂取が増加すると，肥満はさらに増強される．

もう一方の肥満として，水肥りがある．これは，津液の過剰が中心となる．このタイプの基本病態は，脾や腎の機能低下による寒といえる．このような病態では，熱が不足して，水分を循環させて正常なバランスを維持することが困難になっている．エネルギー過剰による陰分なりの熱も津液による強い寒によって打ち消され，寒のみが目立つ病態が形成される．このような病態では，冷えた，あるいは体を冷やす方向に作用する食品はさらに病態を悪化させる．

● 漢方治療総論

肥満の概念の一端は，約2000年前に著された『黄帝内経素問』のなかの「甘物の過剰摂取，美食，飽食などにより肥満が発生し，体内に熱が蓄積されて消渇という病（現在の糖尿病）が起こる」という記載に認められる．漢方病態としては，熱と湿がからんでくる．熱の要素としては気逆・気滞などが，また湿としては水滞となる．また，瘀血が合併することにも注意が必要である．熱と湿を取り除くために，さまざまな角度から漢方薬を選ぶことになる．

運動療法，食事療法といっても，実際は困難なことが多い．両方行うことが困難なら，せめて食事制限だけでもと考えるが，漢方的な立場からすると運動を優先すべきである．運動は，カロリー消費を高めると同時に，気・血・津液の巡りを調え，体の全体的なバランス維持にも役立つ．さらに，空腹感をもって食事をすることができるようになる．食事や間食をだらだらと摂るということを繰り返していると，脾を痛めることになる．食べすぎで胃拡張になっている場合には，必要なエネルギー以上の摂取がないと満足感が得られないが，この点に関しては自重が必要である．食事で

は，基本的に，生肉，乳製品，ケーキ類などの脂性の食品を控える．酒類は水分とともに熱も引き込むので，キャリーオーバーの症例においては要注意である．体を冷やす点では，生野菜，緑茶などにも注意が必要である．これら食事は，陰陽でいえば陰に属する．陰の時間帯である夜に陰である食事を多く摂ることは，望ましくない．日中に比重をおくよう注意する．

養生・湯液（漢方薬）・鍼灸を基盤とする漢方医学からすれば，養生も重要視されるべきであろう．

○ 病態からアプローチする漢方薬の選択
❶ 基本処方
漢方医学では，肥満を虚実に分けて考える．

実証では，食毒，瘀血が関与する．食毒は，さまざまな気・血・津液の病的状態に食事の過剰摂取，美食などが負荷をかけて起きた病態である．瘀血は，末梢循環障害である．食毒に関しては，防風通聖散あるいは大柴胡湯を選択する．防風通聖散は，袪風清熱の作用を持つため，内部に邪気が充満したように腹部が緊満した実熱証に適する．大柴胡湯は，疏肝清熱作用を持つため，胸脇部が緊張した気滞を呈する実熱証に適する．実証では，瘀血を呈することが多い．上記処方で改善しなければ，瘀血病態が存在すると判断して，駆瘀血剤を追加投与する．桂枝茯苓丸は，大黄を含まないため，便秘がない症例に適する．桃核承気湯は，大黄を含むため，便秘がある症例に適する．

虚証では，二次的に水滞が関与する．水滞は，水の停滞，過剰などを示す病態である．防已黄耆湯は，袪風利水作用を持つため，虚寒証から水滞を呈した症例に適する．また，五苓散は，利水作用を持つ生薬で構成されていることから，防已黄耆湯で効果が不十分の場合に併用が期待される．

❷ 応用追加処方
実証において，湿熱が非常に激しい病態であれば黄連解毒湯，三黄瀉心湯などの清熱剤も候補となる．防風通聖散あるいは大柴胡湯への追加を考慮する．

虚証において，防已黄耆湯あるいは五苓散で症状の改善が乏しい場合には，気滞の関与が考えられる．半夏厚朴湯，香蘇散，六君子湯などの穏やかな理気作用を有する方剤の追加を考慮する．

15 胃腸炎

| | 症候 | 選択する漢方 | 変更する漢方 | 追加する漢方 |

0-2　2-6　6-12　12-15

積極的に西洋薬と併用する．
第一選択薬は，急性期と慢性期で使い分ける！

急性胃腸炎

五苓散
効果×

主症候から方剤を選択

- 強い発熱 → 柴苓湯
- 強い下痢 → 黄芩湯 —効果×→ 葛根湯 —効果×→ 大承気湯
- 強い悪心 → 黄芩湯＋小半夏加茯苓湯 —効果×→ 葛根湯＋小半夏加茯苓湯
- 強い腹痛 → 柴胡桂枝湯
- 冷え → 下記の慢性胃腸炎のチャートへ

慢性胃腸炎

小建中湯 —効果×→ 人参湯 —効果×→ 真武湯
　　　　　　　　　　　　　　　　　　効果×↓
　　　　　啓脾湯 ←効果×— ＋人参湯

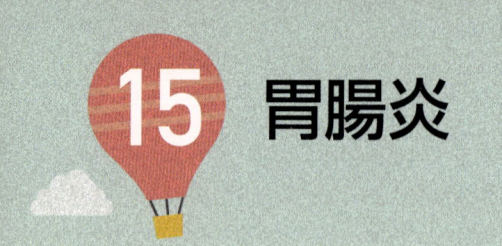

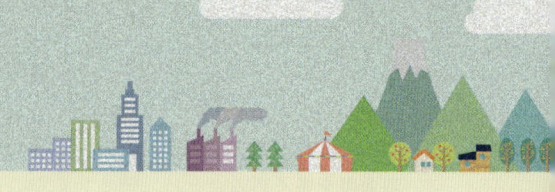

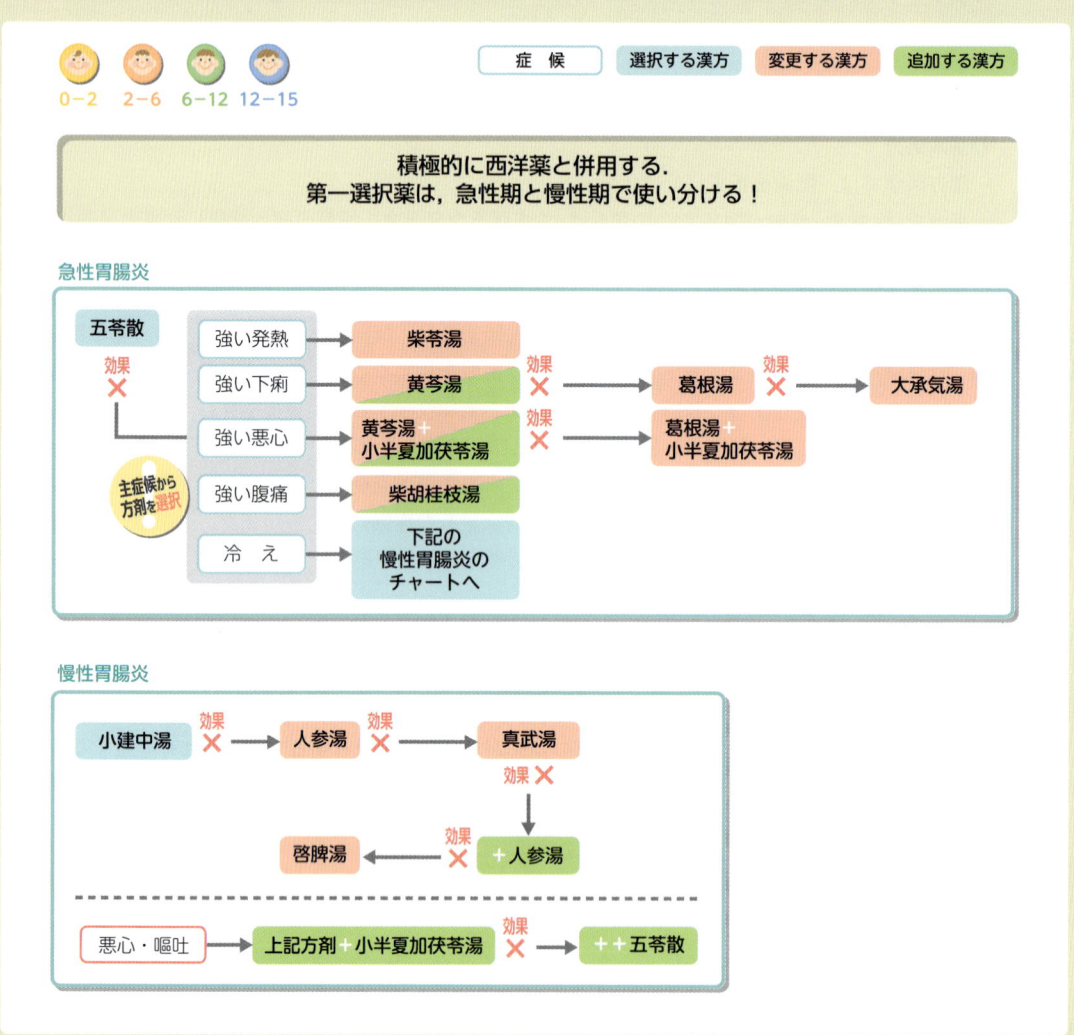

悪心・嘔吐 | 上記方剤＋小半夏加茯苓湯 —効果×→ ＋＋五苓散

⭐ 日常診療における漢方治療の位置づけ

　急性胃腸炎では，絶食による腸管安静が基本となる．場合によっては，輸液，抗菌薬が必要になることもある．通常，対症療法で軽快するが，とくに嘔吐抑制に漢方薬は非常に効果的なことがある．

　慢性胃腸炎でも，通常対症療法となるが，消化管の機能低下が著しいと回復が非常に遅れることがある．このような場合には，積極的に漢方薬を併用していくことが必要と考える．

46

症候からアプローチする漢方薬の選択

年齢による方剤の差はない．

急性胃腸炎では，まず五苓散で開始する．数日経過し，発熱を伴う場合には柴苓湯とする．

効果が全くない場合には，変更する．効果が不十分な場合には，追加する．変更あるいは追加する方剤は，以下のとおりである．

下痢が強い場合には，黄芩湯とする．効果がなければ葛根湯に変更する．これでも効果がなければ大承気湯に変更する．

悪心が強い場合には，黄芩湯＋小半夏加茯苓湯とする．効果がなければ葛根湯＋小半夏加茯苓湯とする．

腹痛が強い場合には，柴胡桂枝湯とする．

体が冷えてきた場合には，慢性胃腸炎として対応する．

慢性胃腸炎の場合には，小建中湯を第一選択とする．効果がなければ，人参湯とする．これで効果がなければ，真武湯とする．これでも効果がなければ，人参湯＋真武湯とする．これでも効果がなければ，啓脾湯とする．悪心・嘔吐を伴う場合には，各種方剤にまず小半夏加茯苓湯を，十分な効果がなければ五苓散を併用する．

アドバンスコース

◯ 漢方医学的病態

六病位については，p.4, p.126を参照するとよい．

胃腸炎は，漢方医学の病理学の基本の一つである表裏で表すと，裏になる．急性胃腸炎は，外邪が体内に侵入して発症する．通常，外邪はまず皮膚表面で人体の正気と争うことになるため，外邪が侵入した初期に，胃腸炎を発症することはない．外邪が表にある太陽病で，胃腸炎を呈する病態はない．また，半表半裏の部位に外邪がある少陽病でも，胃腸炎は必ずしも発症しない．裏に外邪が侵入した陽明病，あるいは陰病である太陰病，少陰病，厥陰病でよくみられる．もっとも，太陽病であっても，太陽病とともに裏の陽明病などを同時に発症する（合病），あるいは太陽病の症状を呈しながら，裏の陽明病や陰病などを発症する（併病）場合，また太陽病の治療過程においては，胃腸炎を起しうる．寒熱で表現すると，両方の可能性がある．陽明病がからんだ場合には熱の要素があるので，ほかの病位の寒の病態との兼ね合いとなり，陽明病の熱の要素が勝てば熱の病態，そうでない場合には寒の病態となる．

このように，急性胃腸炎は，裏熱証あるいは裏寒証となる．虚実に関しては，外邪が非常に強ければ実証，外邪より正気が問題となって不足した病態であれば虚証に注目することとなる．通常，裏熱実証，裏寒虚証となることが多い．

慢性胃腸炎は，基本的に裏寒虚証である．慢性病態では，さらに気・血・津液病態を考えてみるとよい．気虚が基本で，とくに脾胃の虚証となる．純粋に脾胃の虚証なのか，あるいは，気滞，気逆などほかの病態から気虚が引き起こされているのかに注意が必要である．純粋な気虚であれば，二次的に水滞が併発したりする．気虚が基本病態としても，気虚が非常に悪化した場合には，気血両虚となり，全身の衰弱状態をきたす．

◯ 漢方治療総論
❶急性胃腸炎
　急性感染性疾患に対する治療書としては『傷寒論』が非常に有名であり，本項でもその考え方を土台にして，さまざまな胃腸炎に対する漢方方剤の選択について記述する．『傷寒論』には，急性熱性疾患の臨床経過中におけるさまざまな事態への対処法がきめ細かく指示されている．『傷寒論』には感冒に関する説明が多いが，消化管感染症の治療法も詳しく記載されている．漢方治療は長期戦になるという印象を持つ人が多いが，本来の漢方薬はこうした急性疾患にも十分対応した形で発達してきており，急性胃腸炎に対しても有用な治療手段である．

❷慢性胃腸炎
　急性胃腸炎における陰病が慢性化したものと捉えることができる．

◯ 病態からアプローチする漢方薬の選択
　急性胃腸炎については，チャートにより症状発現部位別，寒熱別に方剤のグループ化を行った（図1）．また，『傷寒論』による六病位に基づいて，方剤の適する病位を示した（図2）．図2において，病位が重なった部分は，合病あるいは併病に相当する．

❶基本処方
①急性胃腸炎
　五苓散は，太陽蓄水証に用いられる．太陽表証とともに，邪が膀胱に侵入して，膀胱の気化作用が阻害された病状を呈した場合が適応となる．太陽病の治療経過中に現れるとされるが，病初期に出現することもある．柴苓湯は，五苓散と小柴胡湯の合方である．太陽病と少陽病の併病において用いられる．

　黄芩湯は，太陽と少陽の合病において下痢を呈する場合に投与される．太陽病の治療で下痢が改善しなければ，考慮すべき方剤といえる．葛根湯は，通常太陽病に用いられるが，太陽と陽明の合病において下痢する場合にも適応がある．黄芩湯と同様，考慮すべき方剤である．大承気湯は，太陽，少陽，陽明の合病において下痢する場合に適応がある．

　黄芩湯と小半夏加茯苓湯との合方は，黄芩加半夏生姜湯にするためのエキス剤戦略法による．葛根湯と小半夏加茯苓湯との合方は，葛根加半夏湯にするための戦略である．

　柴胡桂枝湯は，太陽証と少陽証を併せ持つ場合に適応がある．柴胡桂枝湯の適応者によく認められる心下部の痞えを腹痛の随伴所見と考える．

②慢性胃腸炎
　小建中湯は，中焦が虚寒となった病態に用いられる．温中補虚の作用があるが，温の作用はさほど強くない．人参湯は，乾姜が入ることで，温中散寒の作用が小建中湯より強化されている．真武湯は，附子が入ることで，さらに温中作用を強化し，さらに利水効果が期待された方剤である．人参湯と真武湯の合方は，乾姜と附子の両者が配合されることで強い温中作用を発揮する．

　啓脾湯は，さらに慢性化して，脾陰分の減少，腎虚にも配慮された方剤である．山薬，蓮子で補陰を行い，山薬で補腎を行う．

❷応用追加処方
　上記で解説されなかった方剤も，胃腸炎に用いてよいものが多数ある．以下に方剤とその特徴を記載する．

　胃苓湯は，病位は太陽病と太陰病の併病であり，胃に宿食と水が停滞し，消化障害をきたして心下部不快，痞満を訴え，かつ表に熱があり，熱邪と水飲が相打って，気が上衝するものに適応がある．

　黄連解毒湯は，病位は陽明病であり，三焦（上焦・中焦・下焦）の実熱による炎症と充血を伴った状態に適応がある．出血性胃腸炎が該当する．

　黄連湯は，病位は少陽と陽明の併病であり，胸中に熱，胃中に寒があり，胃寒のために腹痛，嘔

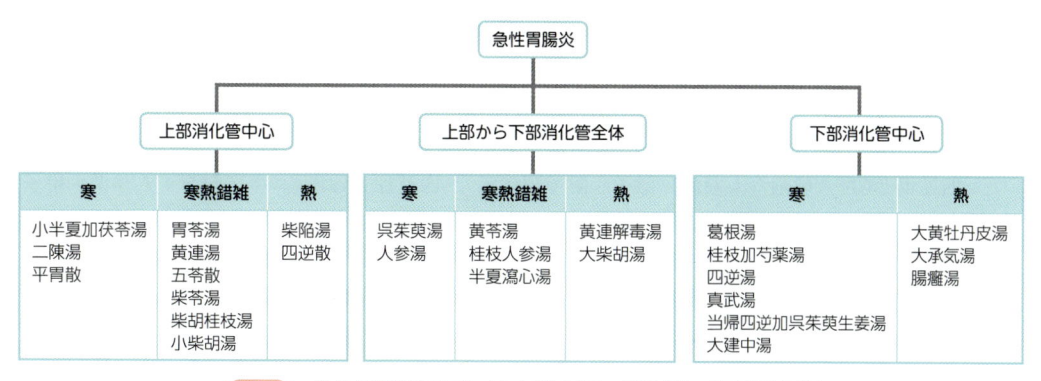

```
                          急性胃腸炎
        ┌──────────────────┼──────────────────┐
   上部消化管中心        上部から下部消化管全体        下部消化管中心
```

寒	寒熱錯雑	熱	寒	寒熱錯雑	熱	寒	熱
小半夏加茯苓湯 二陳湯 平胃散	胃苓湯 黄連湯 五苓散 柴苓湯 柴胡桂枝湯 小柴胡湯	柴陥湯 四逆散	呉茱萸湯 人参湯	黄芩湯 桂枝人参湯 半夏瀉心湯	黄連解毒湯 大柴胡湯	葛根湯 桂枝加芍薬湯 四逆湯 真武湯 当帰四逆加呉茱萸生姜湯 大建中湯	大黄牡丹皮湯 大承気湯 腸癰湯

図1 急性胃腸炎で用いる方剤の証—部位別・寒熱別分類

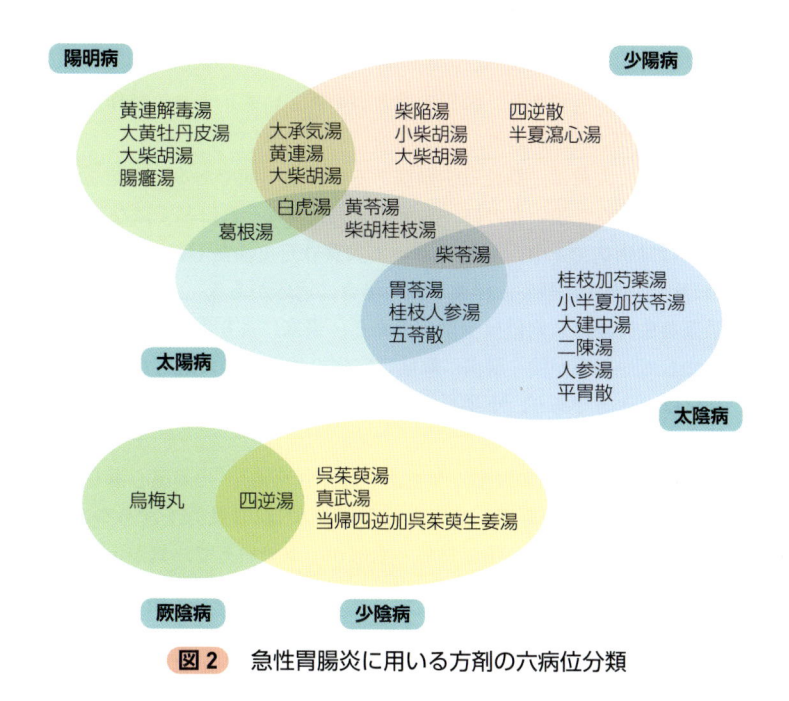

図2 急性胃腸炎に用いる方剤の六病位分類

陽明病：黄連解毒湯，大黄牡丹皮湯，大柴胡湯，腸癰湯
陽明病∩太陽病：白虎湯，葛根湯
陽明病∩少陽病：大承気湯，黄連湯，大柴胡湯
少陽病：柴陥湯，四逆散，小柴胡湯，半夏瀉心湯，大柴胡湯
少陽病∩太陽病：黄芩湯，柴胡桂枝湯
太陽病∩少陽病∩太陰病：柴苓湯
太陽病∩太陰病：胃苓湯，桂枝人参湯，五苓散
太陰病：桂枝加芍薬湯，小半夏加茯苓湯，大建中湯，二陳湯，人参湯，平胃散
厥陰病：烏梅丸
厥陰病∩少陰病：四逆湯
少陰病：呉茱萸湯，真武湯，当帰四逆加呉茱萸生姜湯

吐が起こるものに適応がある．

　桂枝加芍薬湯は，病位は太陰病であり，裏に寒があり，腹痛，腹満をきたすものに適応がある．桂枝加芍薬大黄湯は，さらに下部消化管炎症あるいは便秘を伴うものに適応がある．腹痛改善を早急に求めるなら，筋の緩急作用を持つ芍薬甘草湯を選択する．また，裏寒が強い場合には，芍薬甘草附子湯を選択する．芍薬，甘草は，桂枝加芍薬湯の構成生薬でもあり，これら二味，あるいは附子との三味という極少種類で成り立つ両剤は，即効性が高い．

　桂枝人参湯は，病位は太陽病と太陰病の併病であり，表裏ともに虚寒があり，悪寒，頭痛，下痢を呈するものに適応がある．

　五積散は，外感風寒，内傷寒湿がある病態に用いられる．寒・湿・気・血・痰の五積を伴った状態である．

　呉茱萸湯は，病位は少陰病であり，胃虚寒・停水があり，気の動揺が激しく，嘔吐，下痢，煩躁，手足厥冷するものに適応がある．

柴陥湯は，病位は少陽病であり，小柴胡湯の病態（少陽病において胸脇部の実熱と脾胃の虚を呈する）があり，呼吸器，食道，胃の炎症による疼痛を伴うものに適応がある．
　四逆散は，病位は少陽病（少陰陽鬱四逆証とする考え方もある）であり，傷寒において身体に熱があるが，四肢が厥冷し，胸脇部，心下に気滞が生じ，腹満，腹痛を呈するものに適応がある．
　四逆湯（エキス製剤：人参湯＋附子，附子理中湯），四逆加人参湯（エキス製剤：人参湯＋附子，附子理中湯），茯苓四逆湯（エキス製剤：人参湯＋四君子湯＋附子，附子理中湯＋四君子湯），通脈四逆湯（エキス製剤：人参湯＋附子，増量）は，病位は少陰病あるいは厥陰病である．四逆湯は冷え，四肢厥冷，下痢，嘔吐を伴う全身性の消耗状態に，四逆加人参湯はさらに津液の消耗がある場合に，茯苓四逆湯はさらに煩燥がある場合に，通脈四逆湯は最重症（外面では顔発赤，脈が極めて微弱）の場合に適応がある．
　小柴胡湯は，病位は少陽病であり，少陽病において胸脇部の実熱と脾胃の虚を呈するものに適応がある．
　大黄牡丹皮湯は，病位は陽明病であり，腸内に実熱があり，化膿性炎症（腸癰）を呈するものに適応がある．
　大建中湯は，病位は太陰病であり，脾胃の虚と裏の著しい寒により，発作性腸管蠕動亢進に伴い激しい腹痛をきたすものに適応がある．
　大柴胡湯，大柴胡湯去大黄は，病位は少陽病あるいは陽明病である．大柴胡湯は少陽病あるいは陽明病において邪実が極めて強いものに，大柴胡湯去大黄はそれほどではないものに適応がある．
　腸癰湯は，病位は陽明病であり，腸癰において大黄牡丹皮湯証（腸内に実熱があり，化膿性炎症を呈するもの）に比し，炎症は軽く，浮腫が強い場合に適応がある．
　当帰四逆加呉茱萸生姜湯は，病位は少陰病であり，裏寒により手足厥冷し，表邪があるものという当帰四逆湯証にして，裏寒が強く胸満，嘔吐，腹痛を伴うものに適応がある．
　二陳湯は，病位は太陰病であり，小半夏加茯苓湯証（胃内停水があり，嘔吐するもの）にして，脾胃の虚，気滞を伴う場合に適応がある．
　半夏瀉心湯，甘草瀉心湯（エキス製剤：半夏瀉心湯＋甘草湯），生姜瀉心湯〔（エキス製剤，ほか：半夏瀉心湯＋ひね生姜（八百屋で販売しているもの，成人では1日量3gをすりつぶし，汁を混入する）〕は，病位は少陽病である．半夏瀉心湯は熱邪と水邪が心下で痞えて，気が上下に動揺し，腸鳴，下痢を認めるものに，甘草瀉心湯は半夏瀉心湯証にしてさらに煩躁するものに，生姜瀉心湯は半夏瀉心湯証にしてさらに噫が出るものに適応がある．
　平胃散は，病位は太陰病であり，胃に宿食と水が停滞し，消化障害をきたして心下部不快，痞満を訴えるものに適応がある．
　白虎湯は，太陽，陽明，少陽の合病で腹部膨満を呈するものに投与される．エキス製剤では，白虎加人参湯で代用する．
　烏梅丸は，病位は厥陰病であり，寄生虫感染により煩躁，嘔吐をきたすものに適応がある．エキス製剤では対応不可である．

16 過敏性腸症候群

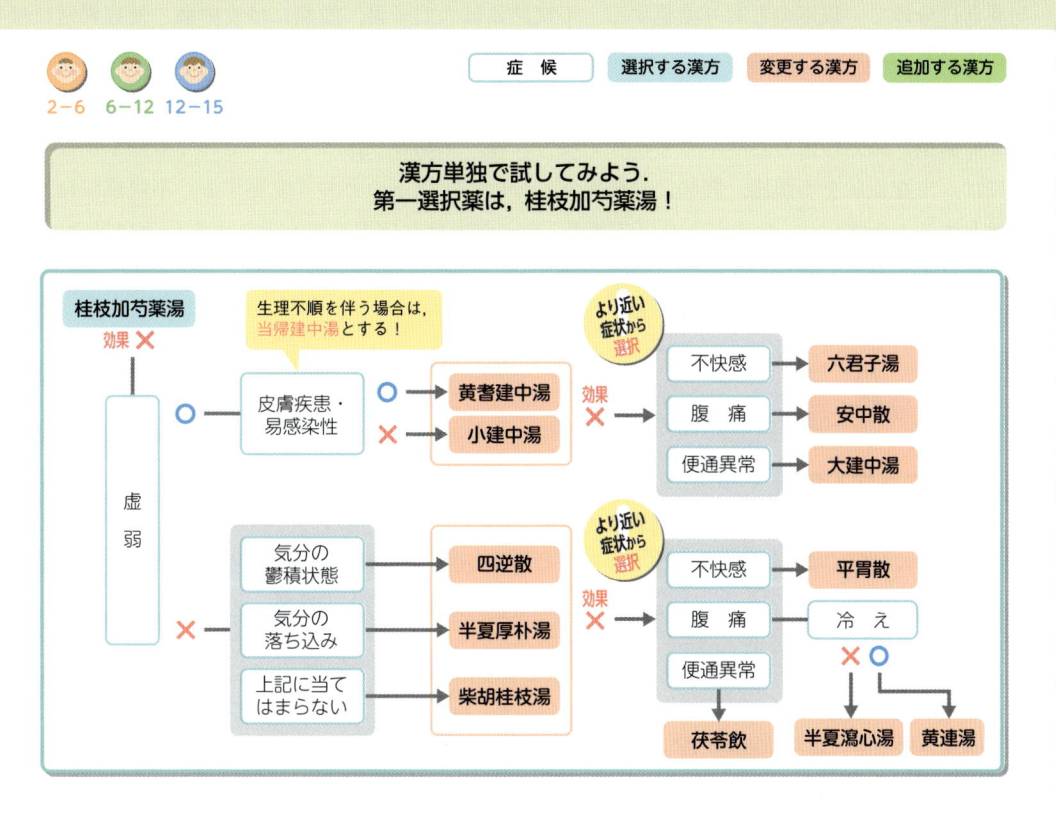

症　候　／　選択する漢方　／　変更する漢方　／　追加する漢方

2-6　6-12　12-15

漢方単独で試してみよう．
第一選択薬は，桂枝加芍薬湯！

桂枝加芍薬湯
効果 ✗

虚弱

○ → 皮膚疾患・易感染性
　　生理不順を伴う場合は，当帰建中湯とする！
　　○ → 黄耆建中湯
　　✗ → 小建中湯
　　効果 ✗ → より近い症状から選択
　　　不快感 → 六君子湯
　　　腹痛 → 安中散
　　　便通異常 → 大建中湯

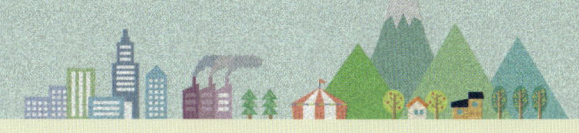

✗ → 気分の鬱積状態 → 四逆散
　　気分の落ち込み → 半夏厚朴湯
　　上記に当てはまらない → 柴胡桂枝湯
　　効果 ✗ → より近い症状から選択
　　　不快感 → 平胃散
　　　腹痛 → 冷え
　　　便通異常
　　　　→ 茯苓飲
　　　　✗ → 半夏瀉心湯
　　　　○ → 黄連湯

⭐ 日常診療における漢方治療の位置づけ

　過敏性腸症候群は，腹痛，腹部の不快感，便秘や下痢などの消化器症状が認められるが，器質的な異常，あるいは代謝異常が存在しないものを指す．治療は，薬物治療，精神療法などが中心となる．予後は非常によいとされるが，長期にわたるケアが必要である．薬物治療では対症療法が中心となり，整腸剤や下剤，もしくは抗不安薬や抗うつ薬が適宜投与される．最近では，合成高分子化合物が使用されるようになった．漢方薬で軽快することがよくあり，漢方治療が第一選択ともなりうる．

📋 症候からアプローチする漢方薬の選択

幼児期以降が対象となる．
桂枝加芍薬湯（けいしかしゃくやくとう）を第一選択薬とする．

不十分と判断する場合には，虚弱であれば同類方剤から選択変更する．虚弱で皮膚疾患，易感染などを合併する場合には黄耆建中湯，生理不順を伴う場合には当帰建中湯とする．上記でない場合の虚弱では，小建中湯とする．それでも効果がない場合には，主な症状を不快感，腹痛，便痛異常に分けて，以下のとおり変更する．不快感には六君子湯，腹痛には安中散，便痛異常には大建中湯とする．

虚弱でない場合には，気分の鬱積があれば四逆散，気分の落ち込みがあれば半夏厚朴湯とする．気分の鬱積，気分の落ち込みがともにない場合には，柴胡桂枝湯とする．それでも効果がない場合には，主な症状を不快感，腹痛，便痛異常に分けて，以下のとおり変更する．不快感には，平胃散とする．腹痛には，冷えがあれば黄連湯，冷えがなければ半夏瀉心湯とする．便痛異常には，茯苓飲とする．

アドバンスコース

○ 漢方医学的病態

過敏性腸症候群の漢方医学的病態は，表裏・寒熱・虚実で分類すると裏寒虚証を呈することが多い．この発症には体の内から発生する内因として心因的要素を考慮することが重要で，とくに思，憂，恐に注意が必要である．また，外部環境要因である外因としては寒，湿が，どちらともいえない不内外因としては飲食不摂生があげられる．

気・血・津液の病態からみると，気虚と気滞を主体としたものである．これに気逆，血虚，瘀血，水滞などが付随することもある．随伴症状として，冷えによる腹痛，易疲労感，食欲不振などは気虚を示唆する．腹部膨満感，ゲップ，排ガスが多い，抑うつ，怒り，神経過敏，焦燥感などは気滞を示唆する．このなかで怒り，神経過敏，焦燥感が強い場合には気逆の要素も考慮する．気虚が中心の場合は，冷え症，食後の眠気，多汗などが合併しやすい．気滞が中心の場合は，背中や肩のこり，目の疲れ，頭痛などが合併しやすい．体力的にはさほど低下していなくても，活動性が悪く，ベッドから離れられない状態が認められたりする．

○ 漢方治療総論

気虚では冷えが認められることが多いので，保温に努めるよう指導する．食事も温性のものがよい．アイスクリームなどの冷たいもの，甘いものは控える．チョコレートも厳禁とする．気滞では，気の巡りをよくすることが重要である．体力的には問題がないことが多いので，積極的に運動させるとよい．ラジオ体操などは，場所も取らず実行しやすい．ウォーキングなどもよい．気虚が合併する場合には，強引に運動させてはならない．食事も気の巡りを改善する香り野菜，春菊，柑橘類などが勧められる．いも，豆類は控えたほうがよい．

○ 病態からアプローチする漢方薬の選択

❶基本処方

桂枝加芍薬湯と建中湯類は，気虚に対して用いられる．桂枝加芍薬湯とその加味方は本疾患に使われる機会が多いので，まず桂枝加芍薬湯についてしっかり理解することが重要である．桂枝加芍薬湯と感冒などに用いる桂枝湯の構成生薬は同じであり，芍薬の量が違うだけであるが，これにより両方剤の作用は全く異なったものとなっている．漢方では生薬の量の加減により，方剤全体の効果に大きな変化をきたす場合がある．この点が漢方を理解するうえで難しく，また興味あるところ

でもある．桂枝加芍薬湯の漢方治療では西洋医学的治療の及ばないところにも治療効果が発揮されることに加え，目標とする症状のほか付随症状も改善することがよく経験される．

　芍薬の増量に関して，補血滋潤作用が増強されたとする一元的解説もあれば，増量により補血作用より利水作用が主となるとする解説もある．両者ともに病態を説明しうるものであり，今後の検討が待たれる．

　小建中湯は，桂枝加芍薬湯に膠飴が加味されたものである．膠飴の温中補虚，緩急の作用が付加されている．黄耆建中湯は，小建中湯に黄耆が加味されている．黄耆の益気昇陽の作用が加味されている．当帰建中湯は，桂枝加芍薬湯に当帰が加味されている．当帰の補血作用が付加されている．

　六君子湯は，気虚の基本処方である四君子湯に陳皮，半夏が加味された方剤である．気滞の病態を合併したものに適応がある．安中散は，理気止痛の延胡索，散寒止痛の良姜，茴香，桂皮などが配合されるため，止痛効果が高いとされる．大建中湯は，蜀椒，乾姜で温中し，膠飴で緩急を期待して便通を調える．これらは，すべて気虚の病態が基本にあるものに適している．

　気虚がなければ，気滞に対する治療を考える．半夏厚朴湯は，気滞の基本処方である．とくに気の落ち込みに効果がある．四逆散も気滞に対する方剤であるが，鬱阻された陽気を疏達通暢するものである．平胃散は，脾胃の気滞に対して用いられる．半夏瀉心湯は，脾胃が不和となり，心下部で痞えるような気逆に対して用いられる．上熱下寒の病態となるが，冷えは少なく，疼痛も軽度である．黄連湯は，半夏瀉心湯の黄芩を桂皮に変えた構成となっている．半夏瀉心湯より，胃寒，疼痛が強くなった病態に適応がある．茯苓飲は，六君子湯から半夏，大棗，甘草を除き，枳実を加えた構成となっている．不快感にも利用可能であるが，平胃散が作用を胃に向けているのに対して，茯苓飲は胃腸全体に向けていることから，便通異常により適応があると考えられる．

❷応用追加処方

　強い便秘があれば，桂枝加芍薬大黄湯を第一選択としてもよい．また処方変更において，大黄末を付加することも考慮するとよい．虚寒の病態であれば，人参湯あるいは真武湯の単独あるいは他剤への追加を考慮する．茯苓飲で効果が認められない，あるいは効果不十分であれば，茯苓飲合半夏厚朴湯に変更してみる．本方は，六君子湯から甘草，大棗を除き，枳実，厚朴，蘇葉を加味した構成となっている．六君子湯から，さらに理気作用を強化した方剤とみることもできるが，虚証に対する方剤というより，気滞の改善を主とし，脾虚に陥ることを予防する構成とみるべきである．

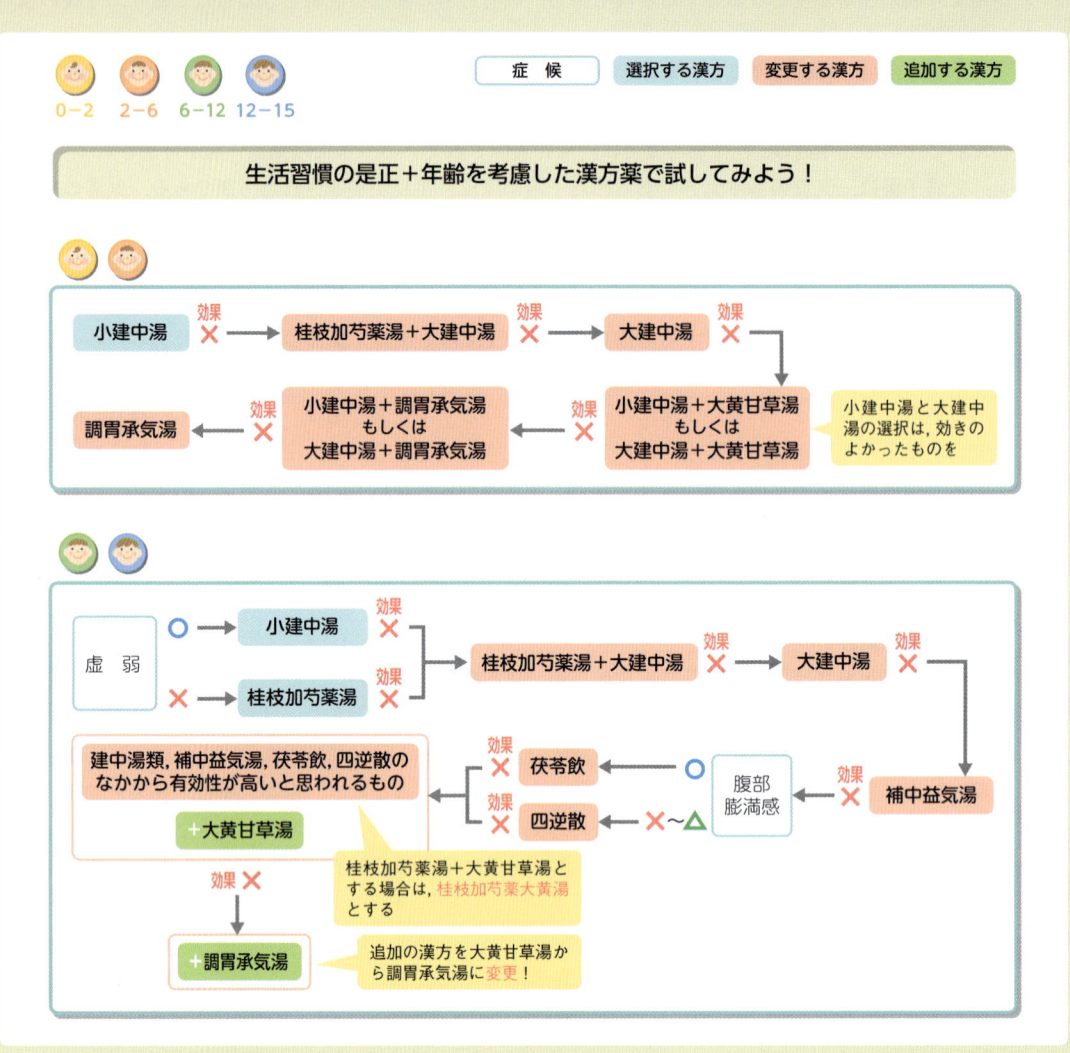

17 機能性便秘

|症候|選択する漢方|変更する漢方|追加する漢方|

0-2　2-6　6-12　12-15

生活習慣の是正＋年齢を考慮した漢方薬で試してみよう！

【0-2, 2-6】
- 小建中湯 →効果✗→ 桂枝加芍薬湯＋大建中湯 →効果✗→ 大建中湯 →効果✗
- →効果✗→ 小建中湯＋大黄甘草湯 もしくは 大建中湯＋大黄甘草湯
- →効果✗→ 小建中湯＋調胃承気湯 もしくは 大建中湯＋調胃承気湯
- →効果✗→ 調胃承気湯

小建中湯と大建中湯の選択は，効きのよかったものを

【6-12, 12-15】
- 虚弱 ○→ 小建中湯 →効果✗
- 虚弱 ✗→ 桂枝加芍薬湯 →効果✗
- → 桂枝加芍薬湯＋大建中湯 →効果✗→ 大建中湯 →効果✗→ 補中益気湯 →効果✗→ 腹部膨満感
- 腹部膨満感 →効果○→ 茯苓飲
- 腹部膨満感 →効果✗～△→ 四逆散
- → 建中湯類，補中益気湯，茯苓飲，四逆散のなかから有効性が高いと思われるもの ＋大黄甘草湯 →効果✗→ ＋調胃承気湯

桂枝加芍薬湯＋大黄甘草湯とする場合は，桂枝加芍薬大黄湯とする

追加の漢方を大黄甘草湯から調胃承気湯に変更！

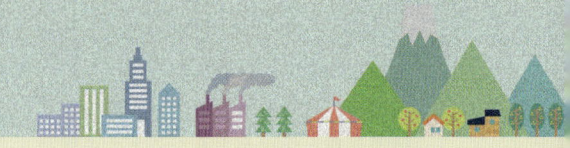

★ 日常診療における漢方治療の位置づけ

　機能性便秘の治療は，まず運動の励行や食生活の改善，排便習慣をつけさせるなどの生活習慣指導を行う．この後に必要ならば薬物療法を行う．弛緩性便秘には膨張性または刺激性下剤を，痙攣性便秘には刺激の少ない塩類下剤を使うことが多い．直腸性便秘には直腸を刺激するよう坐剤が適するが，弛緩性便秘を伴うことが多いため，弛緩性便秘の治療を行うことが多い．漢方治療は，現代医学的治療に抵抗性の場合に利用されることが多いが，第一選択としてもよいと考えられる．

症候からアプローチする漢方薬の選択

　乳幼児では，小建中湯で始める．小建中湯の効果が足りなければ，大建中湯を合方する（実際には，桂枝加芍薬湯＋大建中湯とする）．効果が全くなければ，大建中湯に変更する．これでも効果不十分なら，小建中湯，大建中湯，これらの合方のうち最も効果が高かったものに大黄甘草湯を追加する．効果が不十分なら，大黄甘草湯から調胃承気湯に変更する．小建中湯，大建中湯，これらの合方のいずれかと調胃承気湯の組み合わせに全く効果がなければ，調胃承気湯単独に変更する．

　学童期以後では，虚弱なら小建中湯，虚弱でなければ桂枝加芍薬湯とする．効果が足りなければ，大建中湯を合方する（実際には，桂枝加芍薬湯＋大建中湯とする）．効果が全くなければ，大建中湯に変更する．改善しなければ，これらを中止して補中益気湯とする．効果がなければ変更する．腹満が強ければ茯苓飲，腹満が強くなければ四逆散とする．これらで効果不十分なら，建中湯類（桂枝加芍薬湯，小建中湯，大建中湯），補中益気湯，茯苓飲，四逆散のなかから有効性の高いものと大黄甘草湯を併用する．これでも効果が不十分なら，併用していた大黄甘草湯を調胃承気湯に変更する．

　なお，桂枝加芍薬湯＋大黄甘草湯は桂枝加芍薬大黄湯として1種類のエキス製剤で対応可能である．

アドバンスコース

●漢方医学的病態

　便秘は，腸管の運動機能が低下し，腸管運動が停滞するもので，気滞の状態である．気滞は，全身に気滞がありその影響が腸管に現れるもの，腸管のみに気滞があるものに大きく分類される．

　全身の気滞も，一次的なもの，二次的なものに分類される．一次的とは，気の流れに直接関与する肝，心，肺の機能異常である．肝は，巡回させるように気の運動を担っている．肺は，体内から外へ，上方から下方へと直線的に気を動かしている．そして，心は，これら肝，肺の気の巡り作用を調節，統合している．これら肝，心，肺の気の循環，調節機能に異常をきたせば，全身の気滞が発生する．気逆が合併することもある．二次的とは，もともとあるほかの原因により気滞を生じるものである．たとえば，気虚によってエネルギー産生が低下していると，気の巡りにも悪影響が出て気滞が発生する．血虚では，もともと陰液である血が不足して，陰である寒が不足するために虚熱となる．この虚熱から気の動きが不安定になり，気滞を引き起こすこともある．瘀血でも，血行不良から気の流れが阻害されて気滞が発生する．このようにみると，一次的な便秘は実証，熱証となることが多い．一方，二次的な便秘で，気虚がベースになる場合には，虚証，寒証となる．血虚の場合には，虚証，熱証となる．瘀血の場合には，虚実・寒熱はさまざまである．

　食事の内容によって腸管に負担をかけると，腸管のみに気滞が生じる場合がある．一般的には，寒の食事を摂ることで発生する．

　機能性便秘は，西洋医学的には，①弛緩性，②痙攣性，③直腸性に分類される．①弛緩性便秘は，大腸の蠕動運動が低下するために腸内容物の通過に時間がかかり，その間に水分が再吸収されることで起こる．症状は腹部膨満が中心で，便意は少ない．乳幼児に多く認められる．②痙攣性便秘は，下部腸管に痙攣性の収縮が起こることで糞便の通過が遅延するものである．腹痛を伴うことが多

く，兎翼状の硬い便を排出する．残便感がある．痙性麻痺児などに認められる．③直腸性便秘は，便意を催しても忙しくてトイレに行けず，こらえていることなどが原因となり，しだいに便意を催す頻度が減少するものである．小学生が学校のトイレに行けない場合も，これに相当する．これを漢方医学から捉えてみる．弛緩性は，気虚を基本として発生するものである．痙攣性は，血虚，あるいは肝，心の気の循環過剰（風）などによる．直腸性は，排便の我慢により二次的に気虚あるいは気滞，瘀血を呈して，気あるいは血の感受性が低下したものである．

◯ 漢方治療総論

漢方は，便秘の治療に江戸時代以後もよく使われてきた．術後の腸管癒着など器質的疾患にも大建中湯などが奏功するが，漢方治療は機能性便秘に効果を発揮することが多い．気滞，気逆が基本病態であり，これらに対する治療を行う．気を巡らすことが大切である．気虚が非常に強い病態では，いきなり気滞，気逆の治療を行っても，気虚を悪化させることがあるため，注意が必要である．気滞，気逆が強ければ，この治療から入るが，症状が悪化する場合には，気虚あるいは血虚の存在を再評価する．明らかな気虚，血虚が存在すれば，この治療をまず行う．瘀血に関しては，気滞，気逆の治療と並行して行えることが多い．

漢方薬は，大きく分けると大黄の入るものと大黄の入らないものに分けられる．大黄を含む方剤は主に弛緩性のものに，大黄を含まない方剤は主に痙攣性のものによい適応がある．さらに，気・血・津液，藏府の病態を判断して，方剤を決定していく．

通常，便秘解消のために，冷たい牛乳，冷水，生野菜サラダなどをよく摂取する．これは，腸管がまだ元気な間には有効である．しかし，腸管が弱ってくると，しだいにこのような寒性の食事は腸管にダメージを与える．腸管の気虚状態をつくり，ひいては気滞を起こす．火を通した根菜類，ほうじ茶など，普段から暖かく体を温める食事を心がけることが大切である．また，薄着の流行には同調せずに，外部から寒にさらされにくくすることも大切である．

◯ 病態からアプローチする漢方薬の選択
❶基本処方

小建中湯は，温中補虚，緩急の作用を持つ．緩急からすると，痙攣性便秘によいことになるが，温中補虚により弛緩性便秘にも対応できることになる．桂枝加芍薬湯合大建中湯は，大建中湯の蜀椒，乾姜により温中を強め，人参により補虚を強めた方剤である．緩急の作用が不要であれば，大建中湯のみとする．これらで改善しない場合には，弛緩性の病態が強いと判断して，大黄を含む方剤を追加する．大黄甘草湯が代表的とされるが，芒硝を含む調胃承気湯のほうが，軟便化作用も有しており効果的と判断する．補虚作用が不要なら，調胃承気湯のみとする．

学童期以後では，膠飴による補虚，緩急作用を期待しなくてもよい症例もあり，この場合は桂枝加芍薬湯を選択する．また，この時期には，肝の作用が強くなることもあり，その配慮が必要となる．理気剤を採用する．まずは，補虚を中心とすると，補中益気湯が選択される．これで効果が低ければ，より理気作用を期待して，四逆散あるいは茯苓飲を考慮する．茯苓飲は，補虚の配慮もあるが，枳実により補中益気湯より理気作用が強化されている．腹満があれば，気虚による筋緊張低下を想定して，補気を考慮した茯苓飲を選択する．四逆散は，補虚は行わず，枳実，柴胡により強く理気作用を発揮する．

❷応用追加処方

瀉下効果のみを強化したい場合には，大黄末を利用することも可能である．効果が鋭いため，成人でも1日0.5〜1.0g程度で開始することが多い．小児では，体格に応じて調整する必要がある．また，調胃承気湯で効果がない場合には，大承気湯，桃核承気湯，大柴胡湯なども考慮すべきである．気滞が強い場合には，大承気湯に理気薬，さらに駆瘀血薬が配合された通導散も候補となる．

また，小児では適応となる例は少ないが，陰虚，血虚が強い場合には，麻子仁丸，潤腸湯を考慮する．麻子仁丸は補陰作用を持ち，潤腸湯は補陰作用のほか，補血作用も持つ．

18 虫垂炎

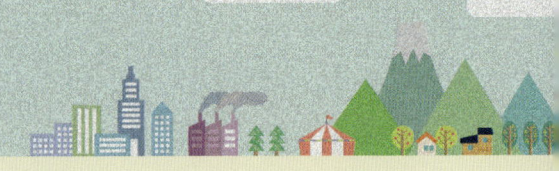

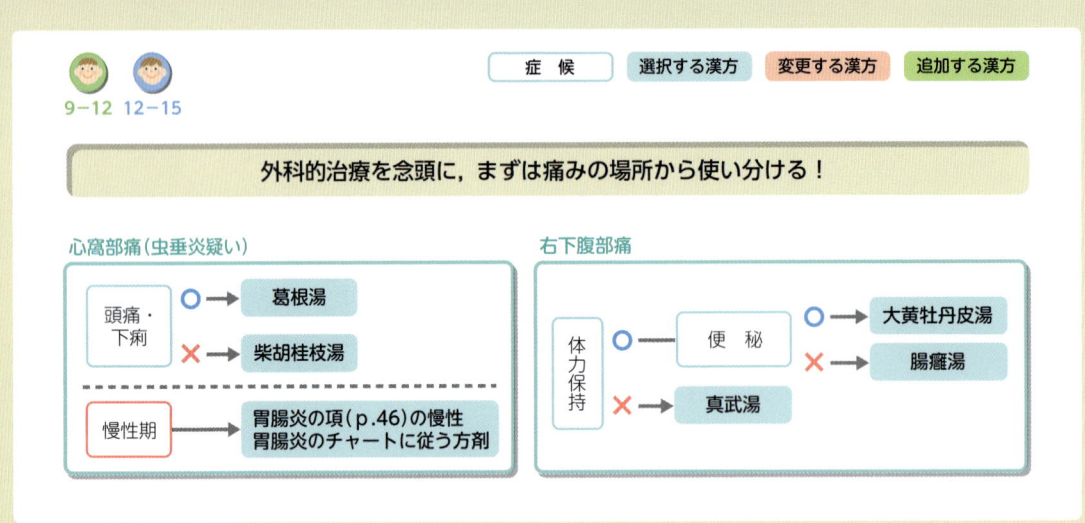

外科的治療を念頭に，まずは痛みの場所から使い分ける！

心窩部痛（虫垂炎疑い）
- 頭痛・下痢 ○ → 葛根湯
- 頭痛・下痢 × → 柴胡桂枝湯
- 慢性期 → 胃腸炎の項（p.46）の慢性胃腸炎のチャートに従う方剤

右下腹部痛
- 体力保持 ○ → 便秘 ○ → 大黄牡丹皮湯
- 体力保持 ○ → 便秘 × → 腸癰湯
- 体力保持 × → 真武湯

日常診療における漢方治療の位置づけ

　現代医学では，虫垂炎は外科的処置により治療されることが多い．抗菌薬投与による内科的治療が行われることもあるが，完治したかにみえて限局性腹膜炎を併発し，将来女性では不妊を招くこともある．そのため手術療法を優先すべきとする考え方がある．かつては，漢方治療のみで治療を行うこともあったが，現在において漢方薬の使用は，外科的治療をすぐ行うことができる施設に限定すべきである．

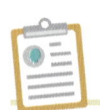

症候からアプローチする漢方薬の選択

　病状の確認が行いやすい学童期後半以降に症例を限定すべきである．
　病初期において，心窩部痛のみであるが，虫垂炎を疑う場合には，柴胡桂枝湯を選択する．腹痛のほか，頭痛，下痢を併発する場合には，葛根湯を選択する．
　右下腹部痛が出現する時期では，体力が充実している場合，便秘が合併すれば大黄牡丹皮湯，便秘がなければ腸癰湯とする．虚弱であれば真武湯を選択する．
　慢性期には，慢性胃腸炎としての方剤を選択する．

アドバンスコース

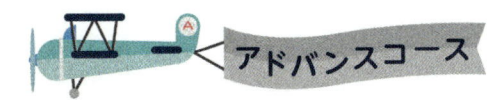

◉ 漢方医学的病態

虫垂炎は急性感染症であるから，『傷寒論』の六病位にあてはめることができる．急激に発症する場合には，太陽病と陽明病の合病とも判断される．しかし，下痢をすることは通常ないので，全く適した病態ともいえない．一般的な経過をとる場合には，陽明病とみなすのが妥当である．

◉ 漢方治療総論

第二次世界大戦前においては，比較的漢方治療もなされてきたが，近年では大多数で手術療法が行われている．漢方治療は，外科専門医との連携が密な状態で行われることが重要である．とくに壊疽性のものは腹膜炎を併発して重症化する危険性が高いため，早期の手術が必要である．このような状況からすると，虫垂炎の漢方治療は外科医により実践されるのが望ましい．

外科的処置を要する疾患に対して，いかに内科的対応で解決していくかという側面と外科治療をよりよく進めるために補助的対応を行う側面がある．このような二面性を持つ対応は，疾患の種類，あるいは疾患の重症度，さらに担当する主治医の考え方により当然ながら異なる．漢方医学においては，症例の体質，疾患の重症度などから，各症例の漢方医学的証を判断することにより，効果的な内科的治療を実行できることもある．

近年，evidenced-based medicine（EBM）の重要性が説かれ，EBMの実践が要求されている．漢方医学においては，西洋医学の補助療法としての分野においては，さまざまなエビデンスが報告されてきているが，外科的処置を回避するべく内科療法を推進する分野においては，個々の症例報告にとどまり，西洋医学的な説得力は低いものとなっている．このように，外科漢方においては，臨床的な二面性とEBMにおける二面性が相対応して存在するといえる．そして，これは従来からいわれてきた漢方の特質を表す面と現代医学に適応していく過程で生まれた面の二面性とも表現されうる．

漢方が正しく広く普及するためには，この両輪がバランスよく稼動していくことが必要と思われる．しかし，忘れてはならない重要かつ基本的なことは漢方の特質を理解し，応用していく姿勢である．

◉ 病態からアプローチする漢方薬の選択

❶基本処方

柴胡桂枝湯は，虫垂炎の初期で，腹痛がまだ右下腹部に限局する前，腹壁全体が緊張している場合に適する．太陽と少陽の合病と判断される．

葛根湯は，太陽病と陽明病の合病と判断される場合に適応される．

右下腹部に限局性疼痛が出現してくると，陽明病と判断する．大黄牡丹皮湯は，清熱作用が強く，腸管感染症に利用されやすい．大黄で清熱瀉下，牡丹皮と桃仁で清熱，駆瘀血，冬瓜子で清熱排膿，芒硝で軟堅散結する．腸癰湯は，大黄，芒硝を含まず，薏苡仁により冬瓜子の作用を強化している．

真武湯は，虚証に対して補虚，また利水を行うべき状態に投与される．腹痛が激しく，下痢があり，粘液便で，体温が高く，悪寒，足冷え，脈が弱数などの症状，所見があり，一般状態が重篤な場合が多い．

❷応用追加処方

桂枝加芍薬湯は，腹痛が右下腹部に限局し，腹部全体が膨満しているが，軽症で全身状態がよい場合に投与される．温中補虚，緩急の効果が期待される．慢性期にも適応がある．

大建中湯は，亜急性期において，疼痛が激しく，腹部が膨満し，腸管の蠕動運動が亢進したものによく投与される．温中補虚を強化したものである．脈は沈遅弱あるいは沈遅弦で，限局性腹膜炎あるいはダクラス窩膿瘍を併発したものによいとされる．

19 鼠径ヘルニア

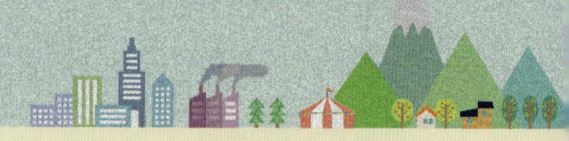

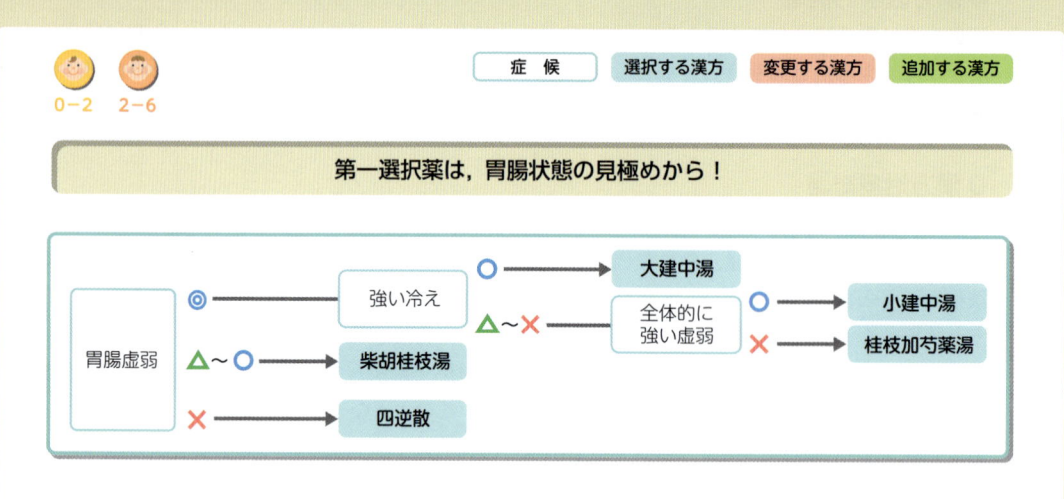

第一選択薬は，胃腸状態の見極めから！

```
                              ◯ ─→ 大建中湯
              ◎ ─→ 強い冷え ┤
              │              △~✕ ─→ 全体的に ┬ ◯ ─→ 小建中湯
胃腸虚弱 ┤                              強い虚弱 ┴ ✕ ─→ 桂枝加芍薬湯
              △~◯ ─→ 柴胡桂枝湯
              │
              ✕ ─→ 四逆散
```

対象：0-2，2-6

⭐ 日常診療における漢方治療の位置づけ

　ヘルニアは，腹壁の先天性，後天性による抵抗減弱と腹圧亢進によって発症する．不環納ヘルニアでは嵌頓の危険性があるため，手術の緊急適応が生じるが，それ以外では保護者の希望により漢方治療が選択される．通常，虚弱傾向がみられるため，ヘルニアにとどまらず，虚弱からくる諸症状の改善に役立つことが多い．

📋 症候からアプローチする漢方薬の選択

　治療に用いられる漢方薬としては，小建中湯（しょうけんちゅうとう），桂枝加芍薬湯（けいしかしゃくやくとう），大建中湯（だいけんちゅうとう），柴胡桂枝湯（さいこけいしとう）があげられる．対象患児は，乳児から幼児期に限定される．

　胃腸が極めて虚弱，あまり虚弱ではない，虚弱ではない，の3分類から考える

　胃腸が極めて弱い場合には，冷えが非常に強ければ大建中湯とする．冷えがあまり強くない場合には，全体的な虚弱度が強ければ小建中湯、強くなければ桂枝加芍薬湯とする．

　大建中湯は，胃腸が弱く，弛緩下垂して，腹部軟弱で嵌頓が疑われるほど激しい腹痛，腸の逆蠕動，遅脈，四肢あるいは腹中の冷えが強い患者によい．乳児期から幼児期に適応がある．小建中湯は，小児の虚弱体質で胃腸が弱く，疲労しやすい患者に適応される．本方を長期に服用することで，体質が改善されるとヘルニアが治ることもある．早期に効果が現われず，外科医により手術が行われてしまうことがある．ある程度の期間，経過をみる余裕が要求される．乳児期に適応が多くある．桂枝加芍薬湯は，ヘルニアがしばしば腫瘤状となり，腹満，腹痛を訴える患者に

適応される．本方は，幼児期に多く用いられる．

　胃腸があまり虚弱ではない場合には，柴胡桂枝湯とする．柴胡桂枝湯は，心窩部と腹部全体が緊張してヘルニアが発症する場合で，幼児期に適応があることが多い．

　胃腸虚弱がない場合には，四逆散(しぎゃくさん)を選択する．

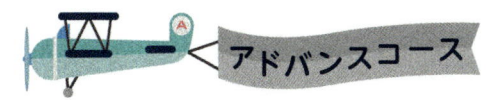

アドバンスコース

○ 漢方医学的病態

　ヘルニアは，腹壁の緊張が低下した状態である．腹部の筋緊張が低下している状態なので，漢方医学的には脾虚の状態といえる．また，腹壁の緊張が過剰に亢進する状態を合併して，場合により嵌頓を引き起こす病態は，血虚といえる．脾虚がベースにあり，場合によって血虚も伴う病態といえる．腹壁の緊張が部分的に亢進していれば，また部分的に弛緩を誘発する病態も考えうる．

○ 漢方治療総論

　ヘルニアの漢方治療は，脾虚を改善させることにある．このためには，補脾剤が中心となる．血虚を合併する場合には，建中湯類を選択することが多い．これで改善しない場合には，理気を考慮してみるとよい．

○ 病態からアプローチする漢方薬の選択

❶基本処方

　脾虚の強い場合には，小建中湯を選択する．小建中湯より脾虚の程度が軽い場合には，桂枝加芍薬湯を選択する．脾虚が小建中湯より強く，冷えが明らかで陽虚と判断される場合には，大建中湯を選択する．

　柴胡桂枝湯は，脾虚とともに肝気鬱結が併発して，心下支結を呈する場合に適応がある．脾虚は，比較的軽度である．

　四逆散は，脾虚がなく，肝気鬱結による気滞が中心の病態に投与される．

　大建中湯は，温中補虚による虚弱の改善が主となる．一方，それ以外の方剤は，芍薬と甘草の配合により，血虚に基づく筋緊張の緩和から腹壁全体の緊張調整を目指すものといえる．

❷応用追加処方

　上記の建中湯が候補となる場合には，易感染性があれば黄耆建中湯，血虚が強ければ当帰建中湯も考慮すべきである．

　脾虚が中心であれば，人参湯，補中益気湯などの補脾剤も考慮される．

　肝気の障害があれば，そのほかの柴胡剤など，理気剤も考慮してよい．

20 痔瘻

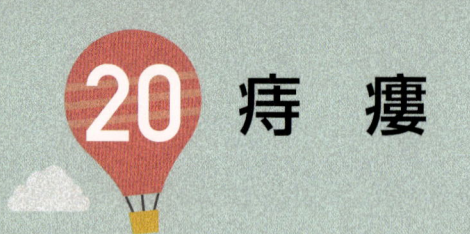

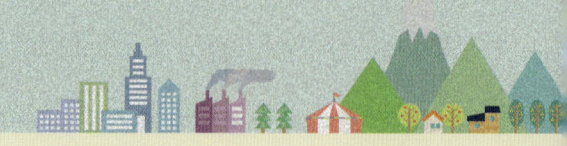

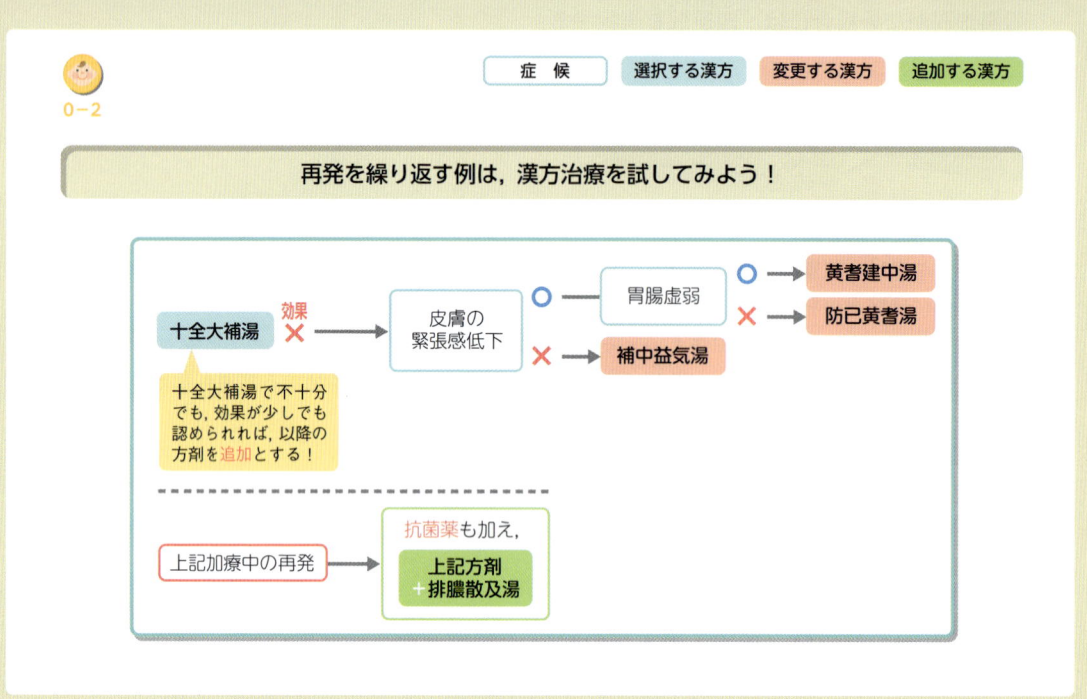

症候 / 選択する漢方 / 変更する漢方 / 追加する漢方

0-2

再発を繰り返す例は，漢方治療を試してみよう！

```
十全大補湯 ──効果×→ 皮膚の緊張感低下 ─○→ 胃腸虚弱 ─○→ 黄耆建中湯
                                              ×→ 防已黄耆湯
                                    ×→ 補中益気湯
```

十全大補湯で不十分でも，効果が少しでも認められれば，以降の方剤を追加とする！

上記加療中の再発 → 抗菌薬も加え，上記方剤＋排膿散及湯

日常診療における漢方治療の位置づけ

　痔瘻は，肛門陰窩に便が入り，そこから細菌が肛門周囲に侵入して炎症を起こし，肛門周囲膿瘍となった後に，肛門周囲に排膿することで瘻管が生じたものである．細菌が侵入した肛門腺近傍に膿瘍が形成され，さまざまな方向に進展していくが，乳児では粘膜下を下降して肛門周囲膿瘍となることが多い．膿瘍が皮膚に自壊して，肛門陰窩と交通すると痔瘻となる．男児に多く，ポリオワクチン接種後の増悪，再発がみられるなど，免疫状態の変化との関連が指摘されている．通常，1歳半ばには自然治癒することが多い．排膿，抗菌薬投与による西洋医学的治療で軽快する場合はよいが，再発を繰り返す例では，漢方治療の適応となる．

症候からアプローチする漢方薬の選択

　通常，発症は乳児期がほとんどである．
　再発防止には，十全大補湯を第一選択とする．効果がなければ，皮膚の緊張感が弱い場合，弱くない場合に分ける．皮膚の緊張感が弱く，かつ胃腸虚弱の場合には黄耆建中湯とする．皮膚の緊張感が弱いが，胃腸虚弱でない場合には防已黄耆湯とする．皮膚の緊張感が弱くない場合には

補中益気湯を選択する．十全大補湯で，不十分ながら効果を認める場合には，上記の方剤を追加する．

上記加療中に再発する場合は，抗菌薬とともに，排膿散及湯を追加する．

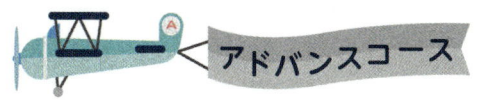

アドバンスコース

◯ 漢方医学的病態

感染が発生するので，気虚，衛気虚が最も考えられる．ただ，感冒に罹患しやすい，下痢をきたしやすい，疲れやすい，などの全般的な気虚症状を呈することはほとんどないことから，肛門周囲に限局する部分的な気虚の存在が考えられる．乳児期には排便回数も多く，殿部の清拭回数も増えるため，機械的な刺激が負担となって，局所の衛気虚を引き起こしているとも考えられる．

◯ 漢方治療総論

気虚に対しては，基本的に補気剤を選択する．小児では純陽といって陽気は旺盛であるが，陰分の不足を招きやすいため，補血剤を併用することも重要である．そのため，気血双補剤を選択することが多い．これで効果がない場合には，補気を中心に方剤を選択する．

◯ 病態からアプローチする漢方薬の選択

❶基本処方

十全大補湯は，気血双補の基本処方である．黄耆が配合されており，衛気虚にも対応できる．これで効果がない場合には，補血を行う必要がない病態と判断して，処方を変更する．衛気虚に注目すると，黄耆配合の方剤を考慮する．防已黄耆湯は，補衛気，利水を中心とした方剤である．黄耆建中湯は，補衛気，補脾を中心とした方剤である．補中益気湯は，補衛気も考慮されているが，気虚下陥に対応する方剤であることから，皮膚の緊張低下よりも脱肛など気の緩みを引き締める効果が期待される．防已黄耆湯合十全大補湯が，最も効果的なことが多いと考えられる．

排膿散及湯は，清熱，排膿に効果を示すため，化膿病態の悪化に利用される．

❷応用追加処方

夜泣き，神経質など，心血虚の病態が合併しているような場合には，人参養栄湯も考慮すべきである．五味子の収斂作用も期待できる可能性がある．

脾虚の改善から衛気虚も回復させることからすると，六君子湯なども候補にあがる．

21 脱肛

症候 | 選択する漢方 | 変更する漢方 | 追加する漢方

第一選択薬は，補中益気湯！

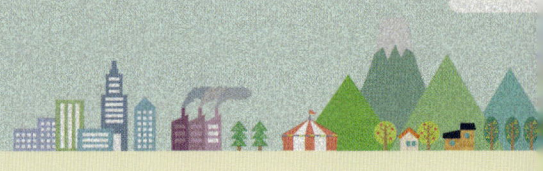

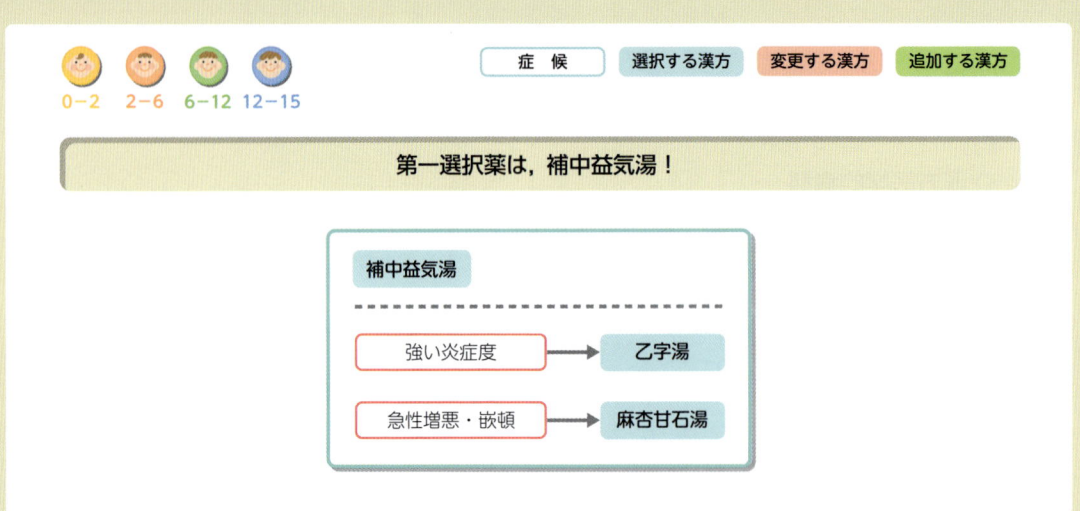

補中益気湯
- 強い炎症度 → 乙字湯
- 急性増悪・嵌頓 → 麻杏甘石湯

日常診療における漢方治療の位置づけ

　脱肛は，初期においては，硬い便を排泄する場合にのみ出現し，排便が終了すれば自然に還納する．しかし，慢性に経過し，脱肛が持続的になると還納が容易でなくなる．脱出した粘膜が炎症を起こし，疼痛も出現する．増悪すれば，還納不可能となり，緊急手術を要することもある．また，慢性化した脱肛も手術により還納処置が行われることも多い．このような手術を回避するうえで，漢方治療が有効なことがある．

症候からアプローチする漢方薬の選択

　年齢による方剤の差はない．
　通常，補中益気湯を選択する．補中益気湯は，とくに皮膚筋肉が弛緩した虚弱体質の患児に長期間服用させるとよい．炎症が強ければ，乙字湯に変更する．
　急性増悪時で，脱肛が嵌頓した際には，麻杏甘石湯を用いる．麻杏甘石湯は，痔核から脱肛を起こし，痛みが非常に激しく，下腹部が張って重苦しく，痛みのために排便が困難，あるいは咳のたびに肛門に疼痛が激しくひびく場合にもよい．疼痛が改善して手術を回避しやすくなる．

アドバンスコース

◯ 漢方医学的病態

　脱肛は，本来あるべき位置に肛門をとどめておくことができず，下垂したものである．これは脾の臓器をあるべき位置にとどめる作用が低下した状態である．すなわち，脾虚の状態である．とくに昇提作用が低下した状態といえる．

◯ 漢方治療総論

　脾の昇提作用が低下した状態にあるので，補脾剤を選択する．とくに昇提作用を改善させる方剤が望ましい．また，急性に増悪し，肛門の腫脹が激しい場合には，利水清熱剤が必要なこともある．

◯ 病態からアプローチする漢方薬の選択

❶基本処方

　補中益気湯は，升麻による昇挙陽気の作用が期待される．また，黄耆による補衛気など補気，当帰による補血の作用も有する．可能であれば，赤石脂を加味するとさらに効果的である．

　乙字湯は，黄芩，柴胡などによる清熱効果も期待できるので，感染炎症を呈する場合には考慮すべき方剤である．

　麻杏甘石湯は，本来清肺平喘を目的として使用される．脱肛の嵌頓においては，麻黄の利水消腫，杏仁の潤腸，石膏の清熱，甘草の緩急止痛の作用が適切に配合されて，劇的な効果が発揮されるものと推測される．

❷応用追加処方

　提肛散は，補中益気湯にさらに川芎，白芷，黄連，赤石脂を加味した処方である．文字どおり散剤として長期間服用させるとよい．エキス製剤では，補中益気湯と川芎茶調散の合方が一つの組み合わせと考えられる．

　当帰芍薬散は，冷え症で，貧血気味，痔核脱肛で疼痛を訴え，希薄な分泌物を出すものによい．補血利水の方剤である．

　当帰建中湯は，虚証で，貧血気味，脱肛による疼痛が激しい場合に投与される．補血緩急の方剤である．

　以上は単独で使用可能な方剤であり，基本処方で効果不十分の場合には付加することも考慮してよい．

　六君子湯は，痔出血が続き，貧血があり，元気が衰え，補血薬の投与により食欲がさらに減退するものに適応する．本方剤は補気剤であるが，付加的に用いられる．

22 悪性腫瘍

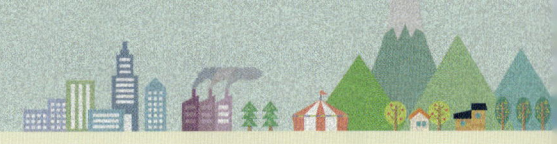

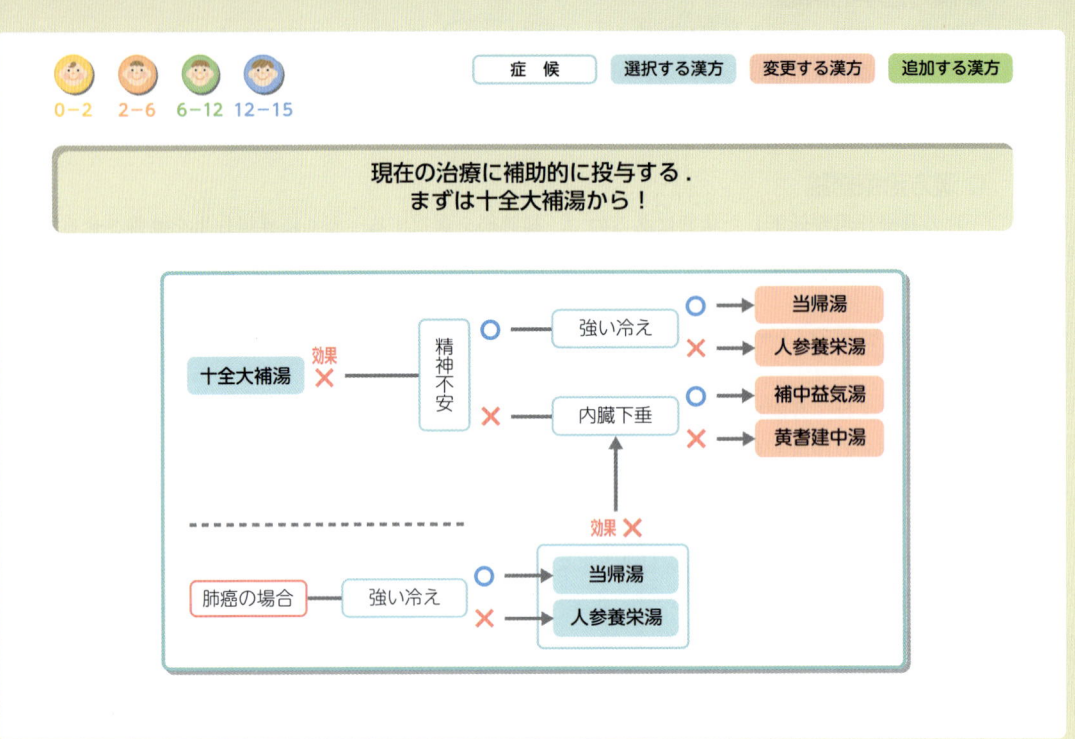

現在の治療に補助的に投与する．
まずは十全大補湯から！

```
十全大補湯 ──効果✗── 精神不安 ─○→ 強い冷え ─○→ 当帰湯
                              　　　　　 ─✗→ 人参養栄湯
                       ─✗→ 内臓下垂 ─○→ 補中益気湯
                              　　　　　 ─✗→ 黄耆建中湯
                              ↑
                           効果✗

肺癌の場合 ── 強い冷え ─○→ 当帰湯
              　　　　 ─✗→ 人参養栄湯
```

日常診療における漢方治療の位置づけ

　小児の悪性腫瘍は，白血病や腹部固形腫瘍である神経芽細胞腫，ウィルムス腫瘍，肝芽腫などが代表的である．治療は，化学療法，放射線療法，外科的手術，骨髄移植などさまざまである．漢方治療は，現代医学的治療を補う形で行われる．すなわち，現代医学の治療によって発生した体力低下，あるいは免疫能低下の回復を主目的とする．

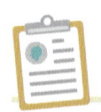

症候からアプローチする漢方薬の選択

　年齢による方剤の差はない．
　通常，肺癌では人参養栄湯，肺癌以外では十全大補湯で開始する．十全大補湯で効果がない場合には，精神不安があれば人参養栄湯に変更する．精神不安がない場合には，内臓下垂があれば補中益気湯，内臓下垂がなければ黄耆建中湯とする．十全大補湯から人参養栄湯に変更した場合，あるいは肺癌で人参養栄湯を選択した場合で，冷えが強い場合には当帰湯に変更する．肺癌で選択した人参養栄湯に効果がなければ，内臓下垂の有無から補中益気湯あるいは黄耆建中湯に変更する．

アドバンスコース

◯ 漢方医学的病態

　増殖する腫瘍細胞は，実邪に相当する．実邪を制御できず増殖している病態には，気虚も当然存在する．まず気虚の状態が出現し，その後腫瘍細胞があると診断されることもある．診断前でも腫瘍細胞は増殖の段階にあるため，それは実邪が併存している病態といえる．病状が進行し悪化してくると，気虚もしだいに顕在化してくる．すなわち，食欲不振，倦怠感，易疲労感が自覚されるようになる．さらに，加療による実邪への攻撃で，正気も損傷を受けるため，さらなる気虚病態が惹起される．正気の損傷が増加すれば，血虚も併発する．病状，予後に対する不安が増せば，気滞も現れる．

◯ 漢方治療総論

　気虚さらには，血虚，気滞を踏まえて治療していく．通常は，気血双補剤を選択する．気血双補剤で効果がない場合には，補血が不要な病態について考慮していく．正気が保たれている場合には，気滞が主要病態であり，瀉剤を選択することもある．病状の変化によく注意して，診療時点での気・血・津液の病態に応じて処方を変更していくことが重要となる．

◯ 病態からアプローチする漢方薬の選択

❶ 基本処方

　気血双補剤として，十全大補湯，人参養栄湯を主に選択する．十全大補湯は，気血双補剤の代表的方剤である．人参養栄湯は，十全大補湯から川芎が除かれ，陳皮，遠志，五味子が加えられた方剤である．気血双補を主眼としながらも，理気安神，収斂作用を期待した方剤といえる．

　補中益気湯は，補気剤であり，升麻による昇提作用が期待された方剤である．黄耆建中湯も補気剤であり，補気とともに緩急作用を期待された方剤である．当帰湯は，半夏厚朴湯と大建中湯の方意を持つ方剤である．温中，理気作用が期待された方剤である．

❷ 応用追加処方

　血虚の要素が少なく，上腹部不快感，悪心，腹部膨満などが主要症状であれば，六君子湯を選択する．症状が長期間となった場合には，啓脾湯も候補となる．気滞症状が併発すれば，茯苓飲合半夏厚朴湯を選択する．冷えが強い場合には，人参湯も候補となる．

　出血症状に注目する場合には，四君子湯，帰脾湯，加味帰脾湯などから選択することも考えてよい．これらは，脾虚で不統血の病態に適した方剤である．

　十全大補湯，人参養栄湯の適応で，さらに理気作用を期待したい場合には，芎帰調血飲が候補となる．本方は，牡丹皮による駆瘀血作用を持つことも特色といえる．

　十全大補湯，人参養栄湯などの適応であっても，地黄による胃腸障害で服用できない場合には，当帰芍薬散が利用できる．また，裏寒が強い場合には，当帰芍薬散加附子とする．これらは，人参湯などと併用することで補脾効果も期待できる．

23 周術期

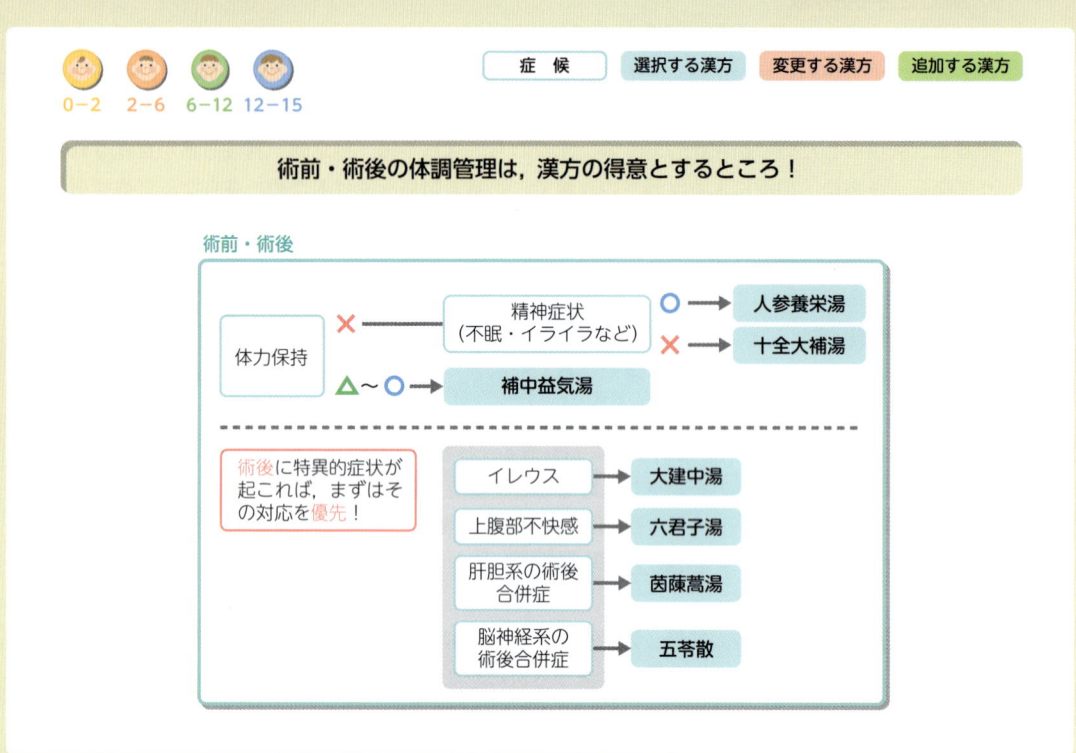

術前・術後の体調管理は，漢方の得意とするところ！

術前・術後

- 体力保持
  - ✕ → 精神症状（不眠・イライラなど）
    - ○ → 人参養栄湯
    - ✕ → 十全大補湯
  - △〜○ → 補中益気湯

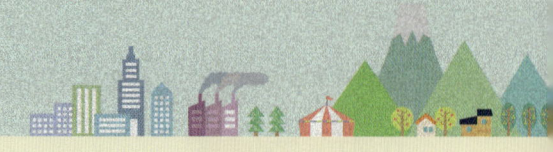

術後に特異的症状が起これば，まずはその対応を優先！

- イレウス → 大建中湯
- 上腹部不快感 → 六君子湯
- 肝胆系の術後合併症 → 茵蔯蒿湯
- 脳神経系の術後合併症 → 五苓散

日常診療における漢方治療の位置づけ

　手術の効果を十分引き出すため，また手術後の回復を早めるために，術前・術後の身体管理は重要である．体調の管理は漢方の得意とする分野であり，積極的に関与すべきである．

症候からアプローチする漢方薬の選択

　年齢による方剤の差はない．
　術前の体力増強には，通常補中益気湯が選択される．体力低下が著しい場合には，不眠，イライラなどの精神神経症状が強ければ人参養栄湯，強くなければ十全大補湯を選択する．
　術後の回復促進にも，上記の選択方法がとられる．特異的症状がある場合には，その症状に対する治療が優先される．以下のとおりである．
　腹部手術によるイレウスに対しては大建中湯，また上腹部不快感に対しては六君子湯を選択する．肝胆道系手術による合併症には，茵蔯蒿湯を選択する．脳神経系手術による血腫などの合併症には，五苓散を選択する．

アドバンスコース

● 漢方医学的病態

術前には，疾患によるさまざまな病態がある．

術後は，手術侵襲によって全般的に虚に傾いている．よって，本来の疾患の病態に加えて，さらに虚に傾いた状態として捉える．通常，気血両虚の状態にあるが，手術手技による瘀血，疼痛，不安などによる気滞，気逆にも配慮が必要となる．

● 漢方治療総論

術前に自己血貯蔵を考える場合には，補気補血剤の投与が有効である．

術後には，一般的な気血両虚に対して補気補血剤の投与を考える．また，気虚には補気剤，気滞には理気剤が必要となる．また，術後の早期離床を目指し，血行の改善をはかるため，駆瘀血剤の投与も有効である．

● 病態からアプローチする漢方薬の選択

❶基本処方

術前対応に関しては，補中益気湯，十全大補湯，人参養栄湯などにより体調を改善させ，術中，術後の体力維持，感染防御，入院期間の短縮などに効果が期待される．自己血貯蔵には，十全大補湯，人参養栄湯などが用いられる．補中益気湯は，黄耆，人参，蒼朮などによる補気のほか，当帰による補血，陳皮，柴胡による理気，升麻による昇提作用も期待される．十全大補湯，人参養栄湯は，気血双補剤の代表的方剤である．人参養栄湯は，十全大補湯から川芎が除かれ，陳皮，遠志，五味子が加えられた方剤である．気血双補のほか，理気，安神，収斂作用も持つ方剤である．

術後イレウス，排便障害に対する大建中湯，術後上腹部不定愁訴に対する六君子湯，肝切除後の高アンモニア血症，胆道閉鎖症術後の肝線維化に対する茵蔯蒿湯，脳神経系手術後の血腫に対する五苓散などの有効性が示されている．大建中湯は，温中作用が強く，裏寒を改善することで腸管運動を調節する．六君子湯は，補脾，理気作用を有しており，胃内容物を下部消化管へ誘導する．茵蔯蒿湯は，茵蔯蒿により利胆作用を発揮し，山梔子，大黄で清熱する．五苓散は，利水作用により血腫，浮腫を軽減させる．

❷応用追加処方

駆瘀血を考慮すべき場合には，桃核承気湯，桂枝茯苓丸，当帰芍薬散から選択する．桃核承気湯は，大黄を含有し，清熱効果が高い．桂枝茯苓丸は，一般的な駆瘀血剤と位置づけられる．当帰芍薬散は，補血，利水も期待したい場合に適する方剤である．年長児で，精神症状が強い場合には，清熱のほか，理気も期待できる加味逍遙散も候補となる．

24 癤, 癰

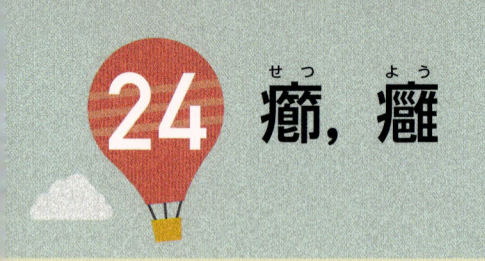

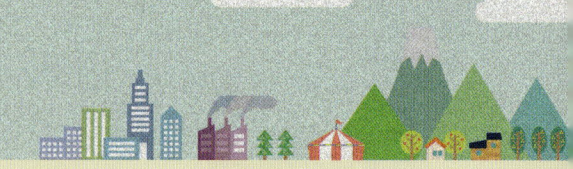

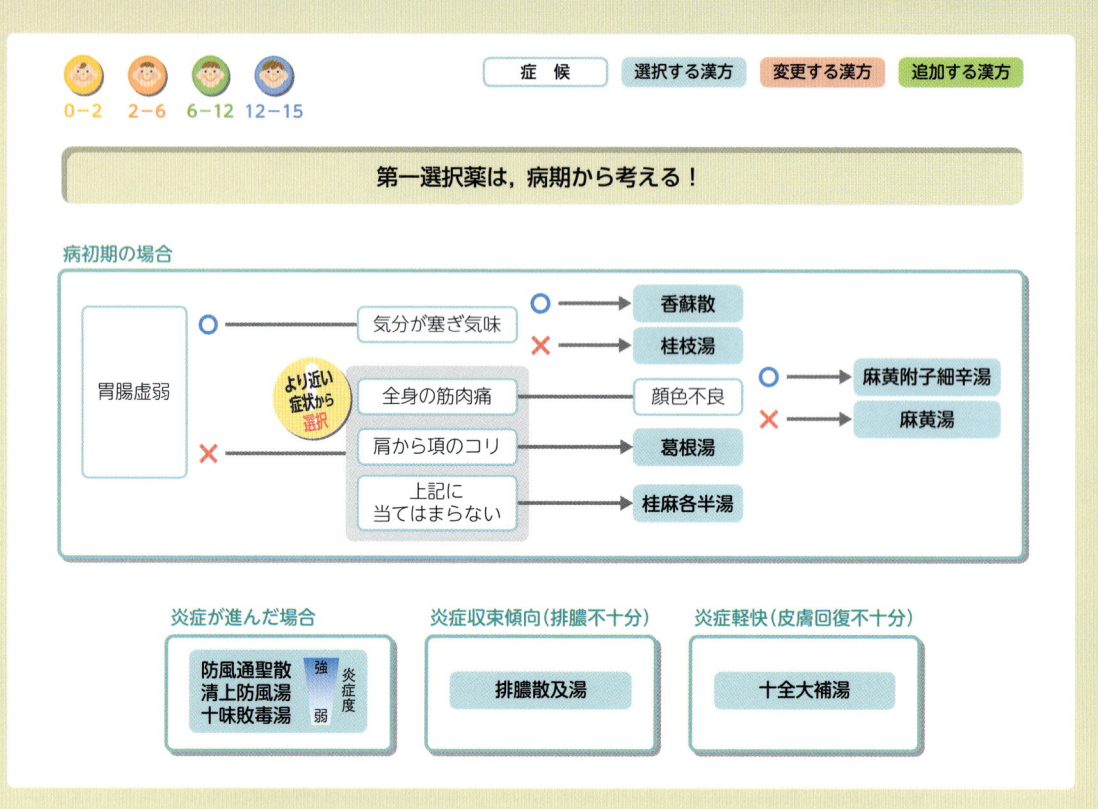

```
    0-2  2-6  6-12  12-15         症候   選択する漢方   変更する漢方   追加する漢方
```

第一選択薬は，病期から考える！

病初期の場合

```
                    ○ ─── 気分が塞ぎ気味 ─── ○ → 香蘇散
                    │                        × → 桂枝湯
  胃腸虚弱  より近い   全身の筋肉痛 ─── 顔色不良 ─── ○ → 麻黄附子細辛湯
           症状から                              × → 麻黄湯
           選択    肩から項のコリ ─── 葛根湯
                    ×
                    上記に当てはまらない ─── 桂麻各半湯
```

炎症が進んだ場合
防風通聖散（強）／清上防風湯／十味敗毒湯（弱）　炎症度

炎症収束傾向（排膿不十分）
排膿散及湯

炎症軽快（皮膚回復不十分）
十全大補湯

⭐ 日常診療における漢方治療の位置づけ

　現代医学的定義としては，癤は黄色ブドウ球菌を主体とする化膿菌による毛包性膿皮症で，毛孔からの菌の侵入により壊死性変化の強い化膿性炎症を生じたものである．癰は隣接する癤が集合性に生じたもので，癤よりも病変は深く，発赤，腫脹，硬結，疼痛などの症状が激しい．通常，抗菌薬が投与されるが，治癒が遅れる場合には漢方治療が選択される．

　保護者が漢方治療に理解を示す場合には，病初期から漢方治療も可能である．

📋 症候からアプローチする漢方薬の選択

　年齢による方剤の差はない．

　病初期には，炎症を抑制するために，感冒初期の方剤から選択する．癤あるいは癰に付随する症状を参考に方剤を選択する．

　炎症が進み，発赤が増強した場合には，炎症が強い順に，防風通聖散，清上防風湯，十味敗毒

湯を選択する.

炎症が収束傾向にあるが，排膿が進まない場合には，排膿散及湯とする.

炎症が軽快したものの，皮膚の回復が不十分の場合には，十全大補湯とする.

アドバンスコース

● 漢方医学的病態

漢方医学では，外科疾患は瘡瘍と雑証に大別される．瘡は，感染性隆起性皮膚病変あるいは創である．瘍は，悪性腫瘍を含む隆起性皮膚病変である．瘍は，さらに腫瘍と潰瘍に分類される．腫瘍は隆起して塊状になったもの，潰瘍は隆起病変とともに潰れて陥凹し欠損が生じたものである．また，漢方における癰は，現代医学における癤と癰を含んだ化膿性炎症を指すと考えられ，とくに外癰は，癤と癰に相当する．内癰は，体内臓器の化膿性炎症を指すとされる．また，疔は，炎症部位が堅硬で根が深く釘のような状態になったものを特別視して名づけられたものである．

● 漢方治療総論

癤と癰の漢方内科的治療は，基本的に消法，托法，補法に分類される．一方，病態は，陽証と陰証に分類される．陽証は外邪（化膿菌）の毒力が強く，これに対する生体の防御反応も強い状態であり，治療は消法を中心とする．陰証は，生体の外邪に対する抵抗力が低下した状態で，炎症症状は軽いようにみえても難治である．治療は，補法が中心となる．

消法は，炎症が発病した初期で，化膿しない時期，あるいは化膿が始まったがまだ排膿しない時期に病巣を消散させる治療法である．さらに，消法は，化膿症状の時期と部位により，汗法，清法，下法に分類される．外癰では汗法，清法が，また本稿では触れないが，内癰では清法，下法が主となる．汗法は，陽証の初期で，局所の発赤，疼痛，全身の悪寒，発熱，頭痛，項強などがある場合に発汗解表を行うものである．極めて初期の病態への対応であり，実際には医療機関に患者が受診したときには，すでにこの時期が過ぎていることが多い．清法は，炎症を抑制する治療法であり，清熱解毒薬が中心となる．汗法が適合する時期が過ぎた頃に，清法が適応となる．下法は，寒性下剤で瀉下する治療法である．これには清熱解毒薬が併用されることが多い．

托法は，内托法，托裏法，托毒法などとも表現される．托法には，補托と透托の二法がある．補托とは，炎症の拡大が収束，病巣が限局され，膿がまだ堅硬で皮膚が自潰しない時期に膿を軟化させる治療法である．透托とは，深部の膿を皮膚表面に近づけ，皮膚を自潰させ，排膿を促す治療法である．

補法は，陰証では，既述したとおり，生体の正気を補い抗病反応を高めるものである．また，陽証においては，膿が潰れ，排膿したが，肉芽形成が良好でない場合に用いられる．闘病の途中で正気が不足してしまった病態といえる．

● 病態からアプローチする漢方薬の選択

❶基本処方

防風通聖散は，もともと陽盛内熱の者が風邪を受けて，表実の病状から内熱が鬱積して表裏ともに実となった病証に用いられる．疏風，解表，清熱，瀉下の作用を持つ．

清上防風湯は，上焦の風熱による発赤，腫脹，熱感，疼痛，瘙痒など炎症を呈した病証に用いられる．防風通聖散と似た生薬構成となっているが，若干身体上部に作用する傾向がある．また，瀉下の大黄が含まれない分，清熱効果も減弱するといえる．

十味敗毒湯は，瘡瘍の比較的初期に用いられる．発汗，解表，消瘡，止痛効果が期待できる．清熱効果は，上記2種に比較して清熱薬が少ないため軽度といえる．
　排膿散及湯は，癰膿が未潰のため排膿を促進させる目的で使用される．枳実と桔梗により排膿させるが，他薬による営衛充実作用も重要となっている．
　十全大補湯は，気血双補により全身の疲労状態を改善させる方剤である．黄耆による表の強化作用も理に適っている．

❷応用追加処方
　消法においては，汗法として葛根湯，清法として小柴胡湯が中心となるが，汗法と清法は併用されることが多く，基本処方の十味敗毒湯のほか，荊防敗毒散(エキス製剤では対応不可)が使用されることが多い．また，石膏，薏苡仁が加味されることもある．下法としては，大黄牡丹皮湯などが用いられる．托法においては，補托と透托は併用されることが多い．托裏消毒飲(エキス製剤では対応不可)は托裏かつ解毒清熱効果を持ち，千金内托散(エキス製剤では対応不可)は托膿が中心となる．また，排膿散(エキス製剤では対応不可)，排膿湯(エキス製剤では対応不可)，その合方(排膿散及湯)も用いられる．排膿散は自潰せず浸潤が強いもの，排膿湯は自潰している場合に用いられることになっているが，排膿散及湯として用いるほうが便利である．托法と補法を兼ねたものとして，透膿散(エキス製剤では対応不可)がある．伯州散(エキス製剤では対応不可)は，排膿を促進させ，肉芽を増生して潰瘍治癒を促進させる．陰証の症例が適応となるが，排膿が始まってから，広く托裏消毒飲あるいは千金内托散に兼用される．補法には，基本処方の十全大補湯のほか，帰耆建中湯(当帰建中湯と黄耆建中湯の合方とする)が用いられる．

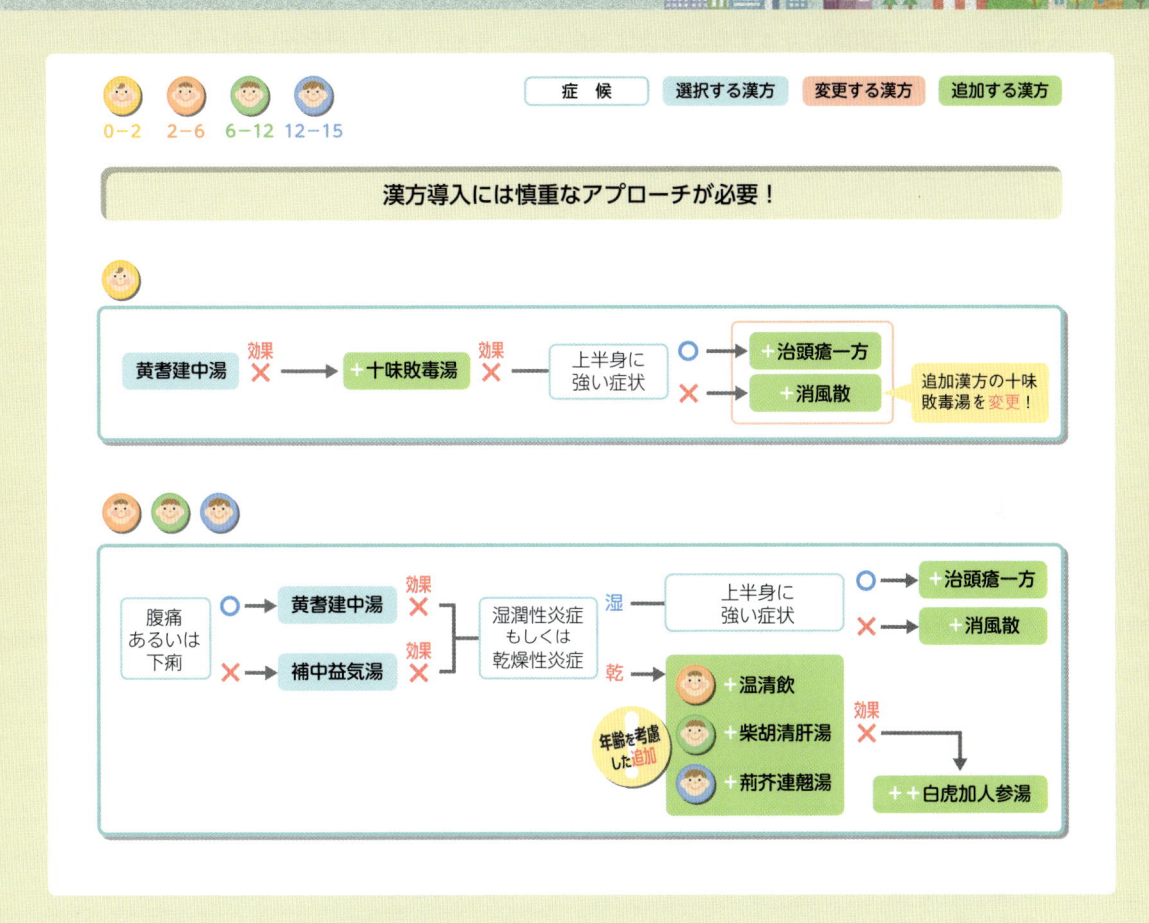

25 アトピー性皮膚炎

漢方導入には慎重なアプローチが必要！

[0-2歳]
腹痛あるいは下痢なく → 黄耆建中湯 効果× → 十味敗毒湯 効果× → 上半身に強い症状 ○→ +治頭瘡一方 / ×→ +消風散
　　　　　　　　　　　　　　　　　　　　　　　　　　　　　追加漢方の十味敗毒湯を変更！

[2-6, 6-12, 12-15歳]
腹痛あるいは下痢 ○→ 黄耆建中湯 効果× / ×→ 補中益気湯 効果× → 湿潤性炎症もしくは乾燥性炎症
　湿→ 上半身に強い症状 ○→ +治頭瘡一方 / ×→ +消風散
　乾→ 年齢を考慮した追加：温清飲／柴胡清肝湯／荊芥連翹湯 効果×→ ++白虎加人参湯

★ 日常診療における漢方治療の位置づけ

　アトピー性皮膚炎の治療は症状の変化が肌に現れ，効果の有無が歴然とするため，漢方治療初学者にはあまり勧められない．できるだけ信頼関係が築かれた患者に対して導入することが望ましい．このような場合には，治療効果がすぐ現れなくとも患児（家族）は従ってくれるものである．
　試行錯誤することも多く，併用療法あるいは現代医学的治療を優先させる場合もあることを，患児や保護者によく理解させることが重要である．

📋 症候からアプローチする漢方薬の選択

　乳児期では，黄耆建中湯を使用する．改善しなければ，十味敗毒湯を追加する．効果がない場合，十味敗毒湯を変更する．上半身に症状が強ければ治頭瘡一方に，そうでなければ消風散に変

更する．
　幼児期から思春期では，まず補中益気湯とする．もし，腹痛あるいは下痢があれば黄耆建中湯に変更する．効果がない場合，湿潤性炎症なら消風散を追加する．湿潤性で上半身に所見が集中しているようなら治頭瘡一方とする．乾燥性炎症なら，年齢により方剤を使い分ける．幼児期なら，温清飲を追加する．学童期なら，柴胡清肝湯を追加する．思春期なら，荊芥連翹湯を追加する．これらで効果が不足する場合には，白虎加人参湯を追加する．季節により症状が変わることがあるので，随時処方を変更する必要がある．

アドバンスコース

● 漢方医学的病態

　アトピー性皮膚炎の漢方医学的病態の内因として，一つには腎虚と称される元気を化生する源である腎精，あるいは腎気が先天的に不足した状態があげられる．腎精不足によるものを腎陰虚，腎気不足によるものを腎陽虚と称する．腎陰虚では皮膚の濡潤作用が不足し，皮膚の乾燥，瘙痒感，バリア機能の低下をきたす．腎陽虚では温煦作用の不足により，皮膚の冷感，緊張度の低下をきたす．このように各々別の機序で皮膚科学的免疫異常を誘発する．もう一つは，後天的な脾胃虚弱である．後天的な脾胃機能の失調により，胃気が守られずに肌に過剰にあふれ出すことが原因である．漢方医学では，人体の最も外側は"皮"によって覆われ外界と接しており，そのすぐ下層に"肌"が存在する．脾胃機能の失調により，胃気が肌に過剰にあふれ出すと，肌は熱を帯び，紅斑を生じる．肌熱は肌における気の流れを障害し，肌の湿潤を生じる．また肌熱は皮に影響を及ぼし，皮も熱を帯びる．脾胃機能が失調する原因としては，脾胃自身の問題と肝気滞によるものとがある．肝気滞では，肝の疏泄機能が低下し，気の流れが悪くなることにより局所的に気が停滞する．停滞した気はその場所で熱を産生し，胃気を守る働きを障害する．一方，外因としては，風邪，寒邪，暑邪，湿邪，燥邪，熱邪の6つが存在し，このうちアトピー性皮膚炎と関係が深いのは風邪，湿邪，燥邪，熱邪と考えられている．

　アレルギー反応は，体内環境の異常な変化，あるいは外部から侵入する自分とは異種のものを食い止める反応が正常に行われない状態である．とくにアトピー性皮膚炎，鼻炎，気管支喘息などは体内環境との関連性もあるが，アレルゲンである外邪を駆逐しようとする反応に異常を呈した状態といえる．アレルゲンは体外から侵入するので，侵入路（皮膚，鼻，肺あるいは気管支）に異常反応が起こり，病気が発症する．漢方では，これらの組織はすべて五藏の肺と関係している．この肺が外邪であるアレルゲンの侵入に対して反応して，侵入部位が鼻なら鼻汁，くしゃみなど，肺なら咳，皮膚なら発疹となって現れる．これらの症状が通常の機能を通り越して，過剰に反応するのがアレルギーである．

　アトピー性皮膚炎では，病変は皮膚にあるが，皮膚症状だけでなく，体内にも注意が必要である．皮膚が湿潤していれば，体内にも津液が過剰にある水滞の病態を考えることになる．しかし，乾燥していても，引っ掻くと滲出液が多量に出てくることもある．このような場合にも，水滞の病態に注意が必要である．

　まず，体内の本質的な体質の異常を把握することが必要である．外邪との戦いに皮膚表面で異常をきたすのは，気・血・津液の気の力に異常が発生していることを意味する．気虚の場合，気滞，気逆も併発することがあり，すべての要素が病態としてあり得る．アトピー性皮膚炎では瘙痒感も強いため，ストレスも強くなり，気滞，気逆の要素は二次的にも出現する．気の流れが悪い部位と

して関節があげられ，実際アトピー性皮膚炎は肘，膝関節の部位に多く出現する．気虚では，体内が冷えて，水分過剰の水滞の病態も共存することがよくある．気虚の病態としては，上記のような脾虚とともに腎虚がある．このほか，血虚が元となり，虚熱が生じて熱状が出現し，気の異常を併発する場合もある．

次に，表面の病態をみていく．アトピー性皮膚炎では，炎症が強いと皮毛が生えない．すなわち，病変の部位は真皮の近くにある．一方，たとえば乾癬などでは，皮毛は通常生えている．すなわち，これは表皮の病変で，真皮部分は冒されていない．アトピー性皮膚炎は真皮部分の炎症が主体であって，これが表皮に及ぶと強い炎症を表面から確認することができる．軽い場合には，表面からはわかりづらい．炎症が強く表面に及べば，滲出液が多く，浸潤した病変となる．程度が軽いとほとんど問題のないレベルから，発赤は認められないが乾燥が強い病変となったりする．衛気と外邪との戦いの程度の違いが現れていることになる．

乾燥が強く体内では水滞が強い場合，また，表面の炎症が強く熱状過剰で，体内は気虚，水滞で冷えきっている場合などは，正反対の病態が混在することになる．

● 漢方治療総論

皮膚症状など，実際に現れている症状に対して直接アプローチする標治と，患児が持つ本質的な体質に対する本治とに分けて考えていく．実証を先に治療し，後で虚証を治療することが一般的である．標証が軽度である場合には，補法を先に行う，あるいは補法のみ行うこともある．しかし，補法により，実証であるアトピー性皮膚炎の炎症の悪化をしばしば経験する．そのため，しっかりした補法を最初に行う場合には注意を要する．標治は，主に皮膚症状を改善させるうえで重要である．難渋することも多々あるが，何とか改善できるという姿勢で治療に臨み活路を見出すことが大切である．また，薬物治療に留まらず，食事・生活指導も非常に重要である．さまざまな角度から攻めていくことが重要となる．

● 病態からアプローチする漢方薬の選択

❶基本処方

黄耆建中湯は，衛気虚に対する黄耆と脾虚に対する小建中湯で構成された方剤である．乳幼児では，食物アレルギーを持つこともあり，腸管を調えることは重要である．また，皮膚炎を呈することから，衛気を調えることも必要になる．

十味敗毒湯は，解表，消瘡，止痛，止瘙痒の効果が期待される．強い清熱薬が含まれないことから，病初期に適する方剤といえる．

治頭瘡一方は，疏風，活血，清熱，解毒，祛湿の効果が期待される．連翹，忍冬，大黄により，清熱作用が十味敗毒湯より強化されている．また，蒼朮により利水が期待される．川芎の上昇作用により，頭部など身体上部の病変に有効とされる．大芎黄湯とも称される．

消風散は，治頭瘡一方と同様，疏風，清熱，祛湿の効果が期待される．牛蒡子，蝉退が含まれることから，疏風作用が強化されている．木通が入ることで，利水が強化されている．また，当帰，地黄，胡麻が入ることで，養血作用を持つ．

補中益気湯は，補衛気の黄耆とともに，補脾補血，さらに理気の作用を持つ生薬から構成される．幼児期以降，肝，心の発育が活発となる時期において，体質の改善に有効と考えられる．

温清飲は，補血，清熱の基本方剤である．柴胡清肝湯は，温清飲に祛風，清熱，解毒，排膿の柴胡，牛蒡子，連翹，薄荷，桔梗，天花粉，甘草を加えたものである．柴胡の理気作用は，肝気が旺盛となる学童期には付加されることが望ましい．荊芥連翹湯は，柴胡清肝湯から牛蒡子，天花粉を除き，荊芥，防風，白芷，枳実が加味されたものである．祛風と排膿作用を強化している．柴胡清肝湯から，さらに理気の枳実が加味されたことから，肝，心の発育が進む思春期には適した方剤と考えられる．

白虎加人参湯には，清熱，生津，補気の作用がある．乾燥性発疹で，病状が芳しくない場合に付加されることで，症状改善が期待できる．

❷応用追加処方

腎虚が合併する場合には，六味丸の併用が必要となる．

清熱を強化したい場合には，桔梗石膏を併用すると効果的である．

温清飲のみでもよいが，止瘙痒効果をさらに期待したい場合には，黄連解毒湯と当帰飲子の合方を用いることも有用である．

瘀血が合併する場合には，桂枝茯苓丸など駆瘀血剤を併用する．さらに利水，清熱，排膿を行いたい場合には，桂枝茯苓丸加薏苡仁を用いる．

皮膚の化膿が悪化する場合には，排膿散及湯を併用する．

梔子柏皮湯は，眼部の発赤に有効とされる．黄柏は腎熱を瀉すのであるが，心腎不交による心虚熱を改善することで，眼部の発赤も消褪させる．

手掌，足底の煩熱がある場合には，温経湯，三物黄芩湯が利用される．温経湯は，補気薬，降気薬のほか，補血薬，補陰薬が配合されている．一方，三物黄芩湯は，清熱化湿の黄芩，苦参と滋陰の地黄のみで構成されることから，作用は俊敏である．

外用として，紫雲膏が利用される．紫根の涼血，活血，透疹，解毒作用，当帰の補血作用が期待される．使用にあたっては，衣類に付着すると色素が除去できないため，ガーゼなどで塗布面を保護することが望ましい．

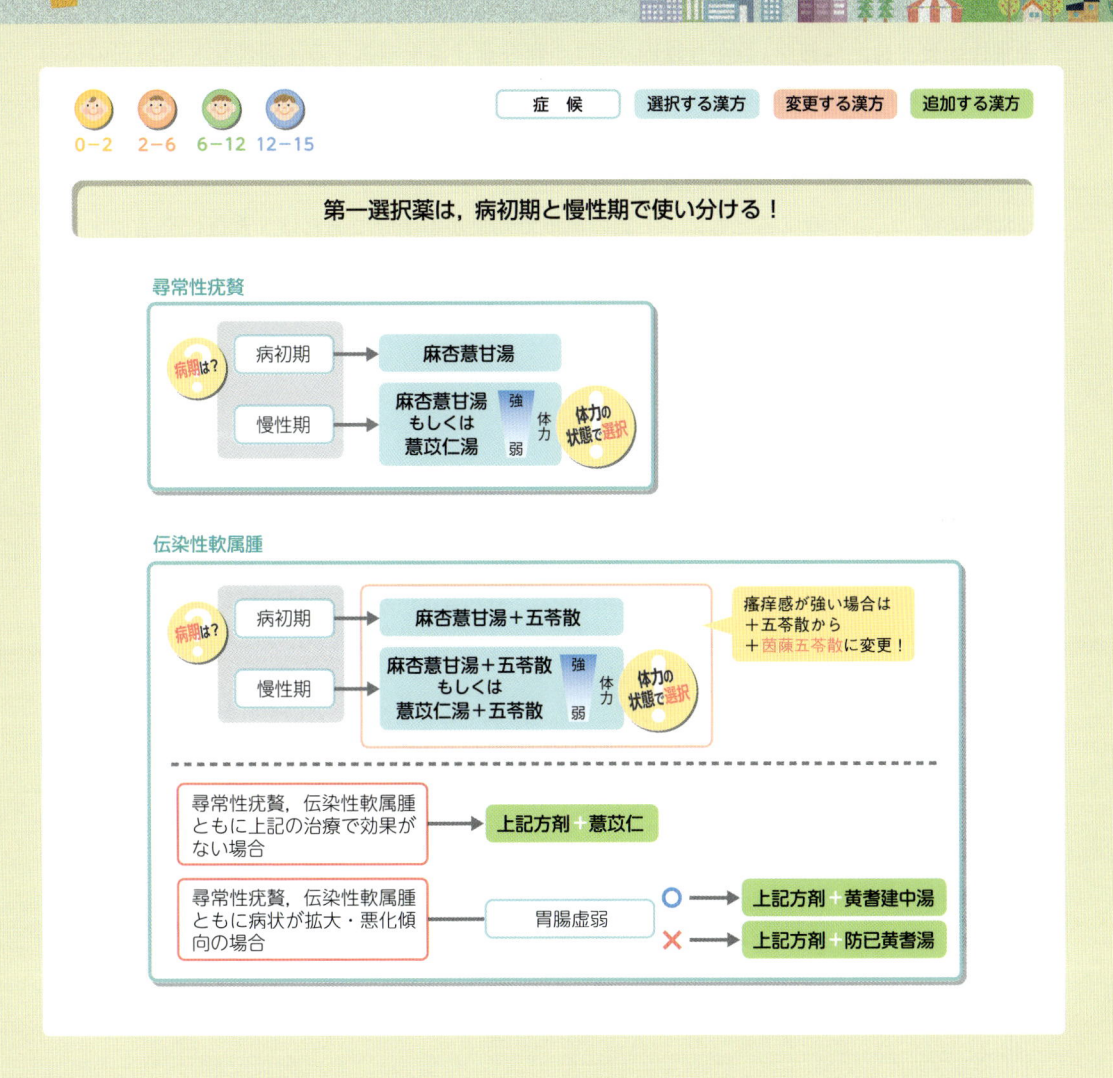

26 尋常性疣贅，伝染性軟属腫

症候　選択する漢方　変更する漢方　追加する漢方

0-2　2-6　6-12　12-15

第一選択薬は，病初期と慢性期で使い分ける！

尋常性疣贅

- 病期は？
  - 病初期 → 麻杏薏甘湯
  - 慢性期 → 麻杏薏甘湯もしくは薏苡仁湯（強⇔弱　体力の状態で選択）

伝染性軟属腫

- 病期は？
  - 病初期 → 麻杏薏甘湯＋五苓散
  - 慢性期 → 麻杏薏甘湯＋五苓散もしくは薏苡仁湯＋五苓散（強⇔弱　体力の状態で選択）

瘙痒感が強い場合は＋五苓散から＋茵蔯五苓散に変更！

- 尋常性疣贅，伝染性軟属腫ともに上記の治療で効果がない場合 → 上記方剤＋薏苡仁
- 尋常性疣贅，伝染性軟属腫ともに病状が拡大・悪化傾向の場合 → 胃腸虚弱
  - ○ → 上記方剤＋黄耆建中湯
  - × → 上記方剤＋防已黄耆湯

★ 日常診療における漢方治療の位置づけ

　尋常性疣贅はヒトパピローマウイルス，伝染性軟属腫はポックスウイルス科の伝染性軟属腫ウイルスの感染によって発症する．ともに自然軽快の可能性があるが，急速に増大する場合には，社会的要請から治療が必要となる．西洋治療では多少とも疼痛を伴うため，疼痛を回避したいとき，あるいは時間的余裕がある場合に漢方治療が選択される．

症候からアプローチする漢方薬の選択

年齢による方剤の差はない．

尋常性疣贅では，病初期（数か月以内）では，麻杏薏甘湯を選択する．慢性化して患児の体力も低下傾向にあれば，薏苡仁湯とする．慢性化していても体力があれば，麻杏薏甘湯とする．

伝染性軟属腫では，基本的には尋常性疣贅と同様の対応とするが，さらに五苓散を追加する．瘙痒感が強い場合には，五苓散を茵蔯五苓散に変更する．

尋常性疣贅，伝染性軟属腫ともに，上記の加療で効果が不十分であれば，薏苡仁を追加する．

両者において病状が拡大傾向であれば，悪化防止に通常防已黄耆湯を，また胃腸虚弱があるものには黄耆建中湯を上記の方剤に併用する．

アドバンスコース

漢方医学的病態

尋常性疣贅は，ウイルス感染によって皮膚が膨隆する．皮膚の防衛能の低下，すなわち，免疫が低下している可能性がある．衛気の機能低下が考えられる．一方，皮膚の膨隆は，基底細胞の増殖，すなわち脾気や腎気が過剰に旺盛になった状態である．この作用を生み出すために，肝気の過剰な巡りが原因となっている可能性も考えられる．

伝染性軟属腫も同様な機序といえるが，水疱を形成することから，水滞を引き起こす病態に注意すべきである．もともとアトピー性皮膚炎の患児が発症しやすいことからも，脾胃の虚弱などが基本的に存在しており，水滞の病態をあらかじめ持っているともいえる．

漢方治療総論

尋常性疣贅は，ウイルスという邪実とそれに伴う腎気の亢進に対する治療となる．邪を追い出すために発表が必要となるため，麻黄剤を選択する．さらに腎気を抑制するために，清熱剤を組み合わせる．

伝染性軟属腫では，水滞の病態が加わり，湿熱を処理することが重要になるため，利湿剤を追加する．

病態からアプローチする漢方薬の選択

❶基本処方

麻杏薏甘湯は，祛風，化湿の作用を有する．これにより，風湿の邪を除くと考えられている．

薏苡仁湯は，麻杏薏甘湯から杏仁を除き，当帰，芍薬，桂皮，蒼朮，生姜を加味したものである．蒼朮で燥湿作用を強化し，当帰，川芎で補血活血作用，生姜で補脾作用，桂皮で散寒作用を期待した構成となっている．慢性化したものによい．

五苓散は，利水薬が多く含まれる方剤である．水滞の病態を持つ伝染性軟属腫では，有効に作用すると考えられる．茵蔯五苓散は，五苓散に茵蔯蒿が加味された方剤である．利水のほか，茵蔯蒿の利水疏肝によって止瘙痒効果も期待できる．

薏苡仁は，祛湿，健脾の作用を持つ．麻杏薏甘湯，薏苡仁湯にも薏苡仁は含まれているが，この効果を強化するために，付加することが可能である．

防已黄耆湯，黄耆建中湯は，ともに黄耆を主薬として，衛気を保護するから，ウイルス感染の拡

大に有効とされる.

❷**応用追加処方**

　上記の治療で効果が低い場合には，邪実が強いこと，腎気の過剰亢進を考慮する．邪実を瀉す，あるいは腎気を抑制する場合，軽く作用させるには梔子柏皮湯を選択する．黄柏は，下焦の湿熱を除去する．山梔子は，三焦全体の湿熱を除去する．これで効果が弱い場合には，黄連解毒湯とする．これは，上焦の湿熱を除去する黄芩，中焦の湿熱を除去する黄連も含有しており，清熱効果が高い．さらに清熱を強化するなら，桔梗石膏を追加する．

　また，病初期において炎症が強ければ，解表，清熱，利水，消腫の作用を持つ越婢加朮湯も候補になると考えられる．

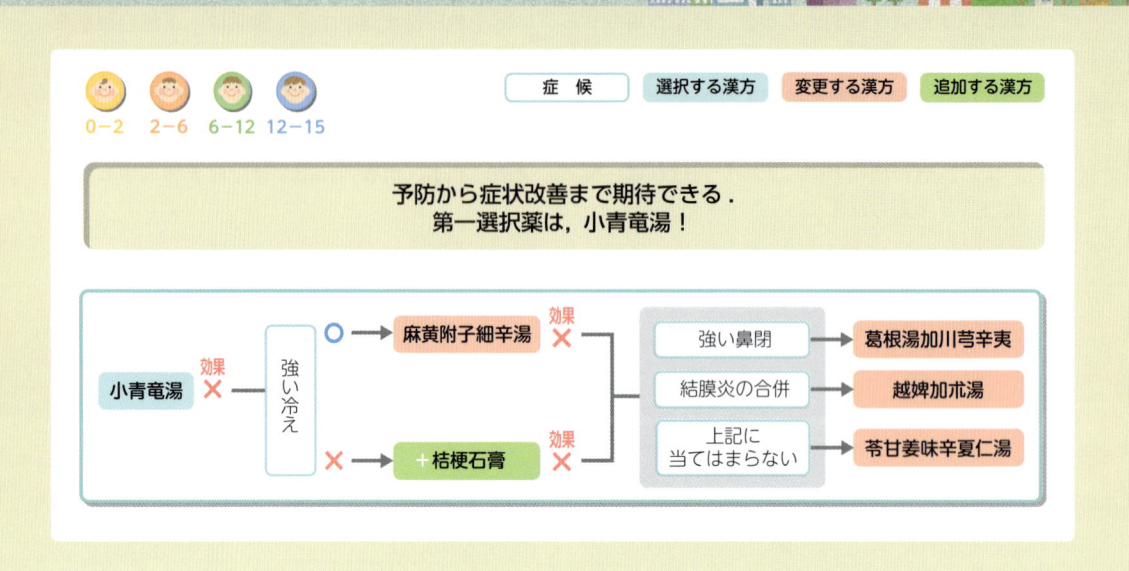

27 アレルギー性鼻炎

予防から症状改善まで期待できる．
第一選択薬は，小青竜湯！

日常診療における漢方治療の位置づけ

　アレルギー性鼻炎に対して漢方薬は，発症した症状の改善，花粉症の場合には花粉飛散前からの予防投与の有効性が示されている．漢方薬には抗ヒスタミン薬服用で認められる眠気あるいは倦怠感がないこと，そのほかの副作用発現率も極めて低いことから，アレルギー性鼻炎の初期治療として積極的に導入されることが期待される．しかし，重症度によっては，漢方治療単独では対処しえないこともある．この場合は，西洋医学的治療と併用していくことになるが，漢方治療と西洋医学的治療の併用に特別な禁忌はない．

症候からアプローチする漢方薬の選択

　年齢に関係なく，小青竜湯で開始する．効果が不十分の場合，体の冷えが強いタイプには麻黄附子細辛湯に変更する．逆に冷えがあまり強くない，あるいは多少熱っぽいタイプには小青竜湯に桔梗石膏を追加する．
　それでも効果不十分な場合には，変更する．鼻閉が強ければ，葛根湯加川芎辛夷とする．結膜炎を併発するタイプには，越婢加朮湯とする．上記に当てはまらない場合には，苓甘姜味辛夏仁湯とする．

アドバンスコース

漢方医学的病態

　アレルギー性鼻炎は，漢方でいう衛気の不足あるいは機能異常によって，体の外表を防衛する機能が低下して起こると考えられる．五藏でいえば，肺と関係がある．また，衛気の産生という面では，脾と関係する．生まれたときから先天的にもつ先天の気は腎に蓄えられているので，大きな目でみれば腎も関係する．衛気は外表といっても，具体的には鼻のほか，眼，気管支，肺，喉，皮膚，耳などにも関連する．この衛気の異常により，各種のアレルゲンが侵入した際に打ち勝つことができないために発症する．

　主な症状は，鼻汁，鼻閉，くしゃみ，眼のかゆみ，眼脂，眼瞼腫脹などである．鼻閉は鼻粘膜の炎症，腫脹によるものであり，眼のかゆみや眼脂なども眼のアレルギーによる炎症が原因となる．このような炎症は，アレルゲンという外邪に対し，衛気が闘うことにより生じると考えられている．鼻汁や炎症に基づく腫脹には，体内に広く分布する過剰な津液，あるいはある部分に偏在する過剰な津液が関与している．この過剰津液は，通常，漢方でいう肺（鼻，眼，気管支，肺，喉，皮膚，耳）にある．このタイプでは，通常，脾あるいは腎の虚弱が関係する．脾が虚すと，気の産生が低下するので，熱が減少する．寒が増えるので，寒に引きずられて津液が増加する．脾の津液代謝機能も低下し，さらに水滞が加速する．体を温める作用がある腎の機能低下により，寒が増加して津液の過剰を導く．このように全身に津液の過剰が引き起こされ，肺も津液が過剰となる．アレルゲンである外邪と弱った衛気の戦いで邪が勝つと，衛気の機能がさらに低下し，これらの貯まった過剰な津液が外表に溢れてくる．

　このほかにも，胃にある津液が逆流することがある．もともと胃は，津液が多くてもよい場所である．この津液は通常，下方に向かって腸に移動するが，これが逆向きに流れる，すなわち気逆の状態が原因と考えられる．これには，強いストレスなどを主体とした実証の気逆と，過労や寝不足などによる津液・血分の不足（津液不足・血虚）をもとにした陰虚による虚証の気逆との2種類がある．実証の気逆としては，心や肝の気逆が主である．また，虚証の気逆では，腎陰虚が主となる．

漢方治療総論

　アレルギー性鼻炎の漢方医学的病態は，気逆と水滞である．くしゃみは，発散性，下降性の流れを正常とする気が逆流した病態と，漢方医学的には捉えることができる．これを気逆という．一方，鼻粘膜は，著明な漿液性浸潤により，蒼白，浮腫状腫脹がみられる．これは，漢方医学的には津液の過剰による症候，すなわち水滞である．さらに症例によっては，下痢傾向などの寒の状態，あるいは粘膜の充血，発赤といった熱の状態を伴う．このため，漢方治療では利水剤，理気剤を中心に投与することが多い．

　日常生活では，栄養過剰，冷食物の過剰摂取，薄着，睡眠不足に注意が必要である．水滞が強い場合には，冷食物の摂取は厳禁とする．牛乳，生野菜などに注意が必要である．気逆では，実証ではストレスを溜め込まない工夫が大切となる．また，虚証では，寝不足にならないよう生活設計をしなければならない．

病態からアプローチする漢方薬の選択
❶基本処方
　小青竜湯は，利水，発表とともに，裏寒を温補する方剤である．一般的に鼻炎を呈する場合には，水滞ととも寒も呈することが多いため，第一選択とされることが多い．より寒が強い場合には，散寒作用の強い附子が配合された麻黄附子細辛湯とする．一方，熱を呈する場合には，桔梗石膏の清

熱作用を利用する．

葛根湯加川芎辛夷は，葛根湯で解表し，営衛を調和させるとともに，袪風，止痛，活血の川芎，散寒，開竅の辛夷によって鼻閉を宜通する．

越婢加朮湯は，解表，清熱，利水，消腫の作用を持つ．粘膜浮腫をきたした場合には，よい適応と考えられる．

苓甘姜味辛夏仁湯は，利水，散寒作用を持つが，解表が考慮されていない．邪が激しくない場合に，適応がある．また，麻黄による胃腸障害をきたす症例にも適応される．

❷応用追加処方

裏寒が非常に強い場合には，小青竜湯，麻黄附子細辛湯，葛根湯加川芎辛夷，苓甘姜味辛夏仁湯に附子末を付加することが可能である．通常，成人で1日量1.5gを標準とすることが多いので，体重などに応じて減量して用いる．

陰虚により胃内熱が増強して，その内熱により胃中の津液が逆上する病態が考えられている．この場合には，陰虚を改善することが重要となる．六味丸が主に投与される．

28 若年性関節リウマチ

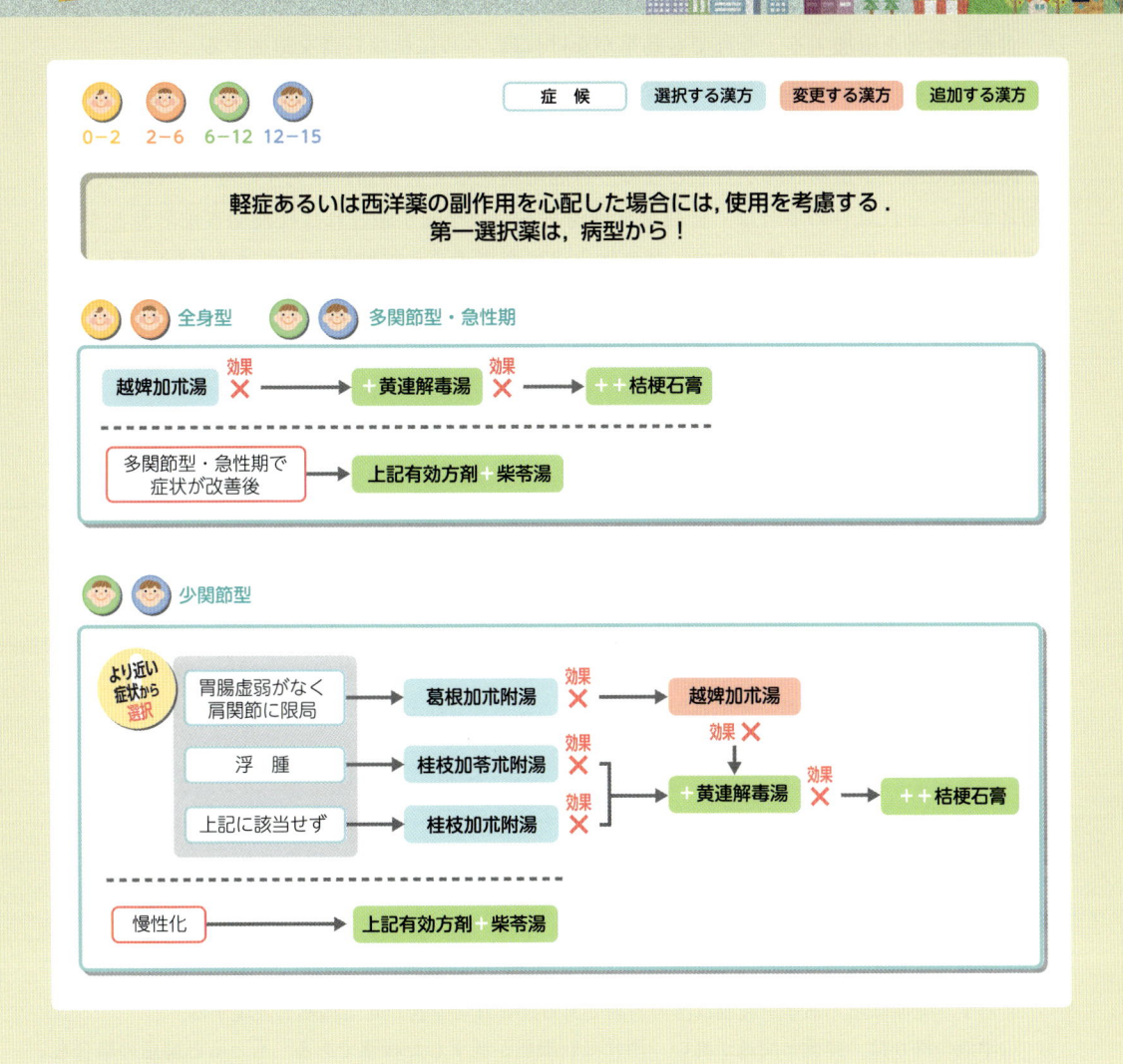

症候　選択する漢方　変更する漢方　追加する漢方

0-2　2-6　6-12　12-15

軽症あるいは西洋薬の副作用を心配した場合には，使用を考慮する．
第一選択薬は，病型から！

全身型／多関節型・急性期

越婢加朮湯 →効果×→ ＋黄連解毒湯 →効果×→ ＋＋桔梗石膏

多関節型・急性期で症状が改善後 → 上記有効方剤＋柴苓湯

少関節型

より近い症状から選択

- 胃腸虚弱がなく肩関節に限局 → 葛根加朮附湯 →効果×→ 越婢加朮湯 →効果×→ ＋黄連解毒湯 →効果×→ ＋＋桔梗石膏
- 浮腫 → 桂枝加苓朮附湯 →効果×→
- 上記に該当せず → 桂枝加朮附湯 →効果×→

慢性化 → 上記有効方剤＋柴苓湯

★ 日常診療における漢方治療の位置づけ

　漢方薬は，その免疫調節作用のため，リウマチやそのほかの膠原病，気管支喘息などのアレルギー性疾患にもよく用いられる．現在，関節リウマチに対しては，抗リウマチ薬，非ステロイドあるいはステロイド系抗炎症薬が主流だが，抗IL-6受容体抗体，抗TNF-α抗体，可溶性TNF-α受容体なども利用されるようになってきた．しかし，これらの薬剤の副作用を考慮すると漢方薬の必要性は理解されよう．軽症であれば漢方のみの治療も有効な場合があり，進行例でも抗リウマチ薬との併用効果が期待できる．

症候からアプローチする漢方薬の選択

　全身型では，乳幼児期に対象となることが多い．まず，越婢加朮湯を投与する．効果がなければ，黄連解毒湯を追加する．それでも効果がなければ，さらに桔梗石膏を追加する．

　多関節型では，学童期以降が対象となる．急性期には全身型と同様に対処する．関節炎自体の予後はよくないことが多いので，症状が改善しても急性期の有効な方剤と柴苓湯を併用していく．

　少関節型では，学童期以降が対象となる．胃腸虚弱がなく肩関節に限局する場合には葛根加朮附湯とする．それ以外の場合は，桂枝加朮附湯あるいは浮腫が強ければ桂枝加苓朮附湯とする．葛根加朮附湯で効果がない場合には，越婢加朮湯に変更する．越婢加朮湯で効果がない場合，桂枝加朮附湯あるいは桂枝加苓朮附湯で効果がない場合には，黄連解毒湯を追加する．それでも効果がなければ，さらに桔梗石膏を追加する．慢性化する場合には，有効な方剤＋柴苓湯として継続する．

アドバンスコース

● 漢方医学的病態

　関節は，筋肉と骨にかかわり，骨格に運動を与えている．関節により，複雑な運動が可能になる．運動量が減少すれば，その機能も低下するため，関節をよい状態で維持するには，運動を維持することが重要となる．骨折などで長期臥床を強いられると，筋萎縮をきたし，関節拘縮により運動機能が低下する．

　関節をよく稼働させることで，気・血・津液がよく巡り，身体の機能がバランスよく作用する．逆に気・血・津液の巡りが滞ると，関節の異常を引き起こす．関節間隙にある関節液は，関節の動きを滑らかにするために極めて重要である．このため，津液の巡りに注意することが大切である．また，関節は骨と骨とで構成されるため，骨に対する配慮も欠かせない．すなわち，五藏でいうと腎になる．また，津液の巡りに関係するものとしては，脾，肺がある．

　関節リウマチは自己免疫性疾患であり，自己抗体により関節に炎症が生じ，局所の腫脹，発赤をきたす．発赤は熱であり，腫脹は湿の過剰である．これらを合わせて湿熱と表現する．

　津液の滞りは，脾虚と関連が高い．消化吸収機能が低下した状態である．もともと脾虚の場合もあるが，さまざまな生活習慣の悪化から脾虚が誘発される．さらにストレス，抑鬱的な気分，運動不足があると，気の巡りが低下し，ひいては津液の巡りも悪化する．熱を強くする要因としては，津液の不足がある．寝不足や過労で津液が減少すると熱が相対的に強くなり，体がほてる．津液が関節には過剰に停滞し，ほかの部分，たとえば，心（現代的には脳を含む）などには不足して，煩躁したりする．そして，その影響が関節にも波及し，湿と熱が生じ，さらに熱が悪化するという病理が考えられる．また，味の濃いもの，酒，甘いもの，脂の多いものなどは，湿と熱を同時に誘発しやすいので要注意である．

● 漢方治療総論

　『黄帝内経素問』，『金匱要略』には，すでにリウマチ様症状とその治療についての記載がある．漢方医学的には，外因として寒邪，風邪，湿邪が，内因として痰飲，瘀血が，浮腫，熱感，疼痛などの病態に関与すると考えられている．証に応じて漢方薬を選択することが基本であるが，リウマチの時期，症状に分類して使い分けると理解しやすい．一般的には病初期で局所の炎症が強く，熱感

のある場合には，麻黄を含む処方を選択する．麻黄はエフェドリンが主成分であり，交感神経の刺激により気道拡張作用があることで，呼吸器疾患によく用いられる．もう一つの成分であるプソイドエフェドリンには，抗炎症作用，血管収縮作用，鎮痛効果がある．病期が進行し，局所の炎症よりも変形による生活能力の低下が出てくる時期になると，附子を含む処方が中心となってくる．また，関節痛以外の諸症状には，その症状に応じた漢方薬を選択する．

● 病態からアプローチする漢方薬の選択
❶基本処方
　越婢加朮湯は，解表，清熱，利水，消腫の作用を持つ．全身型，多関節型では炎症が強く，本方が第一選択となる．効果が弱ければ，清熱，利水を強化するために，黄連解毒湯を追加する．必要があれば，清熱を期待して桔梗石膏を追加する．
　柴苓湯は，小柴胡湯と五苓散の合方である．利水，清熱，補脾が期待できる．炎症が持続して虚証を呈してくることを予防するうえで有用である．
　少関節型では，炎症度が全身型より軽度であるから，解表，清熱，利水効果も強くは期待しなくともよい．解表を強めに行うには葛根加朮附湯，軽度に解表を行うなら桂枝加朮附湯がよい．桂枝加朮附湯の証で，さらに利水を強化するには，茯苓が加味された桂枝加苓朮附湯とする．

❷応用追加処方
　急性期において，解表は必要でも清熱はあまり要しない場合には，麻杏薏甘湯が候補となる．また，駆瘀血，止痛効果を期待するなら，治打撲一方も選択される．
　症状が改善しても，関節炎が継続する場合には，亜急性あるいは慢性として対処が必要である．補気，補血も考慮すると薏苡仁湯が候補となる．六君子湯や四物湯，あるいは当帰芍薬散などを追加する．また，活血，止痛のためには，疎経活血湯も選択される．
　明らかな慢性期には，炎症が収束していれば補気補血として大防風湯，まだ炎症が残存する場合には発表を行いながら補気を行う桂芍知母湯などを選択する．
　病期を通じて，利水を高めたい場合には，防已黄耆湯，五苓散などを追加投与する．

29 機能性頭痛

症候 / 選択する漢方 / 変更する漢方 / 追加する漢方

3-6 / 6-12 / 12-15

西洋薬の副作用を心配した場合には，使用を考慮する．
片頭痛と緊張型頭痛では異なる対応を！

片頭痛

五苓散 →効果✕→ 倍量投与 →効果✕→ 呉茱萸湯

五苓散と呉茱萸湯の両者に若干でも効果を感じられれば，両者を併用とする！

緊張型頭痛

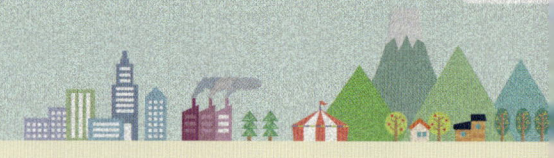

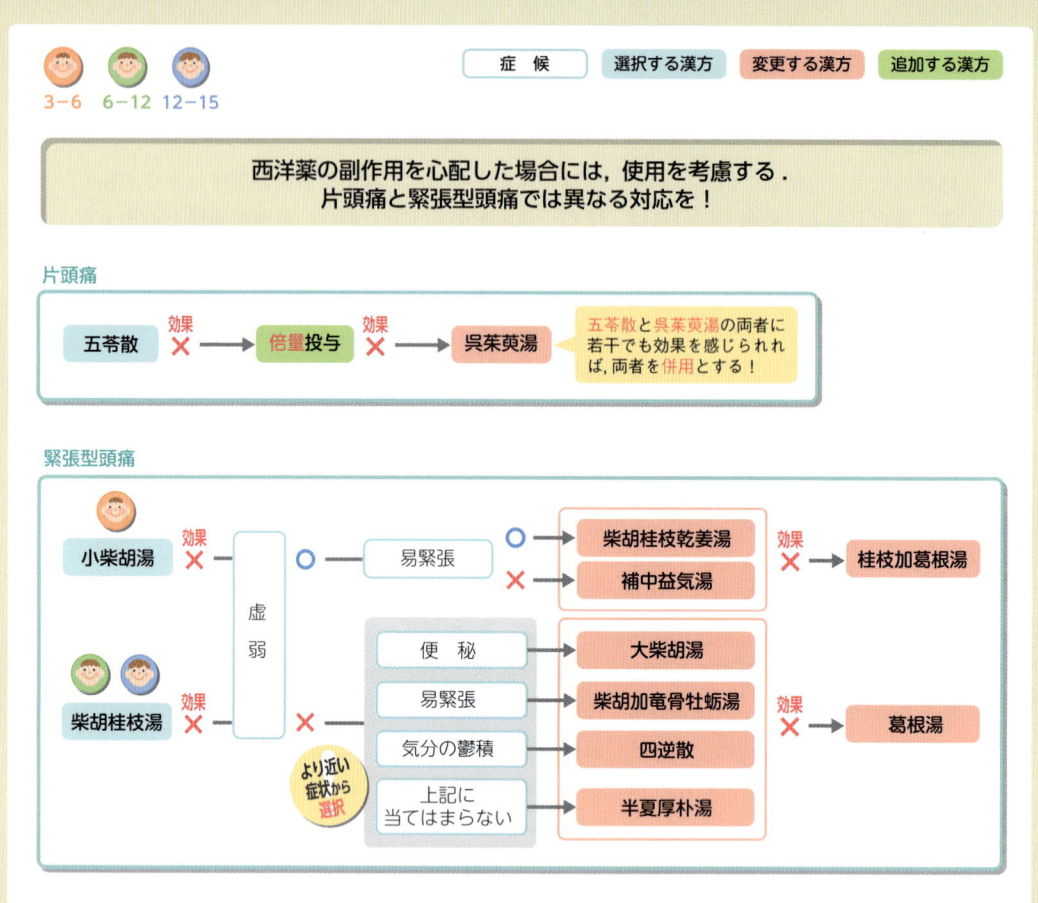

小柴胡湯 →効果✕→ 虚弱 ○→ 易緊張 ○→ 柴胡桂枝乾姜湯／補中益気湯 →効果✕→ 桂枝加葛根湯

柴胡桂枝湯 →効果✕→ 虚弱 ✕→ より近い症状から選択：
- 便秘 → 大柴胡湯
- 易緊張 → 柴胡加竜骨牡蛎湯
- 気分の鬱積 → 四逆散
- 上記に当てはまらない → 半夏厚朴湯

→効果✕→ 葛根湯

⭐ 日常診療における漢方治療の位置づけ

　機能性の頭痛は，片頭痛，緊張型頭痛，群発頭痛などに分類される．群発頭痛では激しい疼痛のため，現代医学的処置が優先される．片頭痛にはトリプタン系製剤，緊張型頭痛には抗不安薬，筋弛緩薬が投与されるが，効果が不十分の場合には漢方薬を追加することがある．逆に漢方薬で劇的に効果を示す症例もあり，西洋薬の副作用を心配する場合には積極的に漢方治療を行うことがある．

📋 症候からアプローチする漢方薬の選択

　対象は，幼稚園入学後の幼児期以降である．

86

片頭痛では年齢差を考慮しなくてよい．通常，五苓散で開始し，効果がなければ倍量投与とする．これでも効果がなければ，呉茱萸湯に変更する．両者に部分的に効果がある場合には，両者を併用する．

緊張型頭痛では，幼児期と学童期以降で区別する．幼児期の発症者は少ないが，この場合，小柴胡湯とする．学童以降では，柴胡桂枝湯とする．効果がない場合には，幼児期，学童期以降で区別なく，虚弱でないと判断した場合には，便秘があれば大柴胡湯，緊張しやすい場合には柴胡加竜骨牡蛎湯，気分が鬱積する場合には四逆散，上記以外の場合には半夏厚朴湯とする．一方，虚弱の場合には，緊張しやすい場合には柴胡桂枝乾姜湯，そうでなければ補中益気湯とする．これらで効果がなければ，虚弱なら桂枝加葛根湯，虚弱でなければ葛根湯とする．

アドバンスコース

● 漢方医学的病態

痛みについて，漢方医学においては「通じなければ痛み，通じれば痛まない」という考え方がある．すなわち，気・血・津液を十分に循環させることが大切であり，循環の障害が痛みを生じるもとになる．気の滞りは，張ったような痛み，血の滞りは深部で締めつけられるような痛み，津液の滞りは拍動性の痛みと表現される．この場合の痛み自体は場所を問うものではないが，頭痛としてみると，頭部は上方にあり精神活動と関係するので，五藏でいえば心，また，気・血・津液の循環において上方への移動に関係しやすい肝，脾が大きな要素になる．

片頭痛は津液の滞り，筋緊張型頭痛は気血の滞りによることが多い．津液との関係でみると脾が，気の関係でみると肝，脾が，血の関係でみると肝，心が重要となる．片頭痛では，とくに脾の機能低下が関与することが多いので，脾虚の有無を診ることが重要となる．

緊張型頭痛では気血の不均衡がさまざまな割合で関与するため，その程度を把握することは困難であるが，とくに頸あるいは肩のこりに注目するとよい．ストレスが強く関与する場合には，肩がこることが多い．僧帽筋がこる場合には，体質的なことが多い．

● 漢方治療総論

気滞と水滞が主な病態になるので，その鬱滞を改善することが大きな目標となる．理気剤，利水剤の投与が基本となる．気滞が悪化すると気逆の病態を引き起こすので，この場合には気逆に対する治療が必要となる．さらに，気滞，水滞が基本となる病態として，血虚，気虚などが潜在していることもあるため，その配慮も重要である．

● 病態からアプローチする漢方薬の選択

❶ 基本処方

五苓散は，利水，滲湿，通陽作用により，内停した水湿を通利する．このため，片頭痛の基本処方といえる．

呉茱萸湯は，温中散寒，降逆作用を持つ．このため，冷えと嘔吐を合併する片頭痛によい適応がある．

小柴胡湯は，疏肝，補脾の作用を持つ．幼児期，すなわち肝気の発育する時期に肝気を調節することで，症状を緩和させる．柴胡桂枝湯は，小柴胡湯と桂枝湯の合方である．学童以降では，肝，心の発育に伴い，その乱れが生じると脾胃の障害を合併しやすい．この場合，気虚も血虚も起こす

ことになる．桂枝湯が合方されることで，補血補気が行われる．
　大柴胡湯，柴胡加竜骨牡蛎湯，四逆散は，すべて柴胡が含まれる処方である．疏肝が考慮されている．大柴胡湯は，柴胡，枳実により強力に疏肝する．柴胡加竜骨牡蛎湯は，疏肝とともに，竜骨，牡蛎で安神作用を発揮する．四逆散は，柴胡，枳実による疏肝とともに，芍薬，甘草で緩急作用を発揮する．柴胡桂枝乾姜湯は，温中散寒するとともに，牡蛎で安神する．さらに，熱による津液の損失を栝楼根で補充する．
　半夏厚朴湯は，行気，解鬱，降逆，化痰作用を持つ．痰と気が停滞する病状に適する方剤である．
　補中益気湯は，補気と理気を中心とした方剤である．
　桂枝加葛根湯は，桂枝湯に葛根が加味された方剤である．桂枝湯証で，項背の強ばりがある場合に適する．葛根湯は，桂枝湯に葛根，麻黄が加味されたものである．麻黄が加味される分，解表効果が強くなる．

❷応用追加処方
　釣藤散，桂枝人参湯，九味檳榔湯，川芎茶調散，二朮湯，立効散なども候補となる．基本処方から変更，あるいは追加することで症状緩和を試みるとよい．
　釣藤散は，平肝熄風，清熱，化痰，補気の作用を有する．肝厥の頭痛あるいは眩暈に適応がある．緊張型頭痛に用いることが考えられる．
　桂枝人参湯は，温中散寒，補気，解表の作用を持つ．このため，表証としての頭痛に対して効力があるといえる．緊張型頭痛にも応用できると考えられる．
　九味檳榔湯は，理気，降濁，温中化湿の作用を有する．緊張型頭痛にも，片頭痛にも応用可能と考えられる．
　川芎茶調散は，祛風，止痛効果を持つ．風邪による頭痛に適応がある．緊張型頭痛に主に適応があると考えられる．
　二朮湯は，祛風湿，化痰の作用を持つ．片頭痛に，また，陳皮，香附子は理気作用も発揮するので，緊張型頭痛にも応用される．
　立効散は，祛風，熄風，止痛効果を持つ．本方は歯痛によく用いられるが，頭痛に関しても主に緊張型頭痛に適応があると考えられる．

30 てんかん

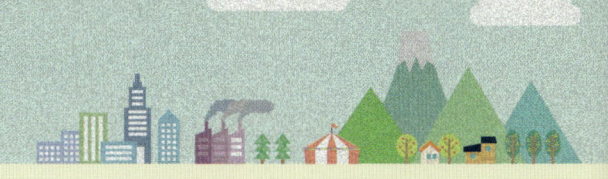

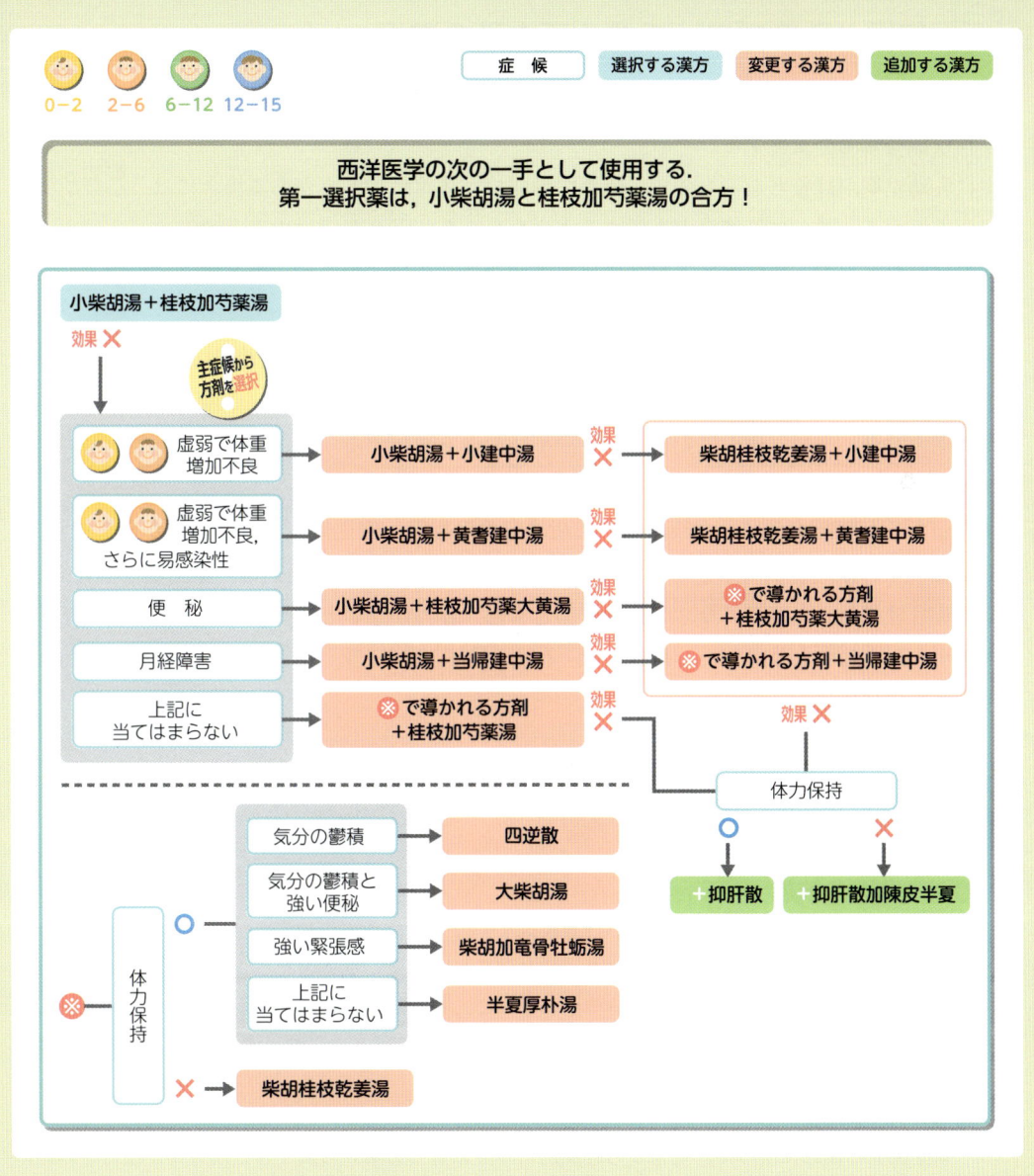

| 0-2 | 2-6 | 6-12 | 12-15 |

症候 / 選択する漢方 / 変更する漢方 / 追加する漢方

**西洋医学の次の一手として使用する．
第一選択薬は，小柴胡湯と桂枝加芍薬湯の合方！**

小柴胡湯＋桂枝加芍薬湯
効果✕
↓
主症候から方剤を選択

虚弱で体重増加不良	→	小柴胡湯＋小建中湯	効果✕ →	柴胡桂枝乾姜湯＋小建中湯
虚弱で体重増加不良，さらに易感染性	→	小柴胡湯＋黄耆建中湯	効果✕ →	柴胡桂枝乾姜湯＋黄耆建中湯
便秘	→	小柴胡湯＋桂枝加芍薬大黄湯	効果✕ →	※で導かれる方剤＋桂枝加芍薬大黄湯
月経障害	→	小柴胡湯＋当帰建中湯	効果✕ →	※で導かれる方剤＋当帰建中湯
上記に当てはまらない	→	※で導かれる方剤＋桂枝加芍薬湯	効果✕ →	

体力保持
○ → ＋抑肝散
✕ → 抑肝散加陳皮半夏

※体力保持
○
- 気分の鬱積 → 四逆散
- 気分の鬱積と強い便秘 → 大柴胡湯
- 強い緊張感 → 柴胡加竜骨牡蛎湯
- 上記に当てはまらない → 半夏厚朴湯

✕ → 柴胡桂枝乾姜湯

★ 日常診療における漢方治療の位置づけ

　近年，てんかんに対する包括的医療の急速な進歩により，難治てんかんは減少しているものの，現在においてもその比率は10～20％を占める．新しい抗てんかん薬が保険適用となり，てんかん外科の進歩も取り入れられている状況では，現代医学的治療が優先されるといえる．しかしなが

ら，一方で漢方薬が劇的に効果を発揮する症例もある．現代医学的治療で効果がみられない場合には，漢方治療が考慮される．

症候からアプローチする漢方薬の選択

　年齢に関係なく，小柴胡湯と桂枝加芍薬湯の合方で開始する．効果が確認できない場合には，まず桂枝加芍薬湯を変更する．

　主に乳幼児期が対象となるもので，極めて虚弱で，体重増加不良がある場合には，小柴胡湯合小建中湯とする．さらに易感染が合併するようなら小柴胡湯合黄耆建中湯とする．

　年齢にかかわらず，便秘がある場合には，小柴胡湯合桂枝加芍薬大黄湯とする．

　思春期女性で，月経障害を伴う場合には，小柴胡湯合当帰建中湯とする．

　上記に当てはまらない場合は，桂枝加芍薬湯は継続として，小柴胡湯を後述のように変更する．

　上記に従って変更しても，改善が認められない場合には，変更した小建中湯，黄耆建中湯，桂枝加芍薬大黄湯，当帰建中湯は継続として，小柴胡湯を変更する．以上に関する小柴胡湯の変更方法は以下のとおりである．

　体力があると判断すれば，大柴胡湯，柴胡加竜骨牡蛎湯，四逆散，半夏厚朴湯から選択する．気分が鬱積すれば四逆散，気分が鬱積し，さらに便秘が強ければ大柴胡湯，緊張感が強ければ，柴胡加竜骨牡蠣湯，上記以外なら半夏厚朴湯とする．体力がないと判断すれば，柴胡桂枝乾姜湯に変更する．これでも効果がない場合には，体力があれば抑肝散，体力がなければ抑肝散加陳皮半夏をさらに追加する．

アドバンスコース

● 漢方医学的病態

　てんかんでは，身体の痙攣，あるいは意識消失が慢性的に認められる．痙攣の漢方医学的病態としては，血虚や気逆が考えられる．また，意識消失は，気虚，気逆として捉えることができる．これらが単独あるいは併存して発症する．脳において，神経細胞の過剰興奮が脳波上認められることから，気逆の要素を考慮することが重要である．水滞がさまざまな状態に関与してくる病態もある．

● 漢方治療総論

　新薬開発の流れに沿って，従来から経験的に本症に対して用いられてきた漢方薬が検討され始めた．その代表ともいえるものが柴胡桂枝湯加芍薬である．本方剤は，相見により柴胡桂枝湯の変方としててんかん患者に投与され，良好な成績を得たことが発端となり，臨床において使用されるようになった．一方，菅谷らは，基礎研究により本方剤が抗痙攣作用，神経細胞保護作用，生長発達分化促進作用を持つことを証明した．このような基礎的研究を踏まえ，多くの臨床研究が行われた．各研究で成績は異なるものの，発作抑制に関する有効性が認められた．さらに，プラセボを対照とする二重盲検法による臨床試験も行われたが，有効性は確認されなかった．このため，残念ながら国家承認を受けるに至らなかった．

　しかし，患者に則したオーダーメイド治療を行う漢方医学において，二重盲検法による治療効果の判定が馴染まない場合もある．このような意味で，漢方治療では個々の症例報告の検討は極めて

大切である．漢方薬に強力な抗痙攣，あるいは発作抑制作用を要求することは困難であるが，漢方治療が発作抑制に劇的な効果を示す症例もある．あらゆる抗てんかん薬によっても発作抑制が困難な場合に漢方薬を併用することは，発作を頓挫させることはもちろん，多種多量の抗てんかん薬による副作用を軽減する意味においても考慮すべきである．

残念ながら，てんかんに対する漢方治療は認知されていない．もともと漢方治療を実践する医師が少ないうえに，てんかん診療を行う専門医の多くも漢方治療に否定的な考えを持っている．さらに，てんかんに対して漢方治療の有効性を示す明確なエビデンスが存在しないことも大きな要因といえる．基礎実験で漢方薬が痙攣抑制効果を持つことが認められても，臨床研究においてその効果が確認されなければ，治療薬として実際の運用には至らない．効果が認められた過去の報告も，対象が厳密にてんかんであったかどうか不明な点もある．臨床評価について再検討してみる必要がある一方で，てんかん診療者が治療の選択肢として漢方薬を認識し，試みることも重要である．

● 病態からアプローチする漢方薬の選択

❶ 基本処方

小柴胡湯合桂枝加芍薬湯は，臨床研究で取り上げられた処方である．小柴胡湯の柴胡剤としての理気作用，桂枝加芍薬湯の芍薬，甘草による緩急作用が期待されていると考えられる．

小建中湯，黄耆建中湯，桂枝加芍薬大黄湯，当帰建中湯は，すべて桂枝加芍薬湯の類似処方といえる．小建中湯は，膠飴を加味しており，補益効果を増強している．黄耆建中湯は，小建中湯に黄耆が加味された方剤である．衛気虚に有効である．桂枝加芍薬大黄湯は，大黄を加味して瀉下作用を持つ．当帰建中湯は，当帰を加味して補血，駆瘀血作用を持つ．

大柴胡湯，柴胡加竜骨牡蛎湯，四逆散，柴胡桂枝乾姜湯は，すべて柴胡を含有しており，理気作用を発揮する．大柴胡湯は，柴胡，枳実，大黄で理気作用を強力に行使する．柴胡加竜骨牡蛎湯は，理気作用のほか，茯苓，牡蛎，竜骨による安神作用も持つ．四逆散は，柴胡，枳実による理気とともに，芍薬，甘草による緩急作用も有する．柴胡桂枝乾姜湯は，理気のほか，乾姜，桂皮により温中散寒し，牡蛎により安神させる．

半夏厚朴湯は，厚朴，蘇葉による理気作用とともに，半夏，茯苓，生姜により化痰を行う．

抑肝散は，熄風，補脾，補血作用を有する．抑肝散加陳皮半夏は，抑肝散に陳皮，半夏が加味されており，肝胃不和に基づく悪心あるいは嘔吐，また痰飲に対する配慮がなされた方剤である．

❷ 応用追加処方

虚証に対して，補中益気湯，十全大補湯，六味丸などが候補となる．補中益気湯は，補脾のほか，昇提作用を持つ．十全大補湯は，気血双補を行う方剤である．六味丸は，腎陰虚を呈する場合に適応がある．

熄風作用を持つ釣藤散，心血虚を改善する甘麦大棗湯も試みてよい方剤である．柴胡剤などで効果不十分な場合に，変更あるいは追加投与を行うことがある．

思春期などにおいて瘀血病態が考慮される場合には，駆瘀血剤が選択される．当帰芍薬散，桂枝茯苓丸，加味逍遙散，女神散，桃核承気湯などが候補となる．月経周期に関連して発作を呈する症例では，利水効果が期待できる当帰芍薬散が第一候補となる．

31 チック

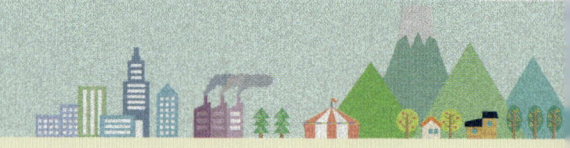

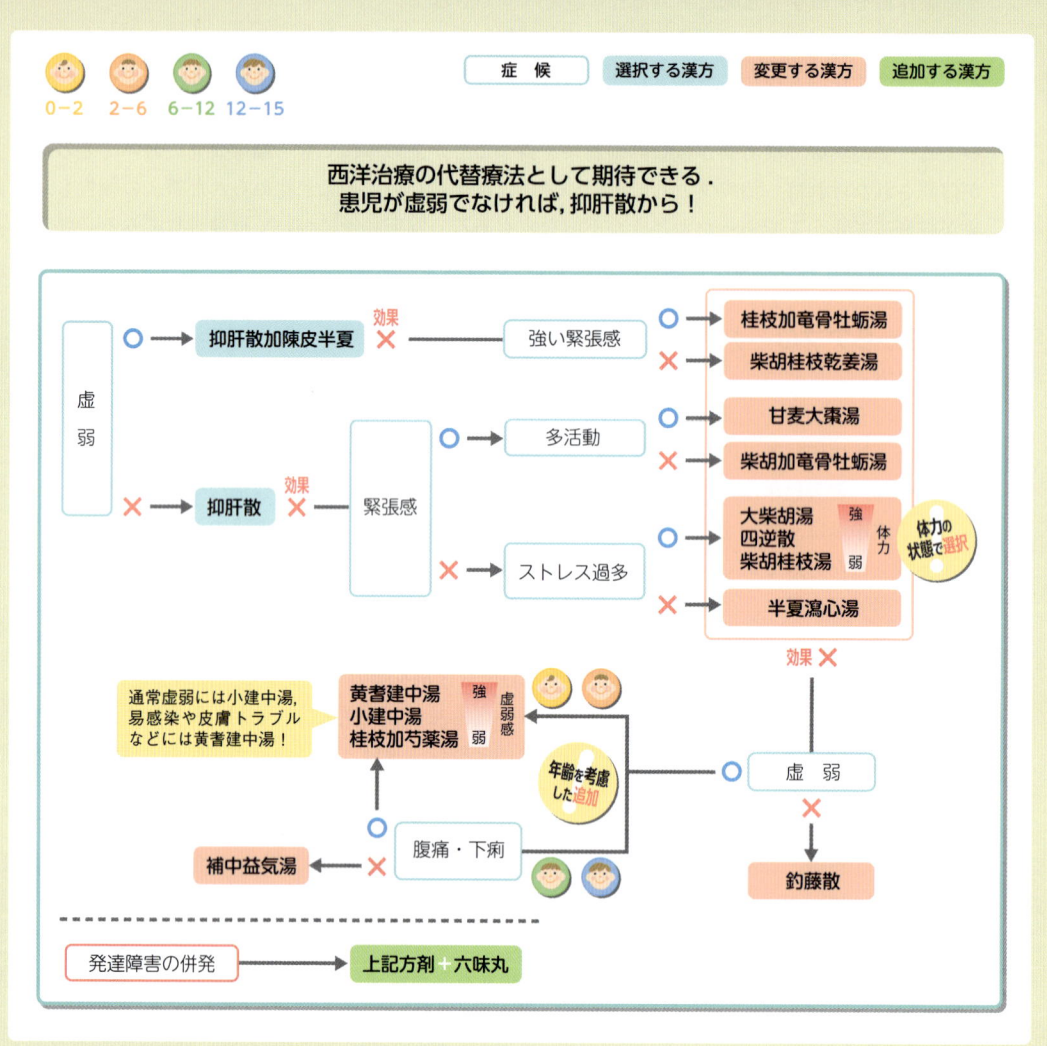

症候 / 選択する漢方 / 変更する漢方 / 追加する漢方

0-2 / 2-6 / 6-12 / 12-15

西洋治療の代替療法として期待できる．
患児が虚弱でなければ，抑肝散から！

虚弱
- 〇→ 抑肝散加陳皮半夏 —効果×→ 強い緊張感
  - 〇→ 桂枝加竜骨牡蛎湯
  - ×→ 柴胡桂枝乾姜湯
- ×→ 抑肝散 —効果×→ 緊張感
  - 〇→ 多活動
    - 〇→ 甘麦大棗湯
    - ×→ 柴胡加竜骨牡蛎湯
  - ×→ ストレス過多
    - 〇→ 大柴胡湯（強）／四逆散／柴胡桂枝湯（弱）　体力の状態で選択
    - ×→ 半夏瀉心湯

効果×
→ 虚弱
- 〇→ 年齢を考慮した追加
  - 黄耆建中湯（強）／小建中湯／桂枝加芍薬湯（弱）　虚弱感
  - 通常虚弱には小建中湯，易感染や皮膚トラブルなどには黄耆建中湯！
  - 〇← 腹痛・下痢 ←× 補中益気湯
- ×→ 釣藤散

発達障害の併発 → 上記方剤 ＋ 六味丸

⭐ 日常診療における漢方治療の位置づけ

　チックは，体内の筋肉や声帯が突発的，急速的，反復的，非律動的，常同的に動くものである．瞬目，首振り，肩すぼめなどの運動チックでは経過観察されることが多い．咳払い，鼻鳴らしなどの音声チックや両者が慢性的に合併するトゥレット症では，抗精神病薬が適応となることがある．また，環境整備，カウンセリングなども行われる．抗精神病薬による治療を保護者が受け入れられない場合，カウンセラーとの関係がうまく築けない場合などにおいて，漢方治療がよく希望される．チックの初期であっても，保護者との相談のうえ，希望があれば漢方治療に入ることで，

症状の早期改善が期待できる．

症候からアプローチする漢方薬の選択

　初診時に極めて特徴的な症状，特異的所見がなければ，一般的に抑肝散から開始する．やや虚弱な印象があれば，抑肝散加陳皮半夏とする．これらについては，患児の年齢を考慮しなくてもよい．

　効果が不明な場合には，方剤の変更を検討する．

　虚弱でない場合には，緊張感があり，症状の急迫性，すなわち診察室で落ち着きがなくそわそわ動き回る，診察指示に従わず好き勝手に話をする，欠神が出るなどに注目すれば，甘麦大棗湯の適応となる．緊張感があるが，多活動でなければ，柴胡加竜骨牡蛎湯とする．緊張感がない場合には，概ねストレス過多の状態であり，大柴胡湯，四逆散，柴胡桂枝湯を体力の充実度に応じて選択する．緊張感がなく，ストレスも強くない場合には，半夏瀉心湯とする．

　虚弱な場合には，緊張感が強ければ桂枝加竜骨牡蛎湯，緊張感が強くなければ柴胡桂枝乾姜湯とする．

　このような対処で症状が改善しない場合には，虚弱でなければ釣藤散に変更する．虚弱な場合には，乳幼児期と学童期以降に分類する．この場合，体力低下，食欲不振，活気がない，易感冒などに考慮する．乳児，幼児期では，虚弱感が強いほうから順に黄耆建中湯，小建中湯，桂枝加芍薬湯に変更する．通常の虚弱には小建中湯でよいが，易感染性，皮膚のトラブルが多い場合には黄耆建中湯を使うとよい．虚弱が軽度であれば，桂枝加芍薬湯とする．学童期以降では補中益気湯とし，腹痛，下痢を伴う場合には，桂枝加芍薬湯，黄耆建中湯，小建中湯を選択する．

　また，発達障害を併発する場合には，六味丸を追加する．六味丸は，小児期を通して使用される．

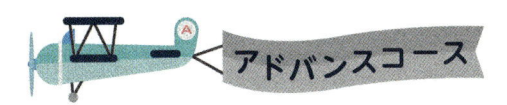

アドバンスコース

○ 漢方医学的病態

　基本病態は，肝気あるいは心気の亢進状態に基づく．これは，実邪があって発生することもあれば，肝あるいは心の陰分が不足することにより相対的に陽気が亢進した状態，すなわち陰虚によることもある．また，脾虚が基礎にあって，肝気が脾虚に乗じて亢進する場合もある．肝気の亢進が心気の亢進を誘発することもある．腎虚により，その子である肝の陰液が不足する病態もある．

○ 漢方治療総論

　肝気あるいは心気の亢進を鎮めることが重要である．通常は熱を鎮めることになり，実邪では瀉剤を，陰虚による場合には補陰剤を投与する．脾虚が強いと寒の病態が前面に出て，熱の病態が隠れてしまうので注意が必要である．まず，脾虚の治療を開始して，熱の病態にかかわる必要があれば，その後対応する．場合により，脾虚と熱の病態を同時に治療することもある．発育障害を合併する症例もよく認められる．これに関しては，腎虚が基本にあることにも注意すべきである．

○ 病態からアプローチする漢方薬の選択

❶ 基本処方

　抑肝散は，柴胡で疏肝，釣藤鈎で平肝熄風，当帰で補血，蒼朮，茯苓で補脾を行う方剤である．抑肝散加陳皮半夏は，抑肝散に陳皮，半夏が加味された方剤である．肝脾不和による悪心，嘔吐などを改善する．

　甘麦大棗湯は，養心安神，緩急を行う方剤である．心血虚の病態に投与される．甘麦大棗湯は，劇的に症状を改善させることがある．しかし，同剤で症状が緩和されても，素体の状態に留意し，本治は何かを見失わないことが重要である．また，本剤を投与した場合には，甘草の含有量が多いため，偽アルドステロン症の発症に注意が必要である．継続投与の場合には，1か月ごとに数回は電解質検査を行ったほうがよい．

　柴胡加竜骨牡蛎湯，大柴胡湯，四逆散，柴胡桂枝湯，柴胡桂枝乾姜湯は，柴胡を含有する方剤である．柴胡加竜骨牡蛎湯は，柴胡による疏肝とともに，竜骨，牡蛎により安神作用を持つ．大柴胡湯は，柴胡，枳実，大黄により疏肝作用を強力に発揮する．四逆散は，疏肝とともに，芍薬，甘草による緩急作用を有する．柴胡桂枝湯は，小柴胡湯と桂枝湯の合方である．疏肝とともに，解表，芍薬，甘草による緩急作用を有する．柴胡桂枝乾姜湯は，疏肝のほか，茯苓，牡蛎による安神，さらに乾姜，桂皮による温中散寒作用を持つ．

　半夏瀉心湯は，芩連剤と称されるように，黄芩，黄連を主軸とする方剤である．小柴胡湯の柴胡，生姜を各々黄連，乾姜に代えた構成となっている．黄芩，黄連で上熱を瀉し，乾姜で下寒を温める．また，これらは，心下痞結を開散する．なお，柴胡剤，芩連剤には黄芩が含有されており，場合により肝機能障害が心配されるため，血液検査で確認することが望ましい．

　桂枝加竜骨牡蛎湯は，桂枝湯に竜骨，牡蛎が加味された方剤である．桂枝湯により営衛を調和させ，竜骨，牡蛎で安神させて心腎不交を改善させる．

　釣藤散は，平肝熄風，清熱，化痰，補気の作用を持つ．

　桂枝加芍薬湯，小建中湯，黄耆建中湯，補中益気湯，六味丸は，すべて補剤である．前四者は補脾が，後一者は補腎が中心である．小建中湯は，補脾の基本処方といえる．黄耆建中湯は，小建中湯に黄耆が加味された方剤である．衛気虚に有効である．桂枝加芍薬湯は，小建中湯から膠飴を除去したものであり，その補脾作用は強いものではない．補中益気湯は，補脾のほか，昇提作用を持つ．六味丸は，腎陰虚を呈する場合に適応がある．

❷ 応用追加処方

　心陽気の亢進が激しいと判断されれば，黄連解毒湯を選択あるいは追加する．

　陰液不足による虚熱が強いと判断される場合には，四物湯を追加する．心血虚によることが明らかであり，脾虚も合併している場合には，帰脾湯が選択される．さらに，理気を要する場合には，加味帰脾湯とする．肝，心への補充が必要な場合には選択すべき方剤といえる．

　気血両虚が激しい場合には，十全大補湯，人参養栄湯も利用可能である．

32 睡眠障害

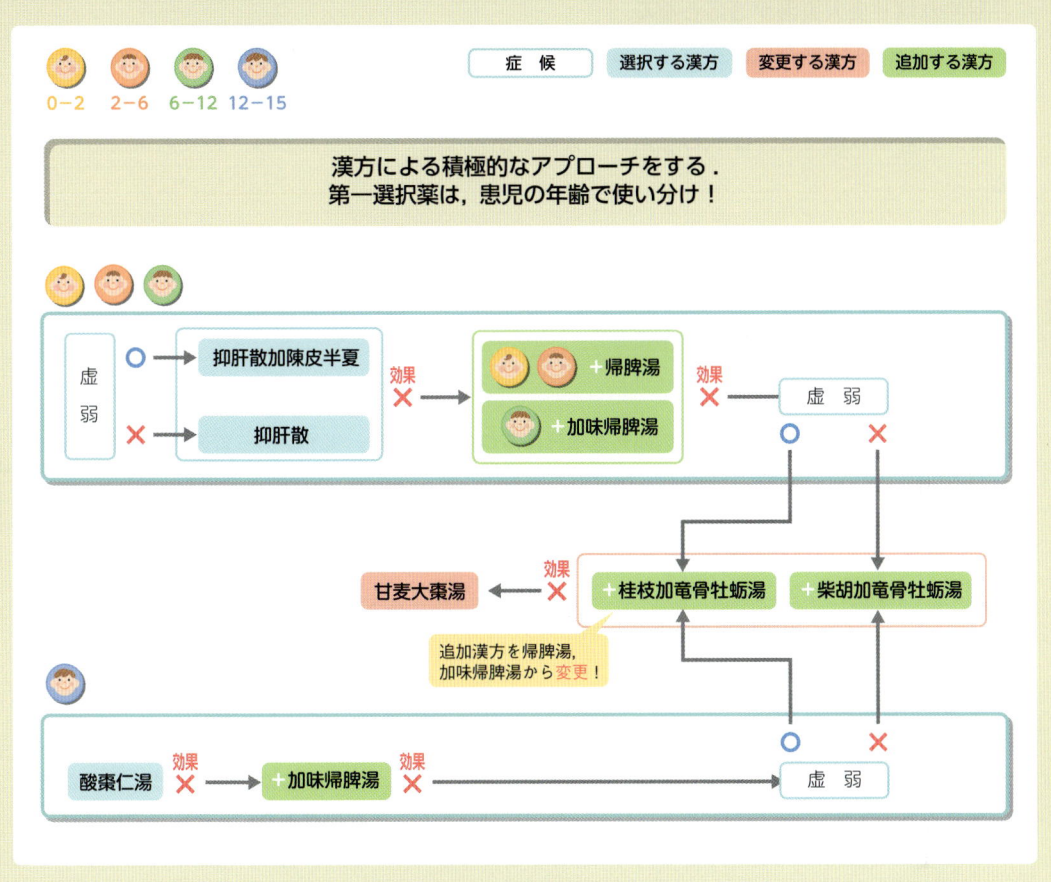

症候 　選択する漢方 　変更する漢方 　追加する漢方

0-2　2-6　6-12　12-15

漢方による積極的なアプローチをする．
第一選択薬は，患児の年齢で使い分け！

虚弱
〇 → 抑肝散加陳皮半夏
✕ → 抑肝散
効果✕ → ＋帰脾湯 / ＋加味帰脾湯
効果✕ → 虚弱
〇／✕

甘麦大棗湯 ← 効果✕ ― ＋桂枝加竜骨牡蛎湯　＋柴胡加竜骨牡蛎湯

追加漢方を帰脾湯，加味帰脾湯から変更！

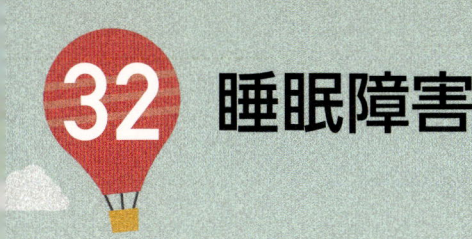

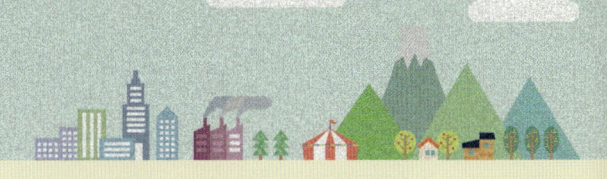

酸棗仁湯 効果✕ → ＋加味帰脾湯 効果✕ → 虚弱
〇／✕

日常診療における漢方治療の位置づけ

　夜泣きの多くは，新生児期からみられ，入眠後2時間から早朝にかけて，数回出現し，2歳までに軽減消失することが多い．夜驚症は，3～6歳で発症し，入眠後1～2時間でみられ，6か月～1年程度で軽減消失する傾向にある．西洋医学的薬物治療は行われないため，漢方治療は積極的治療の一手段となる．また，不眠についても学童期後半からは愁訴として出現する可能性もある．夜泣き，夜驚症と同様に漢方治療のよい適応と考えられる．

症候からアプローチする漢方薬の選択

　一般的に乳児から学童までは，抑肝散（よくかんさん）から開始する．虚弱な印象があれば，抑肝散加陳皮半夏（よくかんさんかちんぴはんげ）とする．これらについては，患児の年齢を考慮しなくてもよい．効果不明の場合には，幼児期ま

でなら帰脾湯，学童期なら加味帰脾湯を追加する．効果がなければ，帰脾湯，加味帰脾湯を中止し，虚弱なら桂枝加竜骨牡蛎湯，虚弱でなければ柴胡加竜骨牡蛎湯を追加する．

上記の治療で効果が不明な場合には，処方を新たに選択する．症状の急迫性，欠伸が出るなどに注目すれば甘麦大棗湯が適応となる．

思春期では，まず酸棗仁湯を投与する．効果がなければ，加味帰脾湯を追加する．効果が不明なら，加味帰脾湯を中止し，虚弱なら桂枝加竜骨牡蛎湯，虚弱でなければ柴胡加竜骨牡蛎湯を追加する．思春期以降でも，症状の急迫性，欠伸が出るなどが認められれば，甘麦大棗湯も候補となる．

アドバンスコース

● 漢方医学的病態

基本病態は，肝気あるいは心気の亢進状態に基づく．これは，実邪があって発生することもあれば，肝あるいは心の陰分が不足し，相対的に陽気が亢進した状態，すなわち陰虚によることもある．日中に神経過敏な状態がよく認められる場合には，実邪のことが多い．夜のみ症状が現れる場合には，陰虚が中心の病態である．また，脾虚が基礎にあり，肝気が脾虚に乗じて亢進する場合もある．肝気の亢進が心気の亢進を誘発することもあり，この場合には日中にも問題が生じやすい．腎虚により，その子である肝の陰液が不足する病態もある．

● 漢方治療総論

肝気あるいは心気の亢進を鎮める．通常は熱を鎮めるために，実邪では瀉剤を，陰虚による場合には補陰剤を投与する．脾虚が強いと寒の病態が前面に出て，熱の病態が隠れてしまうため注意が必要である．まず，脾虚の治療を開始し，熱の病態にかかわる必要があれば，その後対応する．場合によっては，脾虚と熱の病態を同時に治療することもある．なお，乳児，幼児が対象となることが多いので，津液に対する配慮が重要である．

精神的要素が大きな比重を占める場合には，保護者，とくに母親の精神的負担も大きくなるので，その配慮が重要である．母子同服を勧めることも一法である．

中国では，このような症候は認められないとのことである．日本と社会環境が大きく異なることが要因のようである．中国では核家族が少なく，祖父母が孫の面倒をみることは当たり前となっている．母親の負担は，日本のように過大ではなさそうである．日本でも扶助を受けやすい環境整備が重要かもしれない．

● 病態からアプローチする漢方薬の選択

❶ 基本処方

抑肝散は，柴胡で疏肝，釣藤鈎で平肝熄風，当帰で補血，蒼朮，茯苓で補脾を行う方剤である．抑肝散加陳皮半夏は，抑肝散に陳皮，半夏が加味された方剤である．肝脾不和による悪心，嘔吐なども改善する．

帰脾湯は，心血虚，脾気虚に対する方剤である．竜眼肉，酸棗仁，遠志で養心，当帰で補血，白朮，茯苓，黄耆，人参で健脾，木香で理気を行う．加味帰脾湯は，帰脾湯に柴胡，山梔子が加味された方剤である．柴胡の理気，山梔子の清熱作用が加わることになる．幼児期以降は，肝，心の発育に注意が必要で，その保護を十分行う必要がある．帰脾湯，加味帰脾湯は有効な方剤といえる．

桂枝加竜骨牡蛎湯は，桂枝湯に竜骨，牡蛎が加味された方剤である．桂枝湯により営衛を調和させ，竜骨，牡蛎で安神させて心腎不交を改善させる．

　柴胡加竜骨牡蛎湯は，柴胡剤の一種である．柴胡による疏肝とともに，竜骨，牡蛎により安神作用を持つ．

　甘麦大棗湯は，養心安神，緩急を行う方剤である．心血虚の病態に投与される．甘麦大棗湯は，劇的に症状を改善させることがあるが，症状が緩和されても，素体の状態に留意し，根本の病因を見極めることが重要である．本剤は甘草の含有量が多いため，偽アルドステロン症の発症に注意が必要である．できれば，電解質検査を行ったほうがよい．

　酸棗仁湯は，肝血虚による虚熱が上擾する病態に投与される．酸棗仁は，肝血を養い，安神作用を有する．川芎，茯苓は，酸棗仁の作用を補佐する．知母は，清熱作用を持つ．

❷応用追加処方

　心陽気の亢進が激しいと判断されれば，黄連解毒湯を選択あるいは追加する．便秘があれば，三黄瀉心湯も候補となる．

　陰液不足による虚熱が強いと判断される場合には，四物湯を追加する．気血両虚が激しい場合には，人参養栄湯も候補となる．

　平肝熄風が必要であれば，釣藤散も選択される．

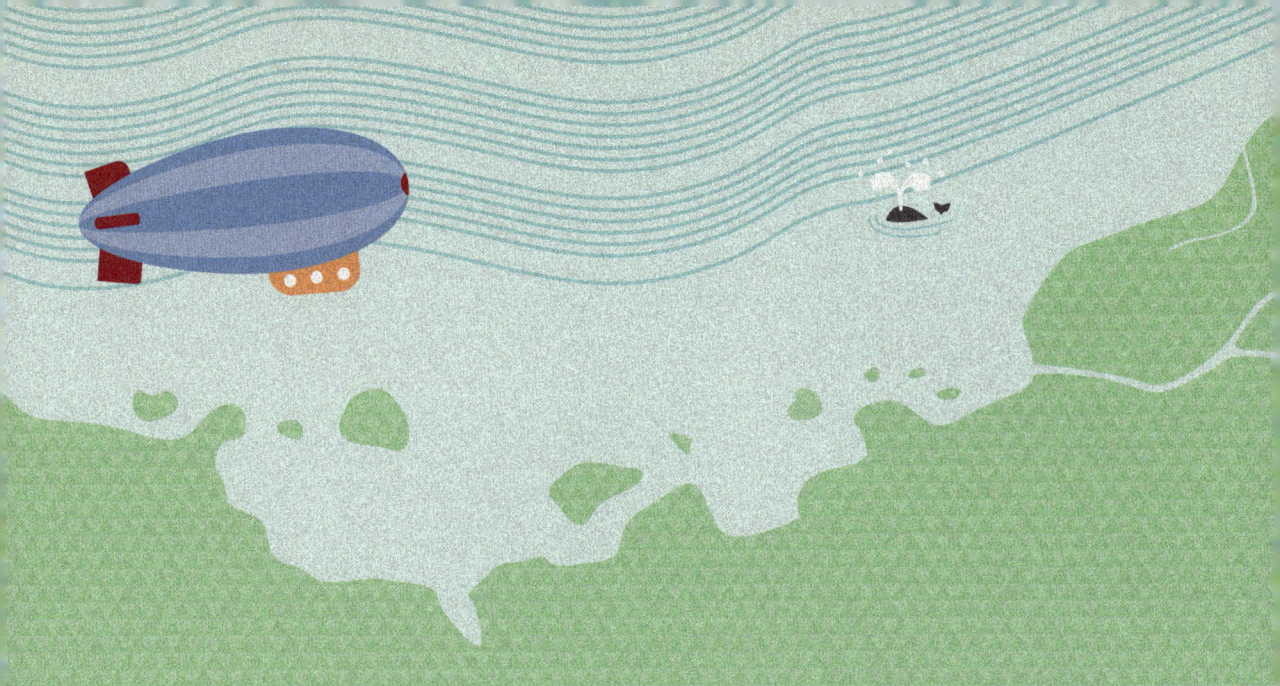

第二部

小児における漢方医学の基本

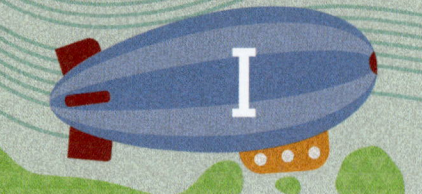

I 小児科漢方を理解するために

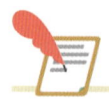

1. 緒論

　小児科医であれば，小児の特徴が発育と発達にあることは極めて当然のことと理解しているとしても，漢方初学者にとって，いきなり小児の特徴を漢方医学的に捉えることは困難と思われる．陰陽論，五行論などの漢方基礎理論はもちろんのこと，気・血・津液，藏府といった西洋医学と同様の文字でありながら内容が異なる漢方用語は，西洋医学とはほぼ完全に区別して理解すべきものである（西洋医学においては臓腑と表現することにする）．漢方の基本的理解がない状態で，小児の漢方的特徴を説明しても，漢方医学全般と小児漢方の特徴の両者を同時に把握することはかなり大変な作業といえる．一方で，現代西洋医学をしっかり学んでいながら，その知識を漢方理解に結びつけないことも，勿体ないことであり，まさしく宝の持ち腐れである．

　このように，小児における漢方医学を理解するためには2つの問題があると考えられる．すなわち，古典を紐解き，また小児の特性を踏まえて伝統医学本来の意味を理解する困難性，現代西洋医学で解明された小児の特徴を漢方医学的に理解することの困難性である．以上の問題点を考慮して，小児科漢方を理解するための方向性を**図3**に示した．

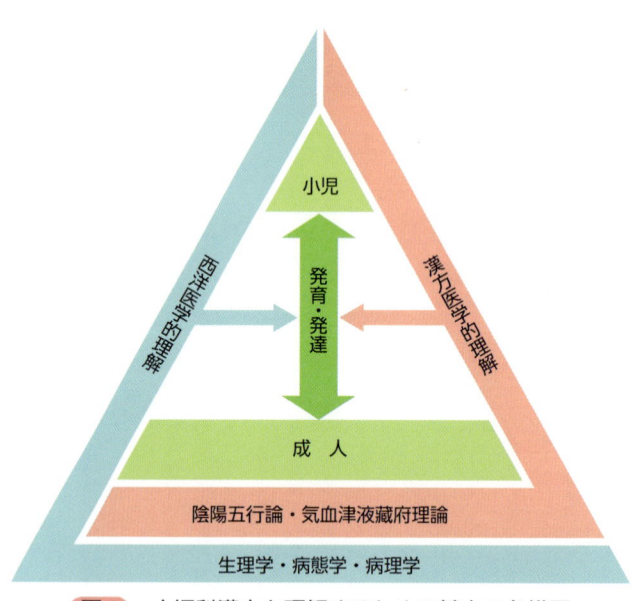

図3 小児科漢方を理解するための基本三角構図

　小児と成人を区別あるいは理解するために特徴的な点は，発育と発達である．まず，成人について漢方医学の基本を理解することが先決であろう．その際，西洋医学的理解を踏まえながらも一端取り払って，漢方医学の基本概念を把握する．次に小児では，その漢方医学の基礎をもとに小児の特徴を漢方医学的に解釈してみる．そして，さまざまな病態を経験するなかで，その基本病態を西洋医学的に明確にしてから漢方医学的病態を捉えることも重要となる．漢方医学の理論を打ち立てた時代の考え方に終始すると，現代医学の発展的理論を無視した滑稽な概念に陥る危険性がある．

小児科漢方を理解するために

2. 古典に立脚した原論的理解

　漢方医学を総合的に解説した古典でも，内科に関する記載が圧倒的に多い．やはり，まずは成人を対象として全般的な漢方医学について理解することが，小児科漢方を極める近道と考える．

　第二部「小児における漢方医学の基本」では，本章に続いて次のⅡ章では，成人を対象とした「漢方医学概説」を取り上げる．最初に漢方医学の特質についての理解が重要である．日本の伝統医学である漢方医学と中国における伝統医学である中医学の違いについても確認する必要がある．西洋医学と同様に，漢方医学においても生理学，病態学，病理学，病因学，診断学，治療学の分野が存在するが，系統立てた構成はなされていなかった．中医学においても，適切に分類されているとはいえない状況である．そこで，筆者は病態病理学の分野で，より系統的な分類を構築した．伝統医学に独特の理論があること自体が学習意欲を低下させることがあるが，その体系に不備があると，その意欲低下は激増してしまうからである．現代医学によって疾患病理が解明されると，漢方医学の考え方にも修正が必要になろう．適切かつ柔軟な対応が望まれる．

　Ⅲ章は，「漢方小児科学」である．西洋医学における小児の発育，発達の理論を漢方医学理論に基づいて変換して，成人対象の漢方医学的考え方を調整する．小児の特色である発育と発達を考慮すると，漢方医学における生理学，病態学，病因学を学習する場合，新生児から乳児期，幼児期，学童期，思春期に分類して，各時期において検討することが望ましいと判断した．なぜなら，各時期と藏府の発達とに関連性があるからである．成人における藏府の理解が，小児における藏府の発達と関連づけることで深まることが期待される．

　Ⅳ章は，「漢方医学の歴史」である．陰陽五行論を元に，治療経験を通して伝統医学の考え方が変遷していった過程を理解することは，現状における漢方医学の理論を把握することに役立つ．さらに，今後の理論の修正においては不可欠な内容となることから，漢方医学を専門とする者にとっては，避けては通れない分野といえる．

3. 現代西洋医学を結合させた折衷的理解

　古人は，漢方医学に取り組むには西洋医学の理解を一旦排除すべきとした．しかしながら，今日においては漢方医学の基礎研究も進歩しており，一概に西洋医学を無視する方向性は適さない．

　これまでの経験に裏打ちされた伝統医学では，現代西洋医学で解明された事実と異なることが種々認められる．それは，古代における科学者の力量の限界であって，非難すべきものでもない．その限界はやむを得ないものとして受け止め，どのように限界があったのかを理解することが重要である．一方で，現代西洋医学で解明されたことと一致することも多くある．これらについて，漢方医学的に落とし込んで理解を深めることもさらに大切なことである．Ⅱ章，Ⅲ章では，西洋医学的な基本事項も踏まえながら，成人と小児の漢方医学的特徴を論じている．

　以上，小児科漢方を理解する，さらには発展させるためには，西洋医学と漢方医学とを十分に対比しながら学習することが望ましいと考える（**図3**）．

II 漢方医学概説

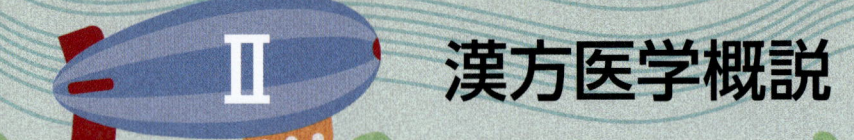

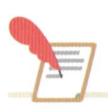

1. 漢方医学の特徴

A 漢方医学の概略

　漢方医学は，中国の伝統医学を起源とするが，日本独自に発展した伝統医学といえる．中国伝統医学は，奈良時代に日本に伝来したとされている．しだいに日本独自に発展していったが，その絶対的な独自性は江戸時代中期に生まれた．中国伝統医学の特徴でもある理論重視による治療が功を奏しなかったことが一つの理由とされており，複雑な理論を排除し，診察者の直感で患者の具体的な症状・症候を取捨選択して，治療法を決定するものである．方証相対，随証治療などと呼ばれている．この漢方という言葉自体は，江戸時代に生まれた．江戸時代後期になり，ヨーロッパ医学がオランダ経由で入ってくると，オランダの医学を蘭方と呼んだ．それに対し，それまでわが国で行われてきた医学を漢方と呼ぶようになった．この漢方の「方」は方剤，すなわち薬の意味とも取れるため，漢方薬あるいは漢方薬による治療を指すこともあり，また「方」を法と解釈して漢方薬のほか，鍼灸や按摩，養生も含めるとする考えもある．漢法と表現する立場もある．

B 漢方医学と東洋医学

　東洋医学は，アジア地域で生まれた伝統医学を指すが，通常，東アジアにおける伝統医学として認識されることが多い．漢方医学は，中国伝統医学である中医学，韓国伝統医学である韓医学とともに，東アジアにおける伝統医学を形成している．このような東洋医学では，健康のレベルには高い状態から低い状態までさまざまであって，そのレベルが低下すると病気の状態になってしまうというように，健康から病気の状態まで連続的にとらえようとする．さらに，病気の発症する前に病気の予兆を把握することで，病気の発症を予防したり，病気を早期の段階で適切に処置したりすることが重要と考えている．この健康のレベルが低下しているが，まだ病気として発症していない状態を未病と呼んでいる．未病のうちに体調をよくするための予防や病気となっても適切な処置を行うために，鍼・灸・按摩・生薬を用いる．また，養生といって日常生活をどのように過ごすべきかといった指導も行う．

C 東洋医学と伝統医学

　伝統医学とは，多様な文化的背景に根ざす風土固有の規範，信念，経験に基づく知識，技能および実践法が集約されたもので，その体系根拠が実証可能であるかによらず，人々の健康維持とともに，身体的・精神的不健全を予防，診断，改善あるいは治療する手段として利用されてきたものといえる．すなわち，①人体を小宇宙としてとらえ，体内に自然が存在する，②体内に自身を癒す力を認め，それが働くことで病気が治る，③人体を肉体のみの存在ではなく，心と体が一つとみなしている，④自然を重視し，自然に存在する生薬などを使って治療する，⑤ライフスタイルが病気の予防に重要であって，病気になる前に健康を維持・増進する方法を重要視する，といった特徴がある．

　このように，伝統医学は世界中に存在する．広くアジア地域の伝統医学を東洋医学とすれば，東アジアの伝統医学のほかに，インドの伝統医学であるアーユルヴェーダ，イスラムやギリシャの伝統医学であるユナニ，チベットの伝統医学なども含まれることになる．

D 漢方医学と補完代替医療・統合医療

　補完代替医療とは，現代西洋医学領域において，科学的未検証および臨床未応用の医学・医療体系の

総称である．具体的には，漢方薬，鍼灸，指圧，柔道整復，アーユルヴェーダなどの伝統医学，また，ホメオパシー，マッサージ，オステオパシー，アロマセラピー，カイロプラクティックなどの欧米が起源である手技療法，さらに各種療術，民間療法や宗教的なヒーリングなど，基本的に薬品投与や外科手術に頼らず，自然治癒力を促進させるような体系を持つすべての治療法が含まれる．統合医療とは，患者にとって最良の恩恵を与えうる医療の可能性を追求するものであって，現代西洋医学のシステムや方法論だけでなく，補完代替医療も積極的に取り入れて，統合的な医療とケアを行うものである．このため，ハーブ療法，カイロプラクティックなどと同様，漢方医学は補完代替医療の一つといえる．しかし，漢方医学は現代医療に高い頻度で利用されていること，治療効果に関する研究が進んでいることなどから，補完代替医療には含めないとする考え方もある．

E 漢方医学と中国伝統医学の比較

両者の共通点としては，中国古代の文献，とくに『黄帝内経』，『神農本草経』，『傷寒論』，『金匱要略』などの記載を原則として診断治療を行うこと，古典に記載されている方剤が利用されることがあげられる．すなわち，基本的なルーツは同じなのである．

異なる点としては，全体的な姿勢として，漢方では実利主義，すなわち患者の症状が実際に改善することが第一義的にあって，理論は二の次であることに対し，中国伝統医学では理論が重要視される．

診察において，漢方では腹診が重要視され，中国伝統医学では脈診・舌診が重要視される．

診断と治療において，漢方では症状と所見から勘も働かせながら，患者の最も適する既存の方剤を選び出すことが多い．このため，たとえば葛根湯が適する患者には「葛根湯の証がある」という表現をすることがある．中国伝統医学では，患者の病態を病態用語で表現し，治療方剤としては，診断に合うものを生薬単位から組み立てることになる．たとえ，既存の方剤が選択されたとしても，患者の病態に最も適していたとの判断からなされたものであって，そうでない場合には古典に記載されないオリジナル処方となる．

治療に用いられる生薬について，漢方では種類ごとの量が中国伝統医学の場合に比べて少ないことが多い．

2. 漢方基礎理論

A 陰陽論

1 陰陽論概説

陰陽論は，中国古代自然哲学思想に基づいた概念で，「事物はすべて陰と陽の対立する性格を持つ2種に分けることができる」という観点から分類されている．すべての事象のなかには促進と抑制の対立する要素が含まれ，これらのバランスにより統一されている．天地の相互作用，四時(四季)の変化で，陰陽のバランスが変化する．また，陰陽論と五行論は密接に関連する．陰陽論は，現代の科学思想とは相反するところがある．しかし，この陰陽思想なしには漢方医学の根本を理解することはできない．

2 陰陽論の基本

陰陽について概念を述べるため，対立・可分・互根・互用・消長・転化・不離について説明する．

❶**陰陽対立**　陰陽対立とは，陰陽論の基本中の基本である．自然を二元論で観察し，天・地，日なた・日陰，昼・夜，男・女，熱・寒，左・右，上・下，動物・植物，夏・冬などのように2つの相対する事象を陽と陰に分類した．このように相互に対立することを陰陽対立という．

❷**陰陽可分**　陰のなかでも陰と陽に分けることができる．たとえば，臓は腑に対し陰であるが，臓のなかで脾・腎は陰であり，心・肺・肝は陽である．同様に陽のなかでも陰と陽に分類することが可能

である．これを陰陽可分という．事物・現象の説明に陰陽を用いれば，陰陽は無限に可分できるが，この陰陽の変化規律は一定である．この陰陽可分は，人においては適応できるが，天地の陰陽には適応できないとしている．

❸ **陰陽互根**　陰陽は，相互依存している．たとえば，火のついた蝋燭を考えたとき，「蝋」は陰であるが，「火」は陽である．「火」が燃えるには，「蝋」が溶けなくてはならない．火のついた蝋燭は，「火」と「蝋」が独立しては存在できないものである．このように相互依存していることを陰陽互根という．

❹ **陰陽互用**　先に陰陽の相互依存について述べたが，陰陽互用は相乗効果に近い概念である．たとえば，陽である「火」で物を暖めるとき，「火」単独で暖めるより，陰である「水」を利用した水蒸気で暖めたほうが，効果が高い．これを陰陽互用という．

❺ **陰陽消長**　時間が経つことで昼が夜になること，夏が秋を経て冬へ変わっていくことなどから，陰陽は一定ではなく絶えず変化し，役割の交替を繰り返しているものである．このように常に動的状態であることを陰陽消長という．

❻ **陰陽転化**　極端な陰は，陽になりうる．また，逆に極端な陽は，陰にもなりうる．たとえば，熱が出たとき，激しく体温が上昇すれば逆に寒気を感じることがある．これを陰陽転化という．

❼ **陰陽不離**　陰陽が機能を発揮するには陰と陽の両方が必要である．蝋燭が燃えるためには，「火」と「蝋」が接触している必要がある．これを陰陽不離という．陰陽互根を別の立場から表現したものといえる．

3 太極図からみた陰陽論

陰陽の特徴をよく表したものに，太極図がある（**図4**）．この太極図を用いて陰陽論を解説する．

まず，**図4**の黒い部分が陰，白い部分が陽である．黒と白で，明確に2つに区分されている．すなわち，陰陽対立である．黒と白の涙の雫のような形が2つきれいに合わさって，互いによい関係のもとに，きれいな円形を呈している．すなわち，陰陽互根であり，陰陽不離といえる．下では，白の涙雫が細い部分で始まり，上方に向かって大きくなっていく．最上点では白の涙雫が最大になって終わる一方で，黒の涙雫が細い部分で始まり，下方に向かって大きくなっていく．すなわち，陰陽消長である．さらに，白は陽であるが，下は細く，上は太いので，下部は陽中の陰，上部は陽中の陽といえる．すなわち，陰陽可分である．最上点では白の涙雫が最大になって終わる一方で，そのなかに小さな黒い点があり，最下点では黒の涙雫が最大になって終わる一方で，そのなかに小さな白い点がある．陽中に陰がある，陰中に陽があるとも解釈できる．すなわち，陰陽互根や陰陽不離を説明していることになる．また，陽が極まって陰が生じる，陰が極まって陽が生じる，ともいえる．すなわち，陰陽転化である．

4 漢方医学への導入

病態の把握，診断，人体の部位，藏府，病理変化，治療など，あらゆる面で，陰陽は漢方医学に取り入

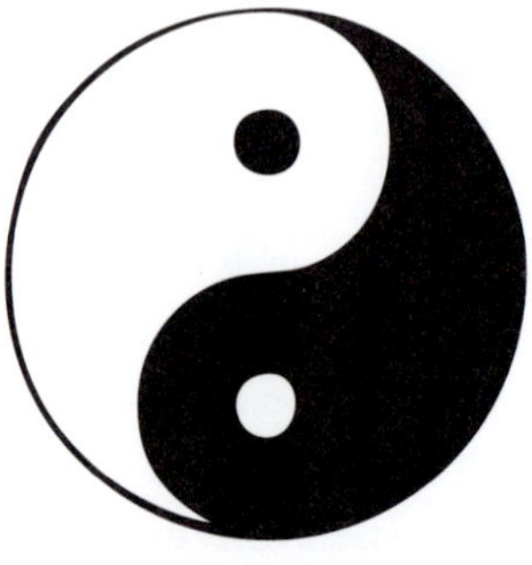

図4　太極図

表1　陰陽の分類

分類	項目								
陰	筋骨	腹	下半身	藏	脾・胃	悪寒	血・津液	虚	寒	裏
陽	皮膚	背	上半身	府	心・肝・肺	発熱	気	実	熱	表

れられている（**表1**）．とくに人体の部位，構造，病理変化，症状，病勢，体質を陰陽に分類し，診断や治療を証で表すことが特徴である．陰陽のバランスが何らかの原因により乱れた状態を病気とする考え方である．

　人体の部位，構造を考えるときは，人を四足動物と考え，日の当たる部分を陽とし，日の当たらない部分を陰とした．さらに内側は，外側に比べて陰とした．表，外，上，左，頭部，背部，府，太陽経などの陽の経絡，寸口の脈，伸筋側などは陽に属する．裏，内，下，右，陰部，肛門，腹部，藏，少陰経などの陰の経絡，尺中の脈，屈筋側などは陰に属する．

　経絡や六病位において，三陰三陽による分類がある．この場合，気の多少によると述べられている．そのうち陽明は両陽の明るさを合わせている，厥陰は両陰が互いに尽きる状態とする説明がある．

　気・血・津液においては，気を陽，血・津液を陰としている．

　性質については，熱，火，動などは陽に属する．寒，水，静などは，陰に属する．

　時間については，朝，昼は陽に属する．午後，夜は，陰に属する．

　季節については，夏は陽に，冬は陰に属する．春，秋は，陰と陽の中間である．

　五藏六府は陰，筋骨皮膚は陽である．

　五藏は陰で，六府は陽である．

　筋骨は陰で，皮膚は陽である．

　五藏については，心は陽中の陽，肺は陽中の陰，肝は陰中の陽，腎は陰中の陰，脾は陰中の至陰（陰に到達すること）である．

　生理については，陽は天気（陽気）を受けて外表を衛ることを主り，陰は地気（陰気）を受けて内部を栄養することを主る．このため，陽は実しやすく，陰は虚しやすい．

　病理変化では，顔色が赤くて熱を持つ人を陽（熱），顔色が青白くて寒気を感じる人を陰（寒）とした．また，同じ病気にかかっても，体力があり頑丈な人を陽（実），虚弱体質で筋骨薄弱な人を陰（虚）とした．

　身体上部（頭）の左側は陽中の陽，下部（四肢）の右側は陰中の陰で，各々精気が充実している．このため，上部の耳目は左側で聡明であり，下部の四肢は右側で強靭である．邪を受けた場合，上部では右，下部では左で症状が重篤となる．外表である陽は虚邪賊風を受け，飲食生活が不摂生で，起床就寝時間は不定のものは内部である陰に邪を受けやすい．

　診断においては，表裏・寒熱・虚実からなる八綱で証を決定する．ここでの陰陽は，表裏・寒熱・虚実を統括するものである．

　陰陽は天秤のような相対関係をとることが多く，陰気が盛んだと陽が病み，これを陽虚陰盛という．逆に陽気が盛んだと陰が病み，これを陽盛陰虚という．陰陽の気は，必ず交流していなければならない．この関係が崩れると病が起こると考えている．

B 五行論

1 五行論概説

　五行とは，あらゆる事物や性質を5つの範疇に分類したものである．内容には無理や例外もあるが，中国の自然哲学の根幹をなすものである．五行においては，事物あるいは性質が木・火・土・金・水の5つの属性のどれに該当するか，また，事物あるいは性質の相互関係がどうかの2点が重要である．また，陰陽論と五行論は，密接に関連する．治療においても，五行論に基づいて四季の変化，五藏の脈状の変化

表2 五行属性

五行	木	火	土	金	水
五藏	肝	心	脾	肺	腎
五藏之脈	弦	鉤	代	毛	石
五府	胆	小腸	胃	大腸	膀胱
五竅	目	耳・舌	口	鼻	二陰
五根	眼	舌	口唇	鼻	耳
五主	筋爪, 筋膜 筋	血脈 脈	肉唇 肉	皮毛 骨	骨髪 皮
五傷	血	気	肉	骨	筋
五液	涙	汗	涎	涕	唾
五気	語 怒（胆）	噫 泄（小腸）	呑 気逆・噦・恐（胃）	欬 泄（大腸）	欠・嚏 癃・遺溺（膀胱）
五声	呼	言, 笑	歌	哭	呻
五并	憂	喜	畏	悲	恐
五志	怒	笑（喜）	思	憂	恐
五変	握	憂	噦	欬	慄
五知	色	臭	味	声	液
五通	色	五味	穀味	香臭	五音
五宋	血	神	肉	気	志
五藏所蔵	魂	神	意	魄	志
五労所傷	久行傷筋	久視傷血	久坐傷肉	久臥傷気	久立傷骨
五舎	魂	神	意智	魄	精志
五味	酸	苦	甘	辛	鹹
五禁	酸	鹹・苦	甘	辛	苦・鹹
五宜	甘	酸	鹹	苦	辛
五色	蒼（青）	赤	黄	白	黒
五臭	臊	焦	香	腥	腐
五方(位)	東	南	中央	西	北
五季	春	夏	土用	秋	冬
五悪	風	熱	湿	寒	燥
五畜	鶏 犬 犬	羊 馬 羊	牛 牛 牛	馬 鶏 鶏	豕 豕 豕
五果	李	杏	棗	桃	栗
五実	核	絡	肉	殻	濡
五菜	韮	薤	葵	葱	藿
五穀	麦 麻 麻	黍 麦 麦	稷 稷米 稷	稲 黄黍 稲	豆 大豆 豆
五音	角	徴	宮	商	羽
五藏	血 血	脈 神	営 肉	気 気	精 志
五穴	井	榮	俞	経	合
五虫	毛	羽	倮	介	鱗
五数	三・八	二・七	五	四・九	一・六
十干	甲・乙	丙・丁	戊・巳	庚・申	壬・癸
五天	玄	熱	湿	燥	寒
五地	化	火	土	金	水
五体	筋	脈	肉	皮毛	骨
五(六)気	風気	雷気	谷（穀）気・地気（咽に通ず）	天気	雨気
五発		陽病発於血 陰病発於夏	陰病発於肉		陰病発於骨 陽病発於冬
五邪	春得秋脈	夏得冬脈	長夏得春脈	秋得夏脈	冬得長夏脈

図5 五行の相互関係

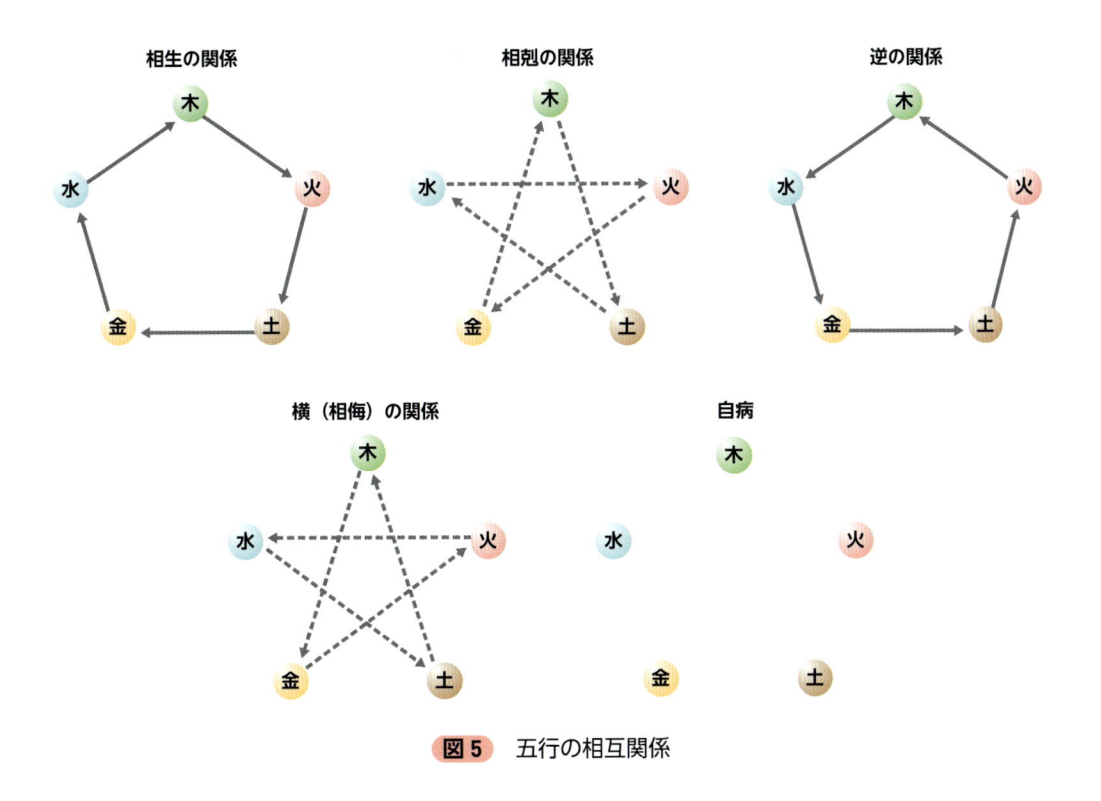

を把握することが重要である．

2 五行属性
　同類の性質，属性については，その系列を**表2**の縦の項目で示した．

3 五行における相互関係
　相互関係には，相生(順)，相剋(縦)，逆，横，自病の5つの関係がある(**図5**)．このため，五行中に五行ありといわれている．
　❶ **相生**　　生理的促進的生産的関係のことである．たとえば，木を燃やすと火が生じる．火から灰の土が生じる．土のなかから鉱物の金が生じる．金属が溶けて液体の水になる．水を与えると木や草が生長するといった具合である．
　❷ **相剋**　　生理的抑制的関係のことである．たとえば，水は，火を消す．火は，金属を溶かす．金属は，木を切ったり割ったりする．木は，根で土を押し分けていく．土の堤防は，水の流れを阻むといった具合である．破壊的病理的関係になった場合には，相乗という．
　❸ **逆**　　相生(順)を裏返した病的関係である．たとえば，木を燃やすと火を生じるの逆で，火は木を剋してこれを焼く．火は土を生じるの逆で，土をかけると火が消える．土から金が生じるの逆で，金属が小さくなれば土の成分になる．金属が溶けて液体の水になるの逆で，水などの液体が凍ると金属などの固体になる．水を与えると木が生長するの逆で，木や草が生長すれば組織に水分を蓄えるといった具合である．
　❹ **横**　　相剋(縦)を裏返した病的関係あるいは相乗の裏返しの関係である．たとえば，水は火を消すが，火の勢いが強いと少しの水をかけても火は消えないどころか火勢を盛んにする．火は金属を溶かすが，金属が強いと溶かすはずの火が消えてしまう．金属は木を切ったり割ったりするが，木が堅いと金属のほうが壊れてしまう．木は根で土を押し分けていくが，土が固いと根が押し分けられずに木も生長

107

できない．土の堤防は洪水を阻むが，洪水の勢いが強いと堤防を破壊してしまうといった具合である．相侮ともいう．

❺ **自病** 同類の性質，属性の系列の過度によって病気になることである．自病は，実際には非常に多くみられる．

症状，治療法を分析したり，整理したり，理論づけたりするためには，五行の思想も必要になってくる．しかし，使い方が悪いと迷信になってしまうため，いつでも現実をしっかり踏まえたうえでこの思想を用いなければならない．

3. 漢方生理学

A 気・血・津液・精の概念

1 気・血・津液・精概説

気・血・津液・精は，生体の恒常性を維持する要素で，漢方医学における病理学的概念である．とくに気・血・津液が生体において機能するためには，これらが順調に全身を巡ることが不可欠である．この気・血・津液の運行の基盤は気であり，気の熱源は心に支えられた腎である．そして，運行の原動力は，気・津液では主に脾・肺・腎に，血では主に心にある．肝は，気・血・津液の運行を調節する．

2 気

a）概念・特徴

気は，生体を充実した状態に保ち，消耗することがあれば，また補充されることもでき，3つの特徴を持つ．第一は，人体を構成する物質ということである．第二は，活動性，運動性を持つことである．気は，昇降あるいは上下運動，発散あるいは収納する方向の運動を行う．これを昇降出入という．第三は，機能を指すことである．腎気など，生理機能のことを指す場合もある．人の生命活動と自然環境には，極めて親密に相通じる関係（天人相応）があり，天気が清浄であれば人の意志は平静である．このような道理に従うことにより，気は安定して機能を発揮する．

b）生成・巡り方

気は，水穀の気と先天の気が肺において，肺が吸収した清気と合体，生成されて完成する．これを元気（原気）あるいは真気という．水穀の気は，口から摂取した水穀（飲食物）を脾胃が吸収消化したものの一部である．先天の気は，両親より受け継いだ，生まれながらに持っている気である．水穀の気と先天の気は脾の昇提作用（引き上げる作用），肝の発揚作用（気の巡りを促進させる作用），腎の温煦作用により肺に運ばれる．清気は，肺が外気から取り込んだ酸素である．清気は，先天の気がもととなって肺に引き込まれる．この水穀の気と清気は後天的に体内に取り入れられる気であり，先天の気に対して後天の気と呼ばれる（図6）．

生成された元気あるいは真気は，全身を巡ることにより機能を発揮する．気は，心の推動と肺の宣散・粛降によって全身に配布され，肝の疏泄によって調節を受け，腎の温煦作用により支えられている（図6）．

c）作用

❶ **栄養作用** 水穀の精微（精粋なもの）から得た栄養物を含み，人体を栄養する作用を持つ．脾に関係が深い．

❷ **推動作用** 臓器や組織の活動を促進し，血液や経絡の流れを推進して，生長，発育，生理活動に関与する．

❸ **温煦作用** 臓器や組織を温め，エネルギー代謝や循環機能を亢進する作用を持ち，機能の維持に関与する．腎に関係が深い．

❹ **防御作用** 病邪の侵入を防ぎ，また侵入した病邪と闘争し，抵抗力や免疫力に関与する．肺に関係

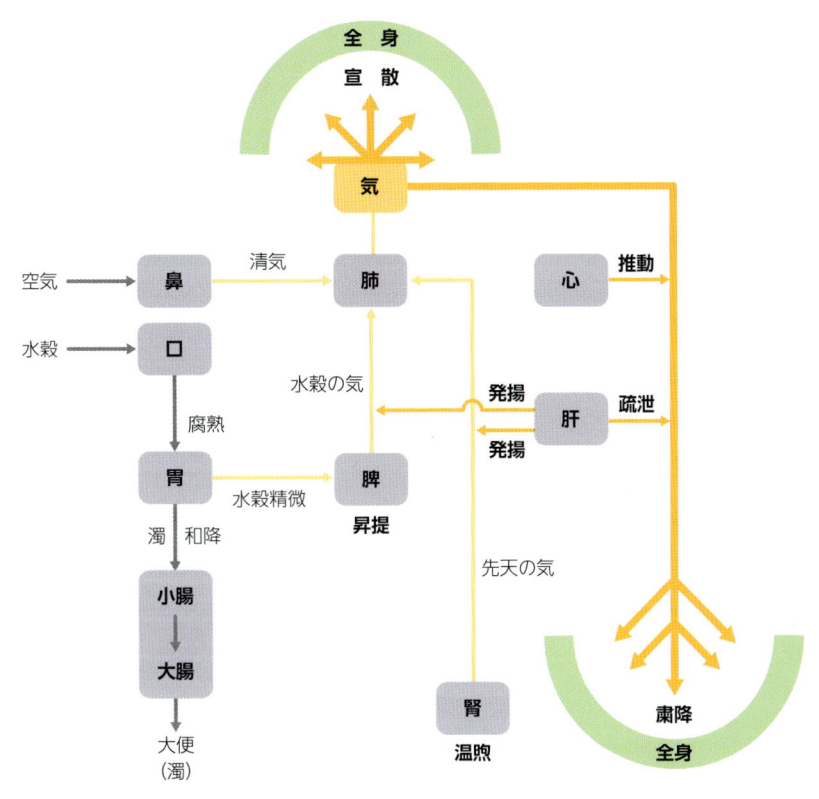

図6 気の生成と巡り方

灰色の線は,外部から取り入れられる気を生成する物質の流れを示す.
細く薄い黄色の線は,完成される前の気が完成されるまでの流れを示す.
細く濃い黄色の線は,完成された気の体内での作用を示す.
太く濃い黄色の線は,完成された気が体内を巡る状態を示す.

が深い.

❺ **固摂作用**　汗,尿,精液,帯下の過剰な排泄の防止,臓器を本来あるべき位置に留める作用,血を脈管の外に漏らさない作用の3つがある.とくに血の脈管外への漏出防止を統血作用と呼ぶ.脾に関係が深い.

❻ **気化作用**　気・血・津液を相互に変化させる,あるいは津液を尿や汗に変化させる作用を持つ.

d) 分類・種類

元気あるいは真気は,宗気とそれ以外,営気と衛気などに分類して考えることができる.

❶ **宗気**　推動作用を強く示す気であり,生成されたのち,胸中に集まるという特徴を持つため,胸部にある臓器の働きに関与する.そのため心拍運動,呼吸運動を促進させる.

❷ **営気と衛気**　営気は,脈管内にあって栄養作用を強く示す気であり,全身を栄養する.血液の組成成分でもある.衛気は,脈管外にあって防御作用と温煦作用を強く示す気である.体表では肌表を保護して病邪の侵入を防ぎ,体内では臓器,組織を温煦させて活動を活発にさせる.

❸ **四季による気の特徴**　気は,四季によって,その中心となる存在部位が異なる.春には経脈,夏には孫絡,長夏には肌肉,秋には皮膚,冬には骨髄とされる.

3 血

a) 概念・特徴

血は,脈管のなかを移行する身体の構成成分の一つである.全身を栄養し,精神活動を支える物質で

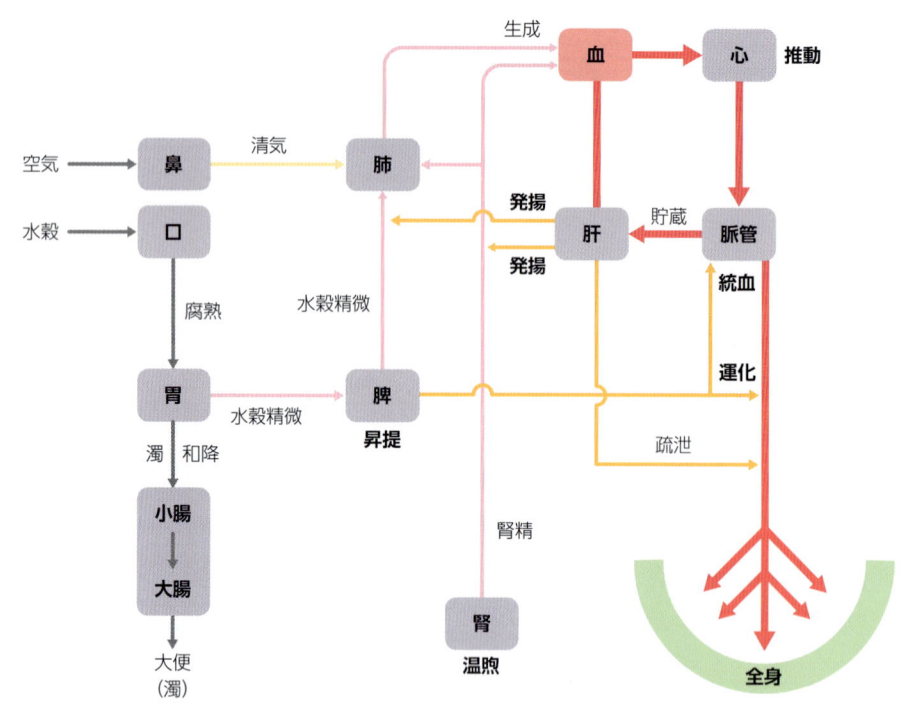

図7 血の生成と巡り方

灰色の線は,外部から取り入れられる血を生成する物質の流れを示す.
細く薄い黄色の線は,完成される前の気が血の生成に関与する状態を示す.
細く濃い黄色の線は,完成された気が血の生成に関与する状態を示す.
細く薄い赤色の線は,完成される前の血の流れを示す.
太く濃い赤色の線は,完成された血が体内を巡る状態を示す.

ある.西洋学的な血液と異なり,血は気の作用も含めた概念である.気を陽とみるように,脈管内の津液も含めた血・脈管外の津液を陰と捉えることも大切である.

b) 生成・巡り方

血は,脾胃によって水穀を吸収消化した水穀の精微(後天的な血・津液のもと)と腎に蓄えられた血のもとともいえる腎精が,脾の昇提作用,肝の発揚作用,腎の温煦作用により肺に運ばれ,清気と結合し,脈管内にある営気が入ることで赤くなり生成される.もう一つ,腎精が腎陽の作用によって直接血に転化して脈管に入る生成過程もあり,これを腎精化血と呼ぶ.また,津液の一部も血の組成成分となる(**図7**).

生成された血は,心の推動,脾の運化によって全身を循環し,肝の疏泄によって流量の調節を受け,脾の統血によって脈管内に留められる.また腎陽により支えられている.血の一部は,肝の蔵血作用により貯蔵される.肝の蔵する血液(肝血)は目や筋腱,爪,子宮などの栄養に特別関与し,肝血が不足するとこれらの部位に障害が現れやすくなる(**図7**).

c) 作用

❶ **濡養作用** 血は,脈管内にあって全身を栄養し,臓器,組織を滋潤する.これを濡養作用という.
❷ **精神安定作用** 血は,精神活動の基礎的な物質でもある.

4 津 液

a) 概念・特徴

津液とは,唾液,胃液,涙,汗など人体中の正常な水液の総称である.体表から体内深部までを潤す

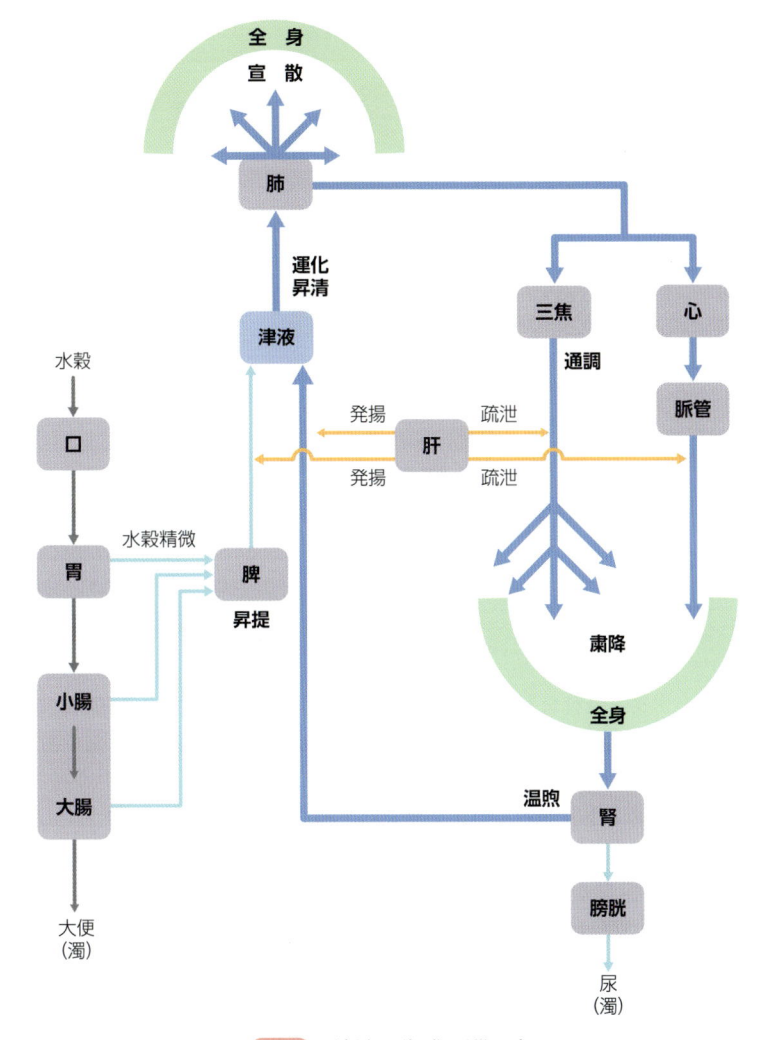

図8 津液の生成と巡り方

灰色の線は,外部から取り入れられる津液を生成する物質の流れを示す.
黄色の線は,完成された気が津液の生成に関与する状態を示す.
細く薄い青色の線は,完成される前の津液,あるいは不要となった津液の流れを示す.
太く濃い青色の線は,完成された津液が体内を巡る状態を示す.

ほか,一部は血の組成成分となる.なお,比較的薄い液体で,組織,器官,皮膚,筋肉などに分布するものを津といい,比較的粘稠で関節腔,胸腔,腹腔,脳脊髄膜腔などの閉鎖空間を満たすものを液という.

b) 生成・巡り方

津液は,脾胃で運化された水穀の精微のうち,津液のもととなるものと腎に蓄えられた腎陰からなる.津液は,脾気の昇提作用,肺気の宣散・粛降作用,三焦の通調作用,肝気の発揚・疏泄作用,腎気の温煦作用によって全身に運搬され,五藏六府を滋養し,代謝後の廃液は汗あるいは尿となって排泄される.また,腎において有用な部分は,腎陰として保有されるとともに再び全身へ供給される(**図8**).

c) 作用

津液は,滋潤作用を持つ.体表部に散布して皮膚,毛髪,うぶ毛などを潤し,涙,唾液として粘膜を潤し,臓器を滋潤し,関節液として関節動作を円滑にする.なお,津液は,脈管内を運行しながら脈管外に出て組織,器官を滋潤する.津液の循環は,生命維持において非常に重要である.

図9 気・血・精の関係

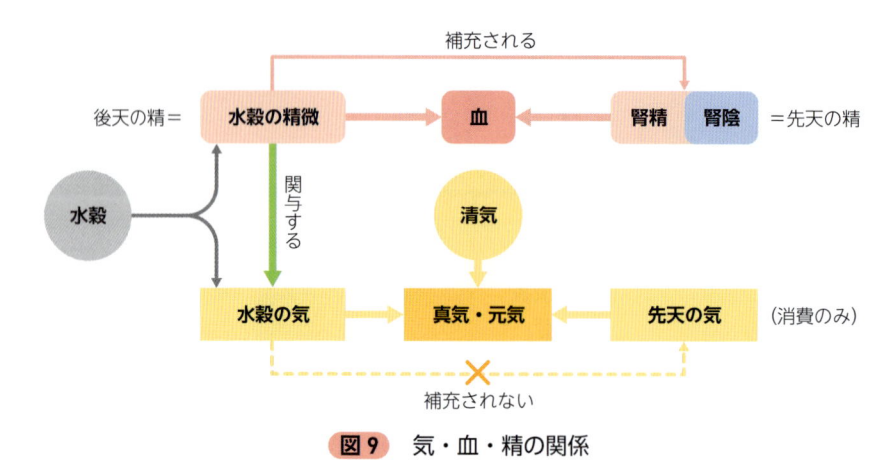

灰色は，外部から取り入れられたものを表す．
黄色は，気が完成するまでを表す．
赤色は，血が完成するまでを表す．

5 精

a）概念・特徴

　精とは，機能活動，生長，発育など生命エネルギーの基本となる物質である．精には先天の精と後天の精がある．先天の精は，父母から受け継ぎ先天的に備わった精で，腎精と同義である．元精，元陰，真陰とも呼ばれる．後天の精は，水穀を運化して得られた栄養物質から生成された精で，水穀の精微と同義である．これは，腎に下注して先天の精を補充し，精を維持している（図9）．狭義には腎が蔵する精である．

b）作用

❶生長・発育を主る　　腎精は，後天の精の補充を受け，しだいに充盛し青壮年期には最も充実して維持され，中年期からしだいに衰えて，ついには枯渇して死に至る．精は，人体の生命活動の根本を主る．

❷生殖を主る　　腎精が充盛すると，生殖能力をもつ物質である天癸が発生する．天癸の作用のもとで女性では月経が発生し，男性では精子が産生され，生殖能力が備わる．腎精の衰えとともに天癸も減少し，生殖能力も低下する．

❸脳・髄・骨を主る　　精は，髄を生じる．髄には，脊髄と骨髄がある．脊髄が頭部に集まって脳になる．骨髄は，骨を産生して身体を支持する．

❹気・血を産生する　　精は気の生成の根本に関与し，精は血に変化する．

B 藏府

1 藏府概説

　藏は，心，腎，肝などのように充実性構造をもつ器官で，藏とは正気を蔵しているという意味である．藏は，精気を貯蔵して出さない．これは，「満而不能実」と表現される．

　府は，胃腸のように管になっている，あるいは胆，膀胱のように袋状になっている中空性の器官で，府とは物が集まる，物質の集散地という意味である．食物を消化，吸収，伝送して貯蔵しない．これは，「実而不能満」と表現される．なお，府は奇恒の府と伝化の府に分類される．奇恒の府は，陰精を貯蔵して出さないものであり，脳・髄・骨・脈・胆・女子胞が属する．伝化の府は，水穀を受け取り，精微と糟粕をとどめておくことがない．これには，胃，大腸，小腸，そのほかに三焦，膀胱が属する．

　府は，陽で，陽の気を帯びている．これに対し，藏は，陰の気を帯びている．藏府の関係は，肺が藏，大腸がその府，そのほか同様に心と小腸，脾と胃，肝と胆，腎と膀胱がある．これでは五藏五府となって

しまうが，心の府にもう1つ三焦を設けて府を6つにしているため，五藏六府となる．三焦は，一定の形，部位を持たず，機能としてとらえられている．循環，呼吸，生殖機能に関与し，心に属する熱のもとになるもので，皮下組織や臓器の毛細管を指すと考えられている．なお，現代医学の臓腑と部分的に一致していても，別の機能単位と考えるべきである．

　藏と府は機能的に切り離せない関係にあり，藏は分泌，府は運動を主る．たとえば，脾は消化液分泌に対し，胃は消化管の運動，肝は胆汁分泌に対し，胆はその貯臓と排泄，腎は尿の生成に対し，膀胱は尿の排泄運動を主るわけである．しかし，肺と大腸，心と小腸については，納得のいく説明は困難である．

　『傷寒論』で述べられている外邪による急性疾患である傷寒は，病が外から入り，しだいに内に進んで，さらに府にまで進入する．藏に入れば，藏結といって病気がさらに重くなる．一方，『金匱要略』で述べられている雑病は，心身の生活上の疲労が原因となって，病は藏から始まり府へ移り，さらに外へ波及していく．このように，『傷寒論』では陽の府に関する疾患，『金匱要略』では陰の藏に関する疾患についての記載が多いのである．

2 肝

　①脾の昇提作用を補助するなど，気・血・津液を滞りなく全身に巡らせて，新陳代謝を行い，②精神活動を調節し，③血を貯蔵して全身に栄養を供給し，④筋緊張を維持する機能単位である．

a）概念・特徴

　肝は，五行論で考えると，木に相当し，心・小腸を促進し，脾・胃を抑制している．また，肝は，西洋医学でいうところの自律神経系，中枢神経系，運動神経系，肝臓の部分機能，血液循環の調節機能，視覚系の一部，月経調節などを含めた機能系と考えることができる．このため，西洋医学の肝臓とは大きく異なる．肝は，将軍之官で，謀慮（思慮・計画）が起こるところ，また，罷極之本（脾労困憊の根本），魂之居（魂を蔵する場所）と表現されている．

b）生理機能

　❶肝は疏泄を主る　「疏」は通じるという意味を持ち，「泄」は発散，排泄という意味を持つ．体の隅々まで機能を通行させることを指す．疏泄作用は，主として気の運動，すなわち，気機に現れる．大きく分けて3つの機能がある．第一に，情緒を安定させ，精神状態を快適に保つ作用である．西洋医学的には，大脳辺縁系や新皮質の機能がこれに相当する．第二に，脾胃の運化作用を補助する作用である．第三に，気血の流れを調節する作用である．

　❷肝は血を蔵する　肝は血液を貯蔵し，循環血量を調節する．また，肝血は，肝の陽気が過剰に作用しないように調節する．

　❸肝は筋を主り，運動を主る　肝は全身の筋肉を主り，筋肉は関節に付着しているため，肝は関節の運動を支配する．

　❹肝は目に開竅（体表の器官に反映されること）し，その華は爪にある　肝の経脈は目につながり，目は肝経の気血によって濡養される．そのため，目の変化によって，肝の状態を判断することができる．爪は筋之余といわれ，肝の状態を把握する参考所見となる．

3 胆

　胆と肝は，表裏の関係にある．胆は，胆汁を貯蔵，排泄する機能がある．胆汁は，肝之余気と呼ばれ，肝で生成される．腸管の消化機能，精神情緒作用に関係する．胆は，中正之官で，決断が起こるところ，中精之府と表現されている．また，胆を除く六藏五府の状態は，胆の機能に基づいて決定される．このように，胆も肝と同様，疏泄に関与するが，とくに決断，勇気に関係が深い．

4 心

　①すべての藏府の機能を統括し，一方で，②とくに腎に熱を供給する代わりに腎から水を補給され，

③意識レベルを保ち，④覚醒，睡眠のリズムを調整し，⑤血を循環させる機能単位である．

a）概念・特徴

心は，五行論で考えると，火に相当し，脾・胃を促進し，肺・大腸を抑制している．五藏乃首といわれ，五藏のなかで首席に位置するほど重要な藏である．また，心は，西洋医学でいうところの心臓の拍動に基づく循環機能，大脳新皮質を主とする高次神経系の機能，一部の自律神経系機能を含めた機能系と考えることができる．君主之官で，神明が起こるところ，また，生之本（生命の根本），神之変（神明は心によって変化すること）と表現される．

b）生理機能

❶ **心は血脈を主る**　心は，心の陽気の推動作用によって血の循環に作用し，駆血能を持つ．この機能を促進するのは，宗気である．

❷ **心は神志を主る**　神志とは，精神意識，思惟活動，精神活動能力の総合を指す．また，心は，蔵神とも呼ばれ，大脳皮質を中心とする高次神経系の機能に関係がある．

❸ **汗は心液である**　津液が汗に変化し，心の病変により発汗がみられることが多い．

❹ **心は舌に開竅し，その華は面にある**　顔面や舌の所見から，心の機能を推測することができる．

5 小　腸

小腸と心は，表裏の関係にある．小腸は，胃で初歩的に消化されたものから精微なる栄養分を吸収し，濁を大腸に送る機能がある．水分は，大腸を通じて膀胱に送られる．ゆえに小腸の機能失調により，消化吸収異常，排尿障害をきたす．また，心火旺盛の場合は「心移熱於小腸」というように，心の熱が小腸に移される．小腸は，受盛之官で，化物が起こるところ，受盛之府とされている．このように，小腸においては，とくに水穀の精微と濁である糟粕とを分別することが重要な機能といえる．

6 脾

①消化吸収により，後天的な気・血・津液のもとである水穀の気および精微を生成し，②これら水穀の気，精微と先天の気および腎での血・津液のもとである腎精，腎陰を肝と協力して肺へ昇提させ，③血流をなめらかにし，④筋の形成と維持を行う機能単位である．

a）概念・特徴

脾は，五行論で考えると，土に相当し，肺・大腸を促進し，腎・膀胱を抑制する．胃と表裏の関係にある．また，脾は，水穀を消化，吸収することが主な機能であり，運化，昇精，統血の作用を持つ．脾は，倉廩（倉庫）之官で，五味が起こるところ，諫議（意志決定の補佐）之官で，知周が起こるとされている．また，胃，大腸，小腸，三焦，膀胱を含めて，倉廩之本（倉庫の根本），営之居（営気を生じる場所）で，器ともいわれる．

b）生理機能

❶ **運化を主る**　運化とは，転化と運輸を意味する．転化とは，胃との共同作業によって水穀精微を消化吸収することである．運輸とは，消化吸収した水穀の気あるいは水穀の精微を主として肺に運ぶことである．

❷ **脾は昇精を主り，胃は降濁を主る**　脾は，栄養物を肺に送り，心の力を借りて全身に散布する．また，内臓下垂を防止する．胃は，消化物を小腸に下輪する．

❸ **脾は統血を主る**　脾の運化が順調であると，気・血・津液が十分に生成され，気の固摂作用によって血が脈管から漏れないように統摂し，コントロールすることができる．

❹ **脾は筋肉・四肢を主り，口に開竅する．その華は唇にある**　脾の運化作用により，気血が全身を十分栄養し，筋肉，四肢ともに力強くなる．口は食欲に，舌は味に関係し，脾の運化作用が健全か否かの指標となる．これは，消化器系の機能状態が食欲や味覚に反映されることを示すものである．また，涎は脾の液であり，口腔内を潤して粘膜を保護する．

❺**脾は後天の本である**　本とは，生命力の本と身体形成の本を指す．生命力や成長には腎精が不可欠であるが，これだけでは不足である．脾胃は，生命活動を維持するために必要な栄養物質を産生，供給するため後天之本と呼ばれる．

7 胃

胃と脾は，表裏の関係にある．胃は，摂取された食物を受け取り，初歩的な消化を行う．脾と同様，倉廩之官と表現することもある．五穀之府とする表現もある．

8 肺

①呼吸により清気を摂取し，②昇提された先天の気，水穀の気と清気を合体させ真気という完成された気とし，全身に散布させ，③昇提された腎精，水穀の精微と清気を合体させ血を生成し，④皮膚の機能を制御し，その防衛力を保持する機能単位である．

a) 概念・特徴

肺は，五行論で考えると，金に相当し，腎・膀胱を促進し，肝・胆を抑制する．大腸と表裏の関係にあり，五藏のなかで一番上に位置する．また，肺気は衛気との関連が深く，肺陰は肺を滋潤し栄養を与える陰液を指す．肺は，相傅（宰相）之官で，治節が起こるところ，また気之本（気の根本），魄之処（魄を蔵する場所）との表現もある．

b) 生理機能

❶**気を主る**　呼吸の気と体内の気の昇降出入を主る．肺は，自然界の清気を取り入れ，体内の濁気を体外に排泄する作用を持つ．気の運動は昇降出入の4つであり，これを気機という．

❷**宣散・粛降を主る**　宣散は，発散，散布の意味で，呼気，肺で完成された真気を全身に散布すること，汗を発散することを意味する．粛降とは，清粛，清潔，下降の意味で，吸気，真気や津液を下方へ散布することを意味する．この作用によって下に降りてきた清気は脈管に入り，一部は腎で納気される．

❸**皮毛を主る**　皮毛は，皮膚，汗腺，うぶ毛を指す．これらが存在する体表に肺の宣散作用で衛気と津液を送り，外邪の侵入を防ぐ．衛気は，体表を保護して病邪の侵入を防ぎ，体内では藏府，組織を温煦させて活動を活発にする．津液は，皮膚を滋潤する．

❹**水道を通調する**　水道は水の運行と排泄の道を意味し，通は疎通，調は調節を意味する．肺の水液代謝は，宣散作用で汗を発散することおよび粛降作用で津液を下方に向かっては膀胱に運ぶことを意味する．すなわち，気によって津液が正常に代謝，循環されるわけである．また，水液代謝には，脾の運化作用，腎の気化作用も関与する．

❺**肺は鼻に開竅し，その華は毛にある**　肺が正常であれば呼吸も正常であり，鼻の機能も正常である．鼻水は，鼻腔を潤す肺液の一分である．また，肺は，発声と関連がある．

9 大腸

大腸は，肺と表裏の関係にあり，小腸より到達した食物残渣から水分を吸収し，糟粕を体外に排泄する作用を持つ．肺気に異常があると便秘，下痢などの大腸の症状が生じる．大腸は，伝道之官で，変化が起こるところ，伝道之府と表現されている．

10 腎

①両親から受け継いだ先天の気などをもとにして成長，発育，生殖を主り，②骨，歯牙を形成維持し，③心から受けた熱とともに津液を温め，全身に供給する形で水分代謝を調節し，④肺で完成された気を取り込んで，吸気機能を安定させて呼吸機能を維持し，⑤精神機能を保持する機能単位である．

a) 概念・特徴

腎は，五行論で考えると，水に相当し，肝・胆を促進し，心・小腸を抑制する．膀胱と表裏の関係に

あり，津液の代謝にも深く影響を及ぼす．また，生命エネルギーの基本となる物質である精の貯蔵にも大きく関与する．腎は，作強（能力の充実）之官で，伎巧が起こるところとしている．また，蟄（虫類が土中に隠れている様子）を主り，封蔵之本（収蔵の根本），精之処（精を貯蔵している場所）とも表現されている．

b）生理機能

❶精を蔵す　　精は，成長，発育を主るもので，生殖と密接な関係がある．また，精は，血に変化して肝を助け，月経，妊娠，分娩などにも関与する．

❷水を主る　　腎陽の働きで津液分布とその代謝に関与する．昇の作用により有益な水分を再吸収し，降の作用により不要な水分を尿として排泄する．

❸納気を主る　　肺の呼吸によって吸入された清気は，腎に納められる．この機能を納気と呼ぶ．

❹骨を主り，髄を生じて脳を充たす　　腎に蓄えられる精の作用として，髄を生成する．髄は，骨を養う作用を持つ．また，脳は，髄質の最も豊富なところで髄海と呼ばれる．

❺腎は耳に開竅し，二陰を主る　　腎の精気は耳に通じており，聴覚と腎気は密接な関係がある．腎が安定すると，耳は五音を聞き分けることができる．腎は二陰を制御しており，その機能低下は水を停滞させる疾患を引き起こすとされる．二陰は前陰，後陰のことであり，前陰は生殖，排尿機能を，後陰は排便機能をもつ．

❻腎の華は髪にある　　髪は，血の余と呼ばれる．腎気旺盛ならば艶があり，色も黒く，潤っている．

❼腎は先天の本である　　生命力や成長には，腎精が不可欠である．脾胃が生命活動を維持するために必要な栄養物質を産生，供給する後天之本であるのに対して，腎は先天之本と呼ばれる．

c）命門

命門が腎に関係するとの考えは，『難経』に始まり，右腎を命門としている．その後，両腎とする説，両腎の間にある有形の藏とする説，両腎の間の無形の動気とする説が現れた．いずれにしても，上記で述べた腎の機能を提唱するものである．ただ，相火として，心の君火のもと陽気を支え，君火と合して全身に布達されるものとする考え，真火として全身の陽気を管理するとする考えがある．一方，命門を動気とする説では，火でも水でもなく，原気を発動させるものとしている．

11 膀　胱

膀胱は，腎と表裏の関係にあり，腎による体液調節の結果生成された尿を貯留，排泄する作用を持つ．これらは，主に腎陽の働きである．膀胱は，州都（水液が聚まること）之官で，津液が蔵され，気化によりよく津液が発生するところ，津液之府と表現されている．

12 心　包

六藏六府と考える場合に登場する藏である．心包は，心を被い，保護している．心包は，臣使之官で，喜楽が起こるところとしている．

13 三　焦

五藏六府あるいは六藏六府と考える場合に登場する府である．三焦は，気・血・津液の流通路である．決瀆（水道通利）之官で，水道が起こるところ，中瀆之府，孤之府と表現されている．肌肉を温め，その熱により穀物の消化腐熟を助成する熱作用，糟粕を秘して津液を分かち，津液を蒸して気化させ，精微を化して肺脈に注ぎ，一方で精微を血と化す気・血・津液の生成作用，気・血・津液の流通路を確保し，必要に応じて津液を対外に排泄して，循環を管理する循環調整作用を有する．外は皮毛，内は藏府に連なり，藏府を包み込み，間隙に出入し，全身に分布する膜状の組織を想定する説もある．これから，大網を候補とする説も現れている．

一方，人体を上中下の3か所に分類することを意味する場合もある．この場合，隔膜以上の部位を上焦，

隔膜から臍までを中焦，臍以下を下焦と呼ぶ．五藏では，上焦には心，肺が，中焦には脾が，下焦には肝，腎が属することになる．

4. 漢方病態病理学

A 八綱分類

1 八綱分類概説

前述した陰陽論を応用して，患者の症状，病態を表裏，寒熱，虚実の3視点から分析，分類することを八綱分類という．ここでの陰陽は，3視点からの分析を包括的，全体的にとらえる場合に表現されるものである．

患者が持つ体質的なもの，症状的なものを合わせて，その患者がある時点で現している体の状態を証という．陰陽，表裏，寒熱，虚実といった漢方医学的病態名の後に証を加えて表現する．なお，証に関する表現については，気，血，津液，精，藏府に関する病態についても同様である．

2 表　裏

生体の病的反応の出現部位で分類したものである．体表部付近を表，表より身体の深部を裏と定義する．頭痛，悪寒，発熱，項背筋のこわばりと疼痛，関節痛，筋肉痛などが表証とされる．一方，腹満，下痢，便秘，身体深部の熱感，稽留熱，譫妄などが裏証とされる．表証，裏証いずれにも属さない場合，半表半裏証と表現されることがある．

3 寒　熱

生体の恒常性が乱された場合，その局所の呈する病状が熱性（熱感，充血，局所温度の上昇など）ならば熱，寒性（冷感，冷え，血流低下，局所温度の低下など）ならば寒と定義する．熱とは陽の気が盛んなもの，寒とは陰の気が盛んなものといえる．その際，患者の主観的な訴えが重要視される．体温計で測って39℃の発熱があっても，患者が，強い悪寒のために布団をかぶって震えている場合には，寒と判断する．両者は常に相対的な関係にあり，陰気が衰えると陽気が盛んになり，熱も盛んになる．反対に，陽気が衰えると陰気が強くなり寒が増してくる．さらに，寒極まって熱を生じ，熱極まって寒を生ずるといった場合には，量の変化が質の変化に転じたのである．

4 虚　実

虚とは，生体の正気が不足した状態を指す．病気に対抗するために動員された気血の力が弱い病態である．実とは，病気を発生させる原因（邪）が旺盛な状態を指す．病気が悪化しやすい状況である．実に関しては，病気に打ち勝つ患者の力が旺盛なこと，あるいは普段の体力が充実していることを指す場合もある．この考え方では尺度が同じなので，虚証・虚実中間証・実証と分類することも可能となる．どの意味で用いているか注意が必要である．

ただ，治療に関する漢方医学用語を考慮すると，前者の考え方が妥当である．なぜなら，補法とは虚した正気を補う治療であり，瀉法は実した邪を排除する治療だからである．病気に打ち勝つ力が旺盛な患者に排除する治療は絶対行うことはない．

5 陰　陽

生体の恒常性が乱された場合，生体の修復反応の性質が総じて熱性，活動性，発揚性のものを陽，寒性，非活動性，沈降性のものを陰という．

B 気・血・津液・精の異常
1 気の異常
　気の異常は，現象的には自律神経系の異常などによる病状を指す．気の変調には，気虚，陽虚，気滞，気逆の4種類がある．

a）気虚
　気の量的不足から生じる作用不足による症候である．気虚の原因としては，少食で体内に取り入れる水穀の気が少ない場合，脾胃の機能低下によって消化吸収される水穀の精微が少ない場合，肺の機能低下による清気不足の場合，腎の機能低下あるいは性交渉過多などによる先天の気が不足する場合の4つが考えられる．

　症状の特徴は，疲労によって増悪され，休息をとると症状が軽くなることである．具体的には，①栄養作用不足による無気力，疲労倦怠，食欲不振，②推動作用不足による息切れ，呼吸微弱，動悸，③温煦作用不足による冷え，④気化作用不足によるむくみ，尿量減少などである．また，気虚のなかで，気の昇挙運動が無力になり，藏府を正常な位置に留める力が不足する場合を気陥と呼ぶ．この場合，内臓下垂などが症状としてみられる．

b）陽虚
　陽虚も気虚同様，気の量的不足から生じる作用不足による症候である．温煦作用がとくに衰え，気虚の証に加えて寒証（虚寒）が加わる．

　症状としては，寒がる，四肢の冷え，温暖を好む，食欲がない，尿量過多，元気がないといったものがあり，虚証と寒証が同時にみられる．陽虚で寒証のとくに顕著なものを陽虚陰盛と呼び，チアノーゼ，無欲状態，脈が沈微などのショック状態を呈する場合には亡陽と呼ぶ．

c）気滞
　気の機能の停滞である．症状の特徴は，情緒によって状態が変化し，一過性に改善あるいは悪化が認められることである．原因としては，精神的ストレスや外傷などを誘因とした自律神経系の緊張，異常亢進が多い．

　主症状としては，胸部腹部の苦悶感，膨満感，疼痛である．発生した部位によって，①胸部気滞（胸が苦しい，つかえる，呼吸が早く粗い，胸痛，咳嗽），②胃気滞（上部腹部の膨満感，食欲不振，悪心，嘔吐），③腸気滞（腹部膨満感，腹痛，腹鳴，排便困難，裏急後重），④肝気鬱結（精神的素因に関係するもので，憂鬱感，怒りやすい）などがある．なお肝気鬱結が続く場合，症状が頭痛，のぼせ，イライラなどに変化することを肝鬱化火という．また胃に障害が及ぶものを肝胃不和，脾に障害が及ぶものを肝脾不和といい，このように肝気鬱結が消化器症状を引き起こすことを肝気横逆という．

d）気逆
　気の昇降運動が失調することによる，気機上逆を現す症候である．発生した部位によって，①肺気上逆（肺気の下降の運動性が失調し，咳嗽を伴う），②胃気上逆（胃気の降濁機能が失調し，悪心，嘔吐を伴う），③肝気上逆（肝気が逆上し，頭に血が上る．頭痛，眩暈，難聴）などがある．ほかの分類として，4つの病型がある．①腹部絞扼感，不安感が上行して胸内に突き上げて動悸を生じ，さらに上行して頭痛，失神を起こす奔豚気，②咳嗽などによる呼吸困難，胸満感が咽喉部さらに顔面に上行して咽喉部絞扼感，顔面紅潮，怒責などを起こす咳逆上気，③心窩部不快感から胃液を吐出する水逆，嘔逆，④四肢末梢から冷痛が中枢側へ波及する厥逆，厥冷である．

2 血の異常
　血の異常は，現象的には循環障害であり，血虚，瘀血，血熱，血寒の4種類がある．

a）血虚
　血の量的不足による血の機能減退の症候である．病因には大きく分けて，生血不足，消耗過多，出血過多の3つがある．生血不足は，脾胃機能の減退によって食物の消化機能が弱く，血のもととなる水穀の

精微が十分生成されないことで発生する．消耗過多は，病気の長患い（久病），七情過多による血の消耗，過労などを指す．出血過多としては，消化管出血，月経，不正性器出血，痔出血などがあげられる．

症状は，るい痩，眩暈，脱毛，筋攣縮，四肢の痺れ感，顔色と爪に艶がなく，唇と舌に赤みが少なく，目がかすみ，乾燥すること，皮膚の荒れなどがあげられる．これらは，濡養作用の減退による．また，動悸，不安感，不眠，多夢，健忘という症状は，血の精神安定作用の減退と考えられる．

b）瘀血

末梢循環障害によって血が停滞した状態を瘀血という．病因はさまざまであるが，気虚，気滞，血虚，血寒，血熱によるものが多い．気虚では，気の推動作用が低下して，血の循行が低下し停滞が起こる．気滞では，気の運動が滞ることによって，血も気とともに流れが悪化する．血虚では，血の不足により血脈中に流れる営気が不足し，瘀阻の状態が発生する．血寒では，寒邪が血脈を犯すことで血流が悪化する．血熱では，外感温熱の邪気との接触，藏府の失調，ストレスなどによって気鬱化火し，血と熱が結びついて血が粘り，血流が低下する．そのほか，打撲，手術，運動不足，睡眠不足，高脂肪高蛋白食摂取，便秘などがあげられる．

瘀血の症状としては，①血行障害，月経障害のほか，顔面，舌，歯肉，口唇，皮膚，爪などに出現するチアノーゼ，うっ血，紫斑，②熱症状（熱がないのに脈が数，逆に熱症状があるのに脈が数でないなど，矛盾所見がみられることがある），③肌膚甲錯などの乾燥症状（この場合も喉が渇くのに水を飲みたくないなどの矛盾症状がみられることがある），④胸腹部，とくに下腹部の張り，筋痛，腰痛などの痛み（固定性，刺痛，夜悪化），圧迫するとさらに痛む腫塊（しこり，かたまり），⑤小便が多く出る，⑥便通は普通であるが，大便の色は黒い，⑦忘れっぽい，不眠，嗜眠，精神不穏を起こすことがある，などである．

c）血熱

外感熱病で熱邪が血に侵入した場合，あるいは内傷雑病で血に熱がある場合を血熱といい，出血傾向を示すのが特徴である．これを血熱妄行と呼び，血分の熱が脈絡を灼傷して血液が溢出すると考えられている．血熱は，さらに虚実に分類される．また，血熱のなかで煩躁が強いものを血煩という．主に皮膚，四肢末梢部で起こる．血熱のために乾燥状態になったものを血燥という．代表的な病因は，①熱邪が血分（血が存在する範囲）に侵入する熱邪の感受，②時間が経つと熱邪に変わるという病邪化熱，③藏府の内熱の3つである．

主症状は，発熱，出血，乾燥である．発熱は，夜になると盛んになり，数脈，舌質紅，心煩として現れる．出血傾向は，前述した血熱妄行によっても出現する．吐血，衄血（鼻出血），皮下出血，月経過多などの症状として現れる．乾燥は，皮膚に現れる肌膚甲錯のほか，口に現れる口燥などがある．しかし，熱によって陰液が蒸騰されて咽喉を潤すため，口が乾燥しても水を飲もうと欲するわけではない．通常，全身症状として出現する．

d）血寒

傷寒などにより寒邪が血に侵入した場合，あるいは雑病で血に寒がある場合である．冷えの症状とそれに伴い気虚，血虚症状が出現する．通常，全身症状として出現する．

3 津液の異常

a）津液不足

津液不足による臓器，組織の滋潤失調である．病因としては，外感熱病，下痢，嘔吐，発汗，慢性病による内燥がある．

症状は，滋潤が不足することによる，口渇，多飲，尿量減少，便秘，皮膚乾燥，髪あるいは体毛に艶がない，視力低下，空咳，咽痛，便秘，火照り，顔色紅潮などである．

b）陰虚

陰液の不足で，血・津液による栄養，滋潤作用の低下からなる症状である．津液不足の症状に，のぼせ，イライラ，不眠，盗汗，手掌足底の火照り，喉の乾きなどの熱証（虚熱）が加わったものである．陰液が

不足することで，相対的に陽気が有余となるために生じ，虚証と熱証が同時にみられることが特徴である．陰虚で熱証が顕著であるものを陰虚陽亢（陰虚火旺）と呼ぶ．

c）水滞

津液の停滞によって，体内に異常な水液が貯留した状態である．水液代謝の中心である，肺，脾，腎の機能減退が関与する．病因としては，発汗障害，腎機能低下，循環障害，炎症，免疫異常，膠質浸透圧の低下，電解質バランスの失調，ホルモン異常などが考えられる．

症状は，これら水分代謝障害によって生じる，腹水，胸水，浮腫，動悸，眩暈，立ちくらみ，車酔い，耳鳴，頭痛，口渇，悪心，嘔吐，朝のこわばり，鼻汁，喀痰，唾液分泌過多，尿量減少あるいは増加，下痢，腹中雷鳴，心窩部振水音，臍動悸などがある．水湿，痰飲，水腫に分類される．水湿は，三焦を通じて全身に蓄積する水液で，軽度なものである．痰飲は，水液が集まって粘稠性が増して凝固したものである．粘稠性が増すため，所在が確定しやすい状況になった水湿といえる．水腫は，水液が肌膚に溢れたものである．体表に近いため所在が確定しやすい状況になった水湿といえる．

4 精の異常

精の異常は，血，とくに腎における血の異常と考えて対応する．

C 藏府の異常
1 肝の異常

a）肝気虚

疏泄作用が不足し，情緒活動や自律神経系の活動が低下する．二次的に脾胃の運化作用も低下するため，食欲不振，腹満なども出現する．

b）肝陽虚

疏泄作用が不足し，情緒活動や自律神経系の活動が低下する．肝陽虚では肝気虚の状態に加えて温煦作用が極めて低下するため，冷えなどの症状が強く出現する．

c）肝気滞（肝気鬱結）

ストレスや精神的刺激によって，肝の疏泄作用が失調した状態である．症状としては，①疏泄作用に基づく精神情緒活動の失調が原因である抑鬱，怒りっぽいこと，②肝経脈の流れが悪化することによる胸脇，乳房，下腹部の脹痛，③血行の滞りから衝脈，任脈が失調することによる月経不順，月経痛，④気鬱から痰を生じることによる咽喉部の梅核気（咽喉頭異常感染），⑤脾胃の機能が低下することによる悪心，などである．

d）肝気逆（肝火上炎）

肝気鬱結が長期間化し化火（火熱化）した状態である．疏泄作用の失調と血脈損傷による血熱妄行がみられる．症状としては，①疏泄作用による精神情緒活動の失調が原因である煩躁，怒りっぽいこと，②気火（火熱化した気）が経脈に沿って上炎することによる頭痛，眩暈，耳鳴，顔面紅潮，目の充血，③肝胆の熱による口苦，④火熱が心神（精神）を乱すことによる不眠，悪夢，⑤血熱による吐血，衄血，などである．

e）肝血虚（肝血不足）

先天的な不足あるいは脾胃の機能低下による血の化生不足，各種出血や慢性病によって血が消耗された場合に，肝血不足となる．症状としては，①肝血不足により頭目が滋養できないために生じる眩暈，多夢，眼球乾燥，目のかすみ，夜盲症，②滋養不足による顔，爪色の悪化，③筋脈が滋養できないことによる手足の痺れ，筋肉の引き攣れ，④衝脈，任脈の2脈の失調による月経過小，無月経，⑤耳鳴，などである．

f）肝瘀血

気虚，陽虚を基本にした陽気不足，あるいは疏泄機能の失調による血行遅滞が関与する．胸脇部の疼痛，

痞塊のほか，肝気虚，肝陽虚の症状が出現する．

g）肝津液不足
肝の津液不足により，筋力低下，筋萎縮，運動麻痺，視力低下などが認められる．

h）肝陰虚
肝腸上亢の状態で，肝陰が陽を抑制できなくなった状態である．症状としては，①陽の機能が亢進したために生じる頭痛，眩暈，耳鳴，顔面紅潮，目の充血，②疏泄作用の失調によるイライラ，怒りやすさ，③陰虚により，心神が滋養されないことによる不眠，多夢，心悸，健忘，④肝腎陰虚による足腰のだるさ，などである．

i）肝水滞
肝気虚，肝陽虚の悪化，肝気滞をもとに出現する．全身の病態とも関連して，さまざまな水滞症状が認められる．特殊な病態として肝胆湿熱がある．

肝胆湿熱は，温熱の邪を感受したり，甘いものや酒を過食したり，脾胃の運化作用が失調した場合，肝胆に温熱が鬱結し，肝経湿熱証となったものである．症状としては，①肝胆の疏泄作用の失調による脇肋部脹痛，②胆汁が上部に溢れることで生じる黄疸，③脾胃の運化作用失調による食欲減退，悪心，嘔吐，腹部脹満，④湿，熱のバランス異常による大便不調，⑤膀胱の気化作用の失調による尿量減少，⑥湿熱が会陰部を侵すことによる陰嚢湿疹，睾丸腫脹，排尿痛，帯下，外陰部瘙痒感，などである．

j）その他
❶ 熱極生風　熱邪が侵襲し，高熱が継続し，熱が極まって風を生じ，全身痙攣や意識障害を伴う状態である．

❷ 肝陽化風　症状としては，①風と火の症状である頭のふらつき，耳鳴，手足蠕動，言語障害，②上盛，下虚の症状である頭が重く足元のふらつき，③風痰が心神を乱すことで起こる突然の意識障害，④風痰が経絡に阻滞し，気血の運行を妨げるために生じる半身不随，口や目の歪み，などである．

2 胆の異常
胆は，胆汁を貯蔵，排泄する機能，決断する機能を持つ．また，裏の肝の機能と連動する．気・血・津液のさまざまな障害とともに，胆汁の貯蔵排泄に関連する機能，決断する機能に障害が現れる．

3 心の異常

a）心気虚
心の鼓動力の減退による病状を示す．病因としては，先天不足，虚弱体質，老人，慢性疾患などの要因によって気が減少することのほかに，腎虚，肺の疾患，脾胃の疾患などで気の生成が少ないことがある．

症状としては，血脈を主る作用が低下するため心悸，陽気不足による無気力，推動作用の低下による胸の重苦しさ，顔色不良，固摂作用低下による自汗などがみられる．

b）心陽虚
心陽虚では，心気虚の病態に加え，気の温煦作用の著明な低下のため虚寒症状を呈する．血行不良によって顔色や舌が暗くなり，気の温煦，固摂作用低下による冷や汗，四肢厥冷（四肢末端の冷え），むくみ，脈微弱などがみられる．

c）心気滞
気が滞ることにより，血の流れも滞ると考えられる．症状としては，典型的なものは期外収縮などの伝導障害型の不整脈である．

d）心気逆（心火上炎）
心の陽気の過亢進状態で，実証が特徴である．病因としては，精神的な原因，刺激物の摂取過多などが多い．また，六淫（風・寒・暑・湿・燥・火）の邪により熱に変わる．症状としては，頻脈，不眠，顔面紅潮，口乾，小便黄などがある．小便黄は，心と表裏の関係にある小腸へ心熱が移り，小便によって

熱を排泄するためである．

e）心血虚

心の陰液不足による症候で，主に精神不安を呈し心拍動の異常を伴う．病因としては，思慮過度による脾の運化作用失調，出血，気鬱化火や熱病による陰液消耗などがある．また，肝鬱，肝火から心火を生じることもある．

症状としては，心の蔵神作用の異常による心悸，不安感，不眠，精神不安定などの精神的症状のほか，顔色が悪い，艶がない，眩暈などの症状がみられる．

f）心瘀血（心血瘀阻）

冠不全に相当する病態である．病因としては，心気虚，心陽虚を根本とした陽気不足による血行遅滞である．症状としては，疼痛，心悸，気短（呼吸促迫），顔色が紫，手足厥冷，脈微などがある．また，瘀血症状の重い場合は心胸部激痛がみられる．

g）心津液不足

心拍動の安定性や大脳抑制作用の不足により，動悸，のぼせなどの症状が出現する．

h）心陰虚

心陰虚は，心の津液不足に加え虚熱を伴う病態で，主に精神不安を呈し心拍動の異常を伴う．病因としては，思慮過度による脾の運化作用失調，出血，気鬱化火や熱病による陰液消耗などがある．また，肝鬱，肝火から心火を生じることもある．

症状としては，津液不足の症状に加え，五心煩熱（両側手掌および足底，胸部の熱感），口乾，盗汗などの症状がみられる．

i）心水滞

心における津液の過剰停滞状態である．うっ血性心不全の病態で，顔食不良，呼吸困難，多呼吸，喘鳴などが認められる．そのほか，特殊な場合として以下の2例がある．

❶痰迷心竅　　病因としては，ストレスから肝気鬱結となり気の停滞が生じ，脾の機能低下により発生する痰濁が心竅を塞ぐことである．症状としては，鬱症，異常行動，独り言，卒倒，意識混濁などがある．

❷痰火擾心　　病因としては，気の停滞が痰濁を起こし，痰火が心神を乱すことである．症状としては，心煩，不眠，多夢，口渇，顔面紅潮，言語錯乱，狂躁状態などがある．

4 小腸の異常

小腸は，胃で初歩的に消化されたものから精微なる栄養分を吸収し，濁を大腸に送る機能を持つ．水分は，大腸を通じて膀胱に送られる．また，裏の心の機能と連動することがある．ゆえに小腸の機能失調により，消化吸収異常，排尿障害をきたす．また，心火旺盛の場合は「心移熱於小腸」というように，心の熱が小腸に移される．

5 脾の異常

a）脾気虚

脾気虚，中気下陥，脾不統血がある．中気下陥，脾不統血は，脾気虚が悪化して発生する．

❶脾気虚（狭義）　　飲食の不摂生，肉体疲労，慢性病，精神的ストレスが原因である．症状は，運化作用低下による食欲減退，軟便，昇降作用低下による上腹部の脹満，気血の生成不足や栄養不足による疲労倦怠，顔色萎黄などである．

❷中気下陥（脾気下陥）　　脾の昇精作用が弱くなったもので，一般に内臓下垂を呈す．原因としては，肉体疲労，産後，久瀉（慢性下痢症）などによる脾気虚弱である．症状は，昇精作用不足により栄養物が頭部まで上昇しないために発生する眩暈，固摂作用不足による下腹部の墜脹感などである．

❸脾不統血　　肉体疲労，久病によって脾気虚弱となり，統血作用不足をきたすことが原因である．

食欲不振，全身倦怠感などに，皮下出血，下半身の出血，血便，血尿，崩漏，月経過多などを伴う．

b）脾陽虚

脾気虚に虚寒が加わるために，脾気虚の症状に下腹部隠痛の症状を伴う．脾気虚から進展し，生物や冷たいものの過食，寒涼の薬物の過量服用が原因となることもある．症状は，①陽虚により寒凝気滞が生じることによる強い腹脹，腹痛，②脾は口と舌に関係が深いことによる味覚異常，③運化作用失調のためによる水様性下痢，排尿困難，浮腫，④寒湿が下焦に注ぐことによる帯下過多などである．

c）脾気滞

気が滞ることにより，消化吸収に影響を及ぼす．表裏の関係で胃に影響を及ぼし，腹満感などが現れる．

d）脾気逆

脾気が逆向きに流れることにより，消化吸収に影響を及ぼす．また，表裏の関係で胃にも影響を及ぼし，悪心などの症状が現れる．

e）脾血虚

血が不足することにより，脾の滋潤不足が発生する．そのため消化吸収能が低下する．

f）脾瘀血

脾の血行障害により，二次的に気虚，血虚の症状が出現する．

g）脾津液不足

脾の津液不足により，口の渇き，口唇の乾燥，筋力低下などが出現する．

h）脾陰虚

脾陰虚は，脾の陰液が不足した状態で，陰液の援助が十分ないために陽気が十分に機能できず，運化作用が低下する．症状は，口の渇き，口唇の乾燥，手足のほてり，食後の強い腹満などである．

i）脾水滞

❶ 脾胃湿熱 甘いものや脂濃いものの過食，飲酒過多などによって，湿熱の邪が脾胃に停滞する．症状は，①上焦の湿熱阻滞による口が苦い，粘る，②脾の運化障害による食欲減退，悪心，嘔吐，③脾胃の上昇下降機能の変調による腹痛，④湿熱が肝胆を燻蒸することで生じる皮膚の鮮黄色（陽黄），などである．

❷ 寒湿困脾 生物や冷たいものの過食，気候の影響，痰湿体質によって，寒湿の邪が脾陽を束縛し運化作用が失調して発症する．湿が上焦に滞ると，陽気が通じ難くなり，頭重などの症状がみられる．湿が中焦に滞ると，気機の昇降が障害を受け，下腹部の脹満感，食欲減退，悪心，嘔吐，泥状便などの症状が出現する．

6 胃の異常

胃は，摂取された食物を受け取り，初歩的な消化を行う．また，裏の脾の機能と連動することがある．気・血・津液のさまざまな障害とともに，初歩的な消化に関連する機能に障害が現れる．

7 肺の異常

a）肺気虚

肺気が不足した状態である．病因は，慢性の喘咳による肺気損傷，他蔵府の慢性病による肺機能失調などである．症状としては，①気の不足による気短，息切れ，②宣散粛降作用失調による咳嗽，③衛気不足による自汗，④気の温煦作用不足による冷え，⑤弱い発声，⑥鼻水，鼻閉，などがある．

b）肺陽虚

肺陽虚では，肺気虚に虚寒の状を呈するため，気虚症状に加えて透明なさらさらした喀痰，鼻汁，喘鳴，強い冷えを伴う．

c）肺気滞

気が滞ることにより，閉塞性呼吸障害，すなわち呼気延長，呼気時の喘鳴，咳嗽，呼吸困難などが認められる．

d) 肺気逆
宣散粛降作用が低下する．呼吸困難，突発的な強い咳嗽，顔面の発赤などが認められる．

e) 肺血虚
体表部あるいは肺の栄養不足により，皮膚の乾燥，瘙痒感，皮膚防御機能の低下，乾いた喀痰，喀痰排出困難などが出現する．

f) 肺瘀血
肺の微小循環障害により，呼吸障害あるいは胸痛などが出現する．典型的な病態は，肺梗塞である．

g) 肺津液不足
体表，肺の津液不足により，皮膚の乾燥，瘙痒感，乾いた喀痰などが認められる．

h) 肺陰虚
肺陰虚は，肺を滋潤する陰液が不足し，虚熱を示す状態である．病因は，虚弱体質，久病，外感熱邪による疾患の後期，肉体疲労などである．症状は，①清粛作用低下による乾咳，喀痰，②虚熱で生じる血脈損傷によって，痰に血が混在すること，③滋養作用不足による咽喉の乾燥，嗄声，などである．

i) 肺水滞（痰湿阻肺）
病因は，痰が肺に停伏することである．痰が生じる原因としては3つあり，①風，寒，湿邪を感受し肺の宣散粛降機能が失調すること，②慢性の咳嗽によって，肺気虚から津液の輸布失調をきたすこと，③脾気虚の状態で過飲食することで，脾の運化作用が失調することである．湿邪には，経過が長い，停滞性の症状，水液の停滞，消化機能を傷害しやすい，などの特徴がある．症状は，①滞留した痰湿が肺の宣散粛降機能を失調させることによる咳嗽，喀痰，②肺経の阻滞による胸悶，③痰が気道を塞ぐことで生じる気短，痰鳴，などである．

j) その他

❶ 風熱犯肺　病因は，風熱の邪を感受することである．風熱の邪は風邪と熱邪が結合したもので，熱邪には，症状が激しく進行が早い，火熱の症候，脱水や出血をきたしやすい，粘稠あるいは膿性の排泄物を生じるなどの特徴がある．これにより，肺衛の機能が失調することが原因である．

症状は，①清粛機能低下による咳嗽，膿性喀痰，②風熱の邪が上部を乱すことによる頭痛，咽喉痛，③熱邪による津液損傷から生じる口渇，④衛気と熱邪が抗争することによる発熱，⑤衛気の留滞による軽度の悪風悪寒，などである．

❷ 風寒犯肺　病因は，風寒の邪を感受することである．風寒の邪は，風邪と寒邪が結合したものである．風邪には，突然発症する，変化が多い，表面，上部を犯しやすいなどの特徴があり，寒邪は，寒冷症状，薄い排泄物，疼痛，筋肉の引き攣りなどの特徴がある．これにより，肺機能が失調することが原因である．

症状は，①宣散粛降作用低下による咳嗽，喘息，喀痰，②鼻竅の通気が阻害されることによる鼻汁，鼻閉，③風寒の邪の感受による無汗，などである．また，肺は皮毛を主るので，表証を伴い，悪寒，発熱，身体痛が生じることがある．

❸ 燥熱犯肺　病因は，燥邪，風熱による乾燥で，津液を損傷することにある．燥邪には，局所あるいは全身の乾燥症状をきたすという特徴がある．

症状は，①肺津損傷による肺の清粛作用低下で生じる乾咳，少量粘稠の痰，咽喉あるいは鼻の乾燥，②気の停滞による胸痛，③燥邪が肌表を犯すことによる発熱，頭痛，などである．

8 大腸の異常

小腸より到達した食物残渣から水分を吸収し，糟粕を体外に排泄する作用がある．また，裏の肺の機能と連動することがある．肺気に異常があると，便秘，下痢などの大腸の症状が生じる．

9 腎の異常

a) 腎気虚

❶ 腎不納気　腎が気を納めることができない状態である．病因としては，先天性のもの，久病，老化などがある．症状としては，①肺の粛降障害を伴う呼吸促進，②息切れ，③呼気の時間延長，吸気の時間短縮，④喘鳴，などである．

❷ 腎気不固　腎気虚で，気の固摂作用失調によるものである．病因は，老化，先天不足，久病，肉体疲労などである．症状としては，①固摂作用失調をもとにした膀胱機能障害による頻尿，失禁，②蔵精機能低下による遺精，滑精，早漏，③腎虚状態である足腰のだるさ，精神疲労，などである．

b) 腎陽虚

腎陽が不足すると，温煦機能失調，生殖機能失調が発生する．病因としては，冷え症体質，久病，老化，性生活の不摂生などである．症状としては，①温煦作用失調による顔，手足，腰の冷え，腰痛，②生殖機能減衰によるインポテンツ，などである．

c) 腎気滞

気滞により生じる気虚，血虚などの症状として出現する．

d) 腎気逆

納気が行われないため，肺の症状として咳嗽が現れる．腎気が亢進することにより，性早熟症，過成長などをきたす可能性が考えられる．

e) 腎血虚（腎精不足）

精が不足する腎精不足と同義である．病因としては，精の先天不足，久病，後天的失調，老化，肉体疲労などである．症状としては，発育・成長不良，生殖機能不足による不妊症などが主体である．ほかにも，①髄海不足による眩暈，健忘，②耳に開竅する腎精の不足による難聴，耳鳴，③骨が養われずに生じる腰，膝の脱力や歯が抜けやすいこと，④脱毛と若白髪，などがある．

f) 腎瘀血

典型例としては，腎梗塞に伴う血尿，腎機能低下症状が認められるが，通常は腎の血行障害に伴う気虚あるいは血虚などの症状が現れることが多い．

g) 腎津液不足

腎の津液不足によるものである．症状としては，①骨，髄，脳の滋養不良による眩暈，耳鳴，健忘，②骨格の滋養不良による足腰のだるさ，③体や口が陰液で滋養されないことによる体重減少，咽乾，④衝脈あるいは任脈の失調による月経過少，閉経，などである．

h) 腎陰虚

腎陰虚は腎陰が不足することであり，主に滋養失調と虚熱内生を特徴とする．病因としては，精の消耗過多，熱性の久病，温燥薬物の使用過多である．症状としては，腎津液不足の症状に加えて，①陰虚火旺による虚熱症状，②虚火が心神や精室を乱すことによる不眠，遺精，などである．

i) 腎水滞（腎虚水泛）

腎の津液を主る機能が低下し，腎陽不足による水液代謝失調の状態である．典型的には，水腎症の病態があげられる．症状としては，①温煦作用失調による足腰の冷え，②膀胱の気化失調による尿量減少，③津液の貯留による下肢の浮腫，④水邪の上逆による動悸，息切れ，喘鳴，痰鳴，などである．

10 膀胱の異常

膀胱は，腎による体液調節の結果生成された尿を貯留，排泄する作用を持つ．また，裏の腎の機能と連動することがある．気・血・津液のさまざまな障害とともに，膀胱の機能の障害が現れる．

11 心包の異常

六蔵六府と考える場合に登場する蔵である．心包は心を被い，保護しているので，さまざまな気・血・

津液の障害とともに，心機能に障害に連動して出現する．

12 三焦の異常

六藏六府，あるいは五藏六府と考える場合に登場する府である．三焦は気・血・津液の流通路であるので，気・血・津液の障害となって現れる．

D 急性外感病

1 急性外感病概説

感染症などの急性熱性疾患については，『傷寒論』にある三陰三陽病の分類，あるいは『温熱論』，『温病条弁』にある三焦，衛気営血による分類に基づく診断を行う．『傷寒論』では，熱邪による疾患があることは述べているが，寒邪による急性熱病である傷寒を中心にして解説している．このため，後世になり温病に対する治療を確立する必要がでてきた．清代になり『温熱論』，『温病条弁』のほか，『温熱経緯』という温病学として整理された書物が出現した．

傷寒は，寒邪によって悪寒戦慄を呈する．一方，温病は，熱邪によって悪寒はあっても非常に軽く，悪熱を呈することが多い．

2 傷寒の病態

a）傷寒概説

『傷寒論』における六病位は，まずは大きく陽病期と陰病期に分けられ，それぞれ3期ずつに分類される．一般的な傷寒は三陰三陽病の最初である太陽病の間に回復することが多いが，こじれると少陽病→陽明病→太陰病→少陰病→厥陰病と進行悪化することが多い．この6つの病期は，おおよそ八綱により分類されうる（**表3**）．

b）六病位における症状

❶ 陽病期　太陽病，陽明病，少陽病に分類され，身体の病邪に対する抵抗力が盛んな時期を示す．これらの経過に関しては，病邪の勢いと身体の抵抗力との関係で種々の経過をとる．抗病力の弱い場合には，陽病期から陰病期に移行することもある．場合によっては，陽病期を経ずに，いきなり陰病期から始まることもある．

太陽病は，外邪が体の表面にあるステージである．症状としては，脈浮，頭痛，首筋の張り，悪寒，悪風，発熱，関節痛，筋肉痛などがある．

陽明病は，外邪が消化管に侵入したステージである．症状としては，発熱，腹満，腹痛，譫語，便秘などがある．

少陽病は，体表から内部に侵入したが，消化管まで深入していないステージである．症状としては，熱と寒気が交互にくる，口が苦く粘つく，フワフワと浮いたような感じがする，咳嗽などがある．

❷ 陰病期　病邪に対する身体の抵抗力が弱まった状態を示す．通常は，陽病期に治癒せず遷延化した場合に陽病期から陰病期に移行する．しかし，平素の体力が衰えている場合などには，直接陰病から始まることもある．太陰病，少陰病，厥陰病に分けられる．

表3　六病位の八綱分類

太陽病：表証（寒熱，虚実各々ある）
少陽病：裏（半外半裏）熱虚あるいは裏（半外半裏）熱実証
陽明病：裏熱実証
太陰病：裏寒虚証
少陰病：表寒虚かつ裏寒虚証
厥陰病：裏虚証（寒熱各々ある）

太陰病は，外邪が消化管まで侵入し，抵抗力が弱まってきているが，まだその初期段階のステージである．症候としては，腹満，嘔吐，腹痛，下痢などがある．

少陰病は，外邪が消化管まで侵入し，抵抗力も太陰病のステージより減弱してくる時期である．症状としては，病態は太陰病より悪化しており，倦怠感が強く，症状を外見的に現しにくくなったステージである．このため，ただ寝ているような状態で，患者自ら訴えることが少ない．太陰病と同様の症状も呈する．

厥陰病は，外邪が消化管まで侵入し，抵抗力も非常に低下した状態であるが，最期の力を振り絞るように外邪に抵抗して，熱と寒が錯雑する病態である．症状としては，動悸，胸中煩悶，食欲不振，嘔吐，下痢などがある．

c）直中

急性感染症は，通常太陽病に始まり，外邪の強さにより，太陽病で治癒することもあれば，病期が変化していくこともある．直中とは，急性感染症に罹患しても，通常の太陽病で始まらないことを指す．直中の少陰といって，少陰病として発病することは有名であるが，直中は少陰に止まらない．筆者は，**図10**のように，少陽，陽明，太陰にも直中があると考える．

d）合病・併病

患者が示す症状が1つのステージの範囲に収まらないこともあるため，『傷寒論』では，合病・併病を取り上げている．

合病は，二病あるいは三病が同時に発症するものである．陽病に特徴的な病態である．各病の症状がすべて，あるいは部分的に合併して同時に現れる．特徴的な症状が現れることもあり，その場合には適する方剤が指示されている．

併病は，二病が相互に連関して発症するものである．二病の発症時期が異なるため，症状の出現時期も異なる．

3 温病の病態

a）温病概説

寒邪以外，とくに熱邪による急性熱病を温病といい，傷寒に対比される．傷寒は冬に発症しやすいが，温病は夏から秋にかけて発症しやすい．傷寒では病証の進行とともに気あるいは陽熱が損傷されていくが，温病では津液が損傷されていくと考えられている．温病の初期は上焦にあって病位は浅く症状は軽いが，順次中焦，下焦に伝わり，しだいに深く入り込み，重症化していく．このように三焦を用いて3分類する方法がある．また，温病は，外邪の侵入段階によって，衛分証，気分証，営分証，血分証に分類

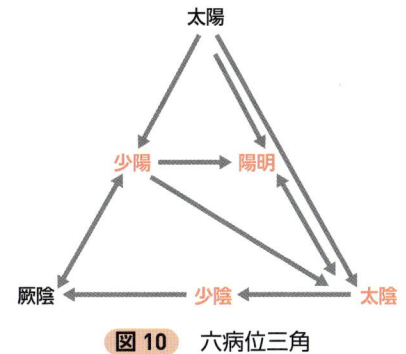

図10　六病位三角

『傷寒論』における六病位が変化するパターンを三角形で表現した．病位は通常，太陽病で発症するが，場合により太陽病以外で発症することがある．これを直中と呼び，図の赤字で示した病位にはその可能性がある．

表4 温病の八綱分類

> 衛分証：表熱証
> 気分証：裏熱証
> 営分証：裏熱証
> 血分証：裏熱証

される．これは，三焦分類による病態把握へと発展させる基本となったもので，病変の深浅を段階層症状として4つに分類したものである．この4つの病期は，八綱により分類されうる（**表4**）．

b）衛気営血による分類

❶衛分証 皮毛が邪を受けて，内で肺に合する病態である．上焦病候の初期に相当する．症状としては，発熱，微悪寒，無汗あるいは少汗，頭痛，身痛，鼻閉，欬嗽，薄白苔，脈浮などがある．さらに，①表熱犯肺証，②肺衛鬱熱証，③陰暑，④湿温初期に分類される．

❷気分証 表の熱邪が裏に入った初期の段階をいう．中等度の上焦病候，中焦病候に相当する．症状としては，発熱，悪熱，発汗，口渇，嘔吐，腹満，腹痛，潮熱，譫語，薄黄苔，脈滑数・洪大などがある．さらに，①熱邪犯肺証，②胸膈鬱熱証，③小結胸証，④燥邪犯肺証，⑤腸胃熱盛証，⑥腸胃熱結証，⑦脾胃湿熱証，⑧傷暑に分類される．

❸営分証 熱邪がさらに裏に入った段階をいう．中等度から重度で，主に中焦病候，下焦病候に相当するが，上焦にある熱邪が逆転して心包に伝入する場合もある．症状としては，意識不明，煩躁，不眠，譫語，口唇乾燥，舌紅色，脈数などがある．さらに，①熱傷営陰証，②熱入心包証に分類される．

❹血分証 熱邪が血に入った病態である．極めて重篤で，上焦，中焦，下焦すべての病候が含まれる．症状としては，意識不明，発狂，痙攣，吐血，鼻出血，下血，発疹，舌深紅色，脈細数・弦数などがある．さらに，①熱入血分証，②熱極生風に分類される．

c）三焦による分類

❶上焦証 手の太陰肺経と手の厥陰心包経という2つの経と蔵を指す．肺は気を主り，皮毛を主る．心包は血を主り，神明を通じる．熱邪はまず肺を犯す．一般的には熱邪は肺から胃に伝入する．これを順伝という．もし，肺から心包に伝わると煩躁，意識障害などが出現し，これを逆伝という．

❷中焦証 足の陽明胃経と足の太陰脾経という2つの経と蔵を指す．陽明は燥を，太陰は湿を主る．上焦の熱邪は陽明あるいは太陰に伝入する．胃に伝入した場合のほうが，燥の症状が強く出る．

❸下焦証 足の少陰腎経と足の厥陰肝経という2つの経と蔵を指す．腎は陰を，肝は血を主る．この段階になると，津液が枯濁し，さらに進行すると血を傷つけて陰が消耗してしまう．

5. 漢方病因学

A 分 類

病因は，疾病発生の素因であり，外因・内因・不内外因の3種類に分類される．外因は外部から入ってきたもの，内因は内部から起こったもの，不内外因は外因・内因の範囲に属さないものである．

B 外 因

外因は，六淫が主である．すなわち，風邪・寒邪・暑邪・湿邪・燥邪・火邪である．風・暑・湿・燥・寒は，四季の正常な気候であり，各々春・夏・長夏・秋・冬に相当する．そして，これらは五気と称される．風・暑・湿・燥・寒は，すべて火と化す可能性がある．なかでも暑は熱であり，熱極まれば火と化すことになる．このため，五気に火を加えて六気と称し，正気ともいう．六気は，本来正常な気候であるが，

時期に外れた気が現れると異常な気候となり，これを邪気と称し，各々合わせて六淫という．暑と燥の2つの気は，各々夏，秋の2つの季節に主として現れるが，ほかの4つの気はいずれの季節にも発現する．

❶風　　よく動き，よく変化し，最も広い範囲に流行し，季節の違い，あるいは気候に伴って転化するという性質がある．このため，風温，風熱，風寒の相違がある．さらに，ほかの邪気と結合して風暑，風湿，風燥，風火などとなる．このため，風は百病の長と称される．風邪に感染して軽症のものは傷風，重症で経絡藏府に及ぶものは中風といわれる．一方，内から生じる風邪がある．陰血の虧損，痰，火，熱が激しいことにより発症するもので，外風に対して内風と呼ばれる．

❷寒　　陰邪であり，吸引すなわち収縮と拘急の性質をもつ．寒邪が体表を犯す場合は傷寒，直接裏を犯す場合は中寒と呼ばれる．傷寒では伝変して熱に転化することがあるが，中寒では熱に転化することは極めて少ない．寒邪は，最も陽気を犯しやすい．一方，嘔吐，腹痛，下痢，四肢冷却などは，寒が内から生じたものであり，内寒と呼ばれる．

❸暑　　熱の性質を持つ．暑邪が表を犯す場合は傷暑，裏を犯す場合は中暑，中暍，あるいは陽暑と呼ばれる．盛暑の季節でも冷をとることにより，悪寒，発熱，頭痛などをきたすことがあり，これらに腹痛，下痢を伴った場合には陰暑といわれる．暑邪は，陽気，陰液ともに消耗させるので虚労の状態を引き起こす．これを暑瘵という．暑気は，往々にして湿気を挟有していることがある．

❹湿　　重く粘稠の邪であり，除去しにくい性質がある．外因としては，霧露あるいは雨により湿気が多いことを指す．美食，刺激物あるいは冷性の果実，多脂性物の摂取により，脾陽の運化機能が失調し，内から湿が生じたものを内湿という．風邪あるいは寒邪と結合すると，各々風湿，寒湿と呼ばれるが，比較的治しやすい．熱邪と結合した場合には，治し難い．

❺燥　　乾燥症状が特徴である．外因としての燥邪に感受すると，多くは上焦にあって，傷風に類似する症状がみられる．一方，津血の内虧により燥症状が出現しやすくなり，この場合，内傷による燥証と呼ばれる．内傷燥証の範囲は，比較的広い．

❻火　　一つの熱邪である．火が灼熱すれば，三焦に及ぶ．重症の場合には，血が妄行して燎原に燃え広がる火を思わせるような勢いで拡大していくことがある．五藏もまた火に変化することがあり，五志の火という．肝胆の火（相火）は，最もよくみられるものである．多くは，実火である．陰虚内熱の場合には，虚火である．

C 内　因

内因は七情を指す．

❶七情　　憂・思・喜・怒・悲・恐・驚である．七情の発病は，一種の情志病で，外界の刺激の相違により精神の変化も異なる．七情が原因で発生した病変は，主として気の変化である．気と血は不可分なものであるから，病状がさらに進行すれば血にも影響する．七情による病変の初期には，多くは実証である．外因の場合と異なり，七情の内因の影響を受けた場合には，すでに精神上の変化が発生し，内面的生活状況も変化しているため，内因としての刺激が存在しなくなった後も，症状を回復させることは困難である．

D 不内外因

疾病の発生が思いもよらず，症状が重症であるが，内因とも外因とも判断されないものを不内外因と呼ぶ．

❶痰　　脾陽が衰弱して水湿が変化せずに凝集する場合，肺熱により津液が濃縮される場合などにより，痰が形成される．痰の主要症状は咳痰であるが，経絡に流れ込んで発生する四肢麻痺，舌体の強直，瘰癧（結核性頸部リンパ節炎），瘿瘤（頸部腫瘤）などの症状も出現することがある．さらに，ほかの邪と結合して寒痰，熱痰，燥痰，湿痰，風痰などになると，症状は複雑となる．

❷飲食　　節度のない食事摂取は，胸膈痞悶，脘腹脹痛，吐逆呑酸，あるいは悪寒，発熱，頭痛，下痢

を起こす．これを傷食という．消化力が弱く，多食できず，多食できたとしても軟便になるものを脾虚という．そして，食べられるが消化しないことを胃強脾弱，飢餓感があるが食べることができないことを脾強胃弱という．

❸ 虫　　腸寄生虫感染と癆虫（結核菌）による癆瘵すなわち伝屍癆が属する．
❹ 房室傷　過度の色欲が正気を損傷させることである．身体が虚弱になるばかりでなく，病邪に罹患しやすくなる．
❺ 金刀傷　刀，剣による創傷あるいは打撲損傷類を指す．
❻ 熱傷火傷　熱湯による熱傷あるいは火による熱傷を指す．
❼ 中獣傷　毒蛇，猛獣による咬傷ならびに蛇毒などによる中毒症状を指す．
❽ 中毒　一般には，食物あるいは薬物による中毒を指す．

6. 漢方診断学

A 四　診
　漢方医学における診察は，望・聞・問・切の四診によって行われる．望診とは，遠くから患者をちらっと診ることである．少し離れたところからちらっと患者を診る，往診してもつかつかと患者の部屋へ行かないで，隣の部屋からちょっと寝ている患者を診て患者の状態を判断することである．『難経』には，「望んでこれを知るを神という」とあって，ちらっとみて病気がわかるのが一番の名医であり，神技であると述べている．聞診とは，患者の声，咳を聞いたり，臭いを嗅いだりして診察することである．『難経』には，「聞いてこれを知るを聖という」とある．問診は，患者の愁訴を聞くことである．『難経』には，「問うてこれを知るを工という」とある．切診とは，患者に接触して診察することとされており，脈診，腹診などが含まれる．『難経』には，「脈をみてこれを知るを功という」とある．詳しくいろいろと診察すればするほど下手な医者だということである．

B 望　診
1 望診概説
　望診は，少し距離をおいてちらっと患者を診ることである．最近の診察室ではドアを開けるとそこに患者が立っているため，本来あるべき望診が困難になってきている．この望診を実践するためには，患者が入室してから椅子に座るまである程度の距離が必要である．

2 望診の所見と解釈
　気・血・津液の病態，とくに虚実，寒熱に注意する．表裏については，外見上判断できるものは表と判断してもよい．裏の異常があるようなら，さらに藏府の鑑別をする．
　色の赤さから，熱証，実証と判断する．白色を帯びると，血虚証を考慮する．青から紫色では，瘀血証を考慮する．
　触れられれば，さらに診断上有効であるが，外見上でも緊張度がよければ実証と考える．大きさも大きければ実証とするが，緊張度が弱い場合には水滞証を考慮すべきである．
　裏証の判断には，藏府の状態が外見に反映されることを利用する．各藏の病態は，肝では眼，腱，爪に，心では舌，顔面に，脾では筋肉，口唇に，肺では皮膚，産毛，鼻に，腎では骨，耳，陰部，髪に反映される．このため，これらの部位の所見は，藏の病態を現している可能性がある．

3 顔面部の五藏配当
　顔の部位による五藏の判断として，左頰部は肝，右頰部は肺，鼻は脾，額は心，顎は腎を表すとする．

C 聞　診
1 聞診概説
　聞診は，言葉からすると聴覚によって患者の状態を把握する診察を指すように取れるが，嗅覚も利用するとされている．聞診の特徴は，医師自らが操作せず患者が自然に発する症状を把握することにある．

2 聞診の所見と解釈
　音が大きい，太い，緊張感が強ければ，実証，熱証，反対の状態なら虚証，寒証を考える．臭いが強い場合は実証，熱証，反対なら虚証，寒証を考える．気・血・津液や藏府の病態については，ほかの所見を参考にしながら決定する．

D 問　診
1 問診概説
　問診は，患者の愁訴を聞くことである．その際，次の2点が重要である．一つは，症状についてさまざまな角度から情報を収集することである．もう一つは，患者に希望を抱かせるように配慮することである．治療することで病気が治る，あるいは治る可能性があることを患者に告げて患者に希望を抱かせることによって，患者自身の治癒力も高まるわけである．「あなたの病気は，一生治らない」などと言うことは，希望を打ち切らすことで，治療とは全く逆行することである．治らないのではなく自分には治せないと，正確に伝えるべきである．

2 問診の所見と解釈
　気・血・津液と藏府の病態を考える．気・血・津液では，活動性に関する場合は主に気の病態を，身体的な問題に関する場合は主に血・津液の病態を考える．活動性が高い，緊張度が強い場合には実証，熱証を，反対の場合には虚証，寒証を考える．形態が小さい，色が薄い，乾燥傾向なら虚証を，反対の場合には実証を考える．痛みが生じる場合には，通常気滞，瘀血など，気・血の循環が強く障害された病態を考える．
　このような漢方医学的病態を把握するために，問診項目は多岐にわたる．ここでは，筆者が所属する鈴鹿医療科学大学鍼灸治療センターで用いられている問診票（**図11**）を提示する．なお，湯液診療と鍼灸診療において，問診項目が異なることはない．

E 切　診
1 切診概説
　切診とは，医師が患者に接して診察することである．脈診，腹診が含まれると定義されている．
　漢方医学的診察のなかに，もう一つ重要な舌診という方法がある．視診の一種であるため，望診に含めると考えられている．しかし，舌診は医師が患者に最接近して舌の状態を診るわけであるから，少し離れたところから診る望診に舌診が含まれるという考えは，もともとの望診の定義に矛盾する．よって，筆者は以下のように定義すべきだと考える．望診，聞診は，従来の定義のままとする．切診とは，医師が意図的に患者の身体所見を得るための行為で，腹診，脈診などの従来の切診以外に舌診，その他意図的な診察も含まれる．ただし，意図的であっても，患者からある程度，離れた位置から観察できる内容は，望診とする．

2 舌診の所見と解釈
　舌診においては，舌体，舌苔に分けて観察する．
　舌体では，質と色に注目する．質では，大きさ（胖大，正常，痩）と緊張度をみる．大小は陰液，緊張度は陽気の状態を反映する．色では，淡紅を正常とし，より紅，より白，紫かどうか判別する．紅は陽気

鈴鹿医療科学大学　鍼灸治療センター
初　診　問　診　票

現在困っている症状	これまでにかった病気
現在飲んでいるお薬	

以下，当てはまるものには○を，特にひどいものには◎で囲んでください．

【食欲の状態】	とてもある　普通　あまりない　いつも食欲がない　食べたいが食べられない
【睡眠の状態】	眠れる　夢をよくみる 眠れない（寝つきが悪い・途中で目が覚める・早朝に目が覚める・寝た気がしない）
【小便の状態】	1日に（　）回位　夜間に（　）回位　尿の色が（黄色・透明・白） 勢いがない　排尿困難　尿漏れ　夜尿症
【大便の状態】	（　）日に（　）回位　便は（硬・コロコロ・普通・柔らかい・下痢）　出にくい 痔がある　脱肛　出血　下剤を服用(薬の名前：　　　　　　　　　　　)
【頭の状態】	頭痛（拍動する・締め付けられる）　頭が重い　めまい　立ちくらみ 髪が抜けやすい　フケがでやすい
【目の状態】	目が疲れやすい　目がかすむ　視力低下　目がショボショボする　目が充血する
【耳の状態】	耳鳴りがする　耳が聞こえにくい　耳閉感がある　耳だれがある
【鼻の状態】	鼻づまりがある　鼻水がよくでる（透明・黄色）　くしゃみがよく出る　鼻血がよく出る
【口の状態】	口が苦い　口臭がある　ツバが多い　のどが渇く　口の中が乾燥する 水分をよくとる　のどが痛む　のどがつかえる　唇が乾く　歯痛（上・下）
【胃腸の状態】	ゲップがよく出る　胃痛　胸やけがする　胃がもたれる　吐き気がする 腹が張る　腹がゴロゴロ鳴る　おならがよく出る　みぞおちがつかえる 腹が痛い（空腹時・食後・上腹部・下腹部）
【胸の状態】	動悸がする　咳が出る　痰が出る（白・黄）　胸痛　息切れしやすい
【手足の状態】	肩こり　手足の痛み　手足がこわばる　手足がむくむ　手足のしびれ　手足の冷え しもやけが出来る　手足に力が入らない　腰痛　足がつる　爪がもろい
【皮膚の状態】	皮膚がカサつく　皮膚のかゆみ　ニキビ　シミ　じんましん　いぼ
【精神の状態】	憂うつ　気持ちの沈み　イライラする　やる気が出ない　物忘れをする 緊張しやすい　落ち着かない
【その他】	疲れやすい　汗をかきやすい　汗が少ない　寝汗をかく　暑がり　寒がり のぼせ　性欲減退　体が重だるい
【女性のみ】	初潮（　）才　閉経（　）才　最終月経（　　月　　日） 妊娠可能性（有・無）　ピル服用　分娩（　）回　流産（　）回 月経周期（　）日　出血期間（　）日　出血量（少・普・多）　血塊がある 月経不順　月経痛　排卵痛　おりもの
【好きな食物】	酸っぱいもの　苦いもの　甘いもの　辛いもの　塩辛いもの 油っこいもの　冷たいもの　温かいもの
【嗜好品】	アルコール：飲まない　飲む　週に（　）日　種類と量（　　　　　　　） タバコ：吸わない　吸っている（　歳から　　本/日）　吸っていた（　歳～　歳） コーヒー　紅茶　日本茶　その他（　　　　　　　）　1日（　）杯
【家族構成】	未婚　既婚　同居人：配偶者　父母　祖父　祖母　兄弟　姉妹　子供　その他（　　　）

※その他，気になる症状があればお書きください．

図11　問診票の一例

亢進あるいは陰液不足を，白は陽気減退あるいは陰液過剰を，紫は瘀血を示唆する．そのほか，裂紋は，舌表面の亀裂であり，血虚あるいは陰虚を示唆する．

舌苔では，湿潤度(乾，湿)，色(白，黄，黒)，量(無，薄，厚)，質(剥離，膩：舌苔の間隙から舌質が観察できないほど，ベタッとした状態)について観察する．適度に湿潤し薄白苔が舌全体にあるものを正常とする．湿潤度が高い，膩苔も含めて苔の量が多い，色が濃くなる場合は，相対的に陰液の過剰を意味する．舌苔剥離は，陽気不足を意味する．急性熱病疾患では，舌苔の状態が治療方針決定の参考になる．白苔が増加したときは，口が粘り，少し喉が乾くようになり，太陽病が少陽病になったことを意味する．この場合，下剤を投与してはならない．白苔が黄苔に変化してきた場合には，下してよいときと悪いときがある．黄苔が厚くないときには，下さないほうがよいことが多い．黄苔が経過して焦げ色になれば，下剤の適応証と考える．焦黒で，指先でひねってみて堅硬の場合は，実証で下剤の適応である．指でひねって軟らかい場合は，虚証で温補剤の適応である．

そのほか，舌の乳頭が消失し赤く乾燥している場合には，滋潤剤の適応である．舌体が腫脹し，淡白色で，歯痕がある場合には，陰液過剰，陽気不足が疑われる．歯痕とは，舌外側周囲が歯により圧迫された圧痕を指す．地図状舌は，虚証に認められる．このように，舌の観察は，舌上表面を中心に行われる．しかし，舌裏面にある舌下静脈怒張の有無を確認することも重要である．舌下静脈怒張は，瘀血を示唆する所見である．

3 脈診の所見と解釈

脈診により，藏府の状態，気・血の盛衰，疾病の病位，病性，邪正の盛衰を理解し，さらに，疾病の予後を推測することが可能となる．

示指，中指，薬指の3指で脈を診る．橈骨茎状突起内側に中指を，中指より末梢部に示指を，中指より肘関節よりに薬指を置き，軽くあるいは重く按じる．示指のあたるところを寸口の脈，中指のあたるところを関上の脈，薬指のあたるところを尺中の脈という．寸口の脈は，これ単独でも五藏全体の状態を反映するとされる．右側において，寸口は肺，大腸，関上は脾，胃，尺中は心包，三焦の状態を，左側において，寸口は心，小腸，関上は肝，胆，尺中は腎，膀胱の状態を反映するといわれる．

各々の部位において，強く押して前者(肺，脾，心包，心，肝，腎)を，軽く触って後者(大腸，胃，三焦，小腸，胆，膀胱)を診る．このようにして脈を診る場合，これらの脈を六部定位の脈といっている．この方法は，雑病の診断に用いられる．一方，傷寒，すなわち外邪によって起こる熱病の場合には，寸口を陽の脈，尺中を陰の脈として，陽の脈では表を，陰の脈では裏を診ることにしている．脈診によって，①表裏，寒熱，気・血・津液の状態の判定，②ある程度までの風，寒，熱，湿，痛，宿食などの原因の判定，③薬方の証の適合，矛盾の判断，④予後判断などを行う．

正常な脈を平脈という．寸・関・尺の三部で触れ，一息四至以上五至未満(65～80回/分)で，浮でも沈でもなく，大でもなく細でもなく，従容として節度がある．

脈の走行の先天的奇形として，反関脈，斜飛脈がある．反関脈は，寸口の背側を走行するものである．斜飛脈は，尺部から手背に斜行するものである．

病的な脈としては，八綱分類による虚実・寒熱・表裏に対応するものをまず理解すべきである．これらは，大まかに渋と滑，遅と数，浮と沈である．

a)六部定位の脈

❶浮脈　診察する指を皮膚に乗せてすぐに脈の拍動を触れうる脈である．この脈は，表証で現れる．また，裏虚証，気逆証などでも現れる．

❷沈脈　診察する指を患者の皮膚に強く押してはじめて触れるような深部に沈んだ脈である．この脈は，裏証で現れる．また，水証，寒証のときに現れる．

❸数脈　診察者が1呼吸する間に患者の脈が6動以上の場合である．成人において，1分間に80〜90以上とする．この脈は，熱証において認められる．また，気逆証，虚証においても現れる．

❹ 遅脈　　診察者が1呼吸する間に患者の脈が4動以下の場合である．成人において，1分間に60以下とする．この脈は，寒証において現れる．
❺ 滑脈　　玉が転がってくるように触れる脈と説明されている．指先に触れる時間が短く，面積が小さい上に一種の堅さをもっている．弦脈では，指が弾かれる感じがあり，鋭さを持ち，脈を触れる時間が滑より短く，脈の出時のほうが明瞭である．一方，滑脈では，出入時ともに等しく触れ，感触は鋭いというより堅いほうである．滑脈は，熱，痰，実を意味する．
❻ 渋脈　　滑の反対で，脈の去来が渋滞して円滑でない脈である．小刀で竹をけずるときのような感じと説明されている．この脈は，血虚，瘀血，血寒を意味する．

b）その他の重要な脈
❶ 弦脈　　ぴんと張った弓のつる，あるいは琴の糸を触るような感じの脈のこと，すなわち一種の堅さと緊張を持つうえに脈が触れる時間が短いものである．動脈が拡張する時間が急速で，心機能が亢進している状態においてみられる現象である．この脈は，少陽病，肝気の失調，筋拘急，疼痛，寒証，水証，裏虚において現れる．
❷ 緊脈　　弦脈に似て，緊張して有力で指を弾くような感じの脈である．弦脈と異なり，脈を按じると左右に動く．寒，痛を意味する．
❸ 大脈　　血管の直径が大きい，すなわち血管が拡張している脈である．大脈は，実証では表熱でも裏熱でも現れるが，虚証では裏虚の場合のみである．
❹ 細脈　　血管が収縮して幅が狭く触れる脈である．この脈は，邪が表証から裏証に変わったこと，血虚，気虚を意味する．
❺ 長脈　　寸・関・尺の部位を越えて触れることができる脈である．気逆，熱を意味する．
❻ 短脈　　指に応じて回転し，寸・関・尺の部位を満たすことができない脈である．脈の形が豆のように感じられる．気虚を意味する．

c）不整脈
❶ 促脈　　数脈で，不整のもので，脈と脈との間の休息がしだいに短縮してきては再びもとに復するものである．表熱で，胸満・喘のときに現れる．熱を意味する（拍動は早く，間歇がみられる）．
❷ 結脈　　遅脈で，不整のものである．気滞，瘀血，血虚で現れる．寒の鬱滞を意味する．
❸ 代脈　　数脈と遅脈が不規則に交ざって起こる不整脈である．間歇は，規則的である．藏気衰敗の徴候である．

4 腹診の所見と解釈

　腹診は，古方派を中心に江戸時代に日本独自に発展した漢方医学的診察である．西洋医学における腹部診察は内臓あるいは組織の病理解剖学的変化を見出そうとするのに対し，漢方医学における腹診は腹部の緊張度によって虚実を判断し血・津液の状況を把握しようとする．漢方の腹診によって得られた所見は，証を決定するための判断材料であり，これを腹証という．「外感は脈を主とし，内傷は腹を主とす」と古人は述べている．すなわち，急性疾患のような外感では脈証を主とし，慢性疾患のような内傷では腹証を主として，虚実の判定を下すべきであるということである．なぜなら，急性病では病証の変動が顕著であり，脈はこの変動に機敏に反応するが，腹証はすぐには反応しない．一方，慢性病では病状の変化が緩慢であるから，腹証により虚実が判断できるわけである．腹診所見からは，表証の判断はできない．実際の診察では，患者の足を伸ばしたままの状態で，まず，腹壁の緊張度を手全体で軽くさするようになでて行う．次に腹壁を押して深部の変化をみる．本来，医師は患者の左側から診察するようにいわれているが，左右どちら側からでもよい．腹診所見は，以下のように分類される（**表5**）．
　次に各腹診所見について述べる．

❶ 腹満　　腹部全体が膨満することである．実証で気滞を呈することが多い．自覚的だけのこと，他覚的だけのこと，自他覚ともにあることの3通りがある．

表5 腹診所見の分類

```
1)膨満
  ①全体的  腹満
  ②限局的  心下満, 小腹満
2)腹壁緊張度
  ①緊張
    a)季肋下  胸脇苦満
    b)心下部  心下痞鞕
    c)腹直筋  腹直筋緊張(裏急, 腹裏拘急)
    d)下腹部  小腹弦急, 小腹拘急
  ②弛緩
    a)全体
    b)心下部  心下軟
    c)下腹部  小腹不仁
3)深在性変化
  ①抵抗・圧痛
  ②胃内停水(振水音)
  ③腹部動悸
```

❷**心下満**　上腹部,すなわち胸元が張ることである．これは,実証のことが多い．腹満と同様に,自覚的だけのこと,他覚的だけのこと,自他覚ともにあることの3通りがある．一般に成人では,上腹部より下腹部の方が張り出しているのがよいとされる．

❸**心下痞鞕**　心下部が支え,さらに心下部腹壁が緊張しているものである．心下痞鞕には,虚実がある．心下痞鞕において,心下痞は虚実同一であるが,心下部腹壁緊張度は,実証では腹壁に厚みがあり,押すと抵抗があり底力を感じる．しかし,虚証では腹壁が薄く,ぴんと張っており,押すと底力がない．

❹**心下軟**　上腹部すなわち胸元の緊張度が軟弱な状態である．通常,虚証である．

❺**胸脇苦満**　肋骨弓下縁にかかる緊張である．脇は,側胸部と肋骨弓に沿う部分とを含んでいる．圧重感,疼痛として現れることもある．

❻**裏急**　腹直筋が緊張していることである．拘攣,拘急ともいう．腹直筋の拘攣がなくても,腸の運動が著しく腸壁を通して観察できる場合も裏急という．多くは,虚証である．小建中湯類を用いる腹証である．

❼**胃内停水**　胃液分泌過多と胃壁アトニーのため胃液が胃内に停滞し,振水音として証明されることをいう．多くは,虚証である．

❽**小腹満**　下腹部の膨満である．他覚的に膨満していて,自覚しないことは,まれである．膨満が自他覚的に存在する場合,虚証,水証のことが多い．自覚的のみである場合には,瘀血のことがある．

❾**小腹拘急**　下腹部腹直筋が緊張することである．腎虚の腹証である．

❿**小腹弦急**　拘急よりさらに緊張度が強いものを指す．

⓫**小腹不仁**　下腹壁の緊張度が軟弱なことである．八味丸類を用いる腹証である．

⓬**腹部動悸**　腹部大動脈の拍動が亢進していることを指す．腹動を触れる部位は,通常臍上部が最も著明であるが,臍傍,臍左下のこともある．部位によって,心下悸,臍中悸,臍下悸に分けられる．

F 総合診断

慢性疾患では,四診による診察にもとづいて,八綱分類を行い患者の大まかな病態を把握する．次に気・血・津液の状態(気虚,気滞,気逆,血実,血熱,血虚,瘀血,水滞,湿熱,津液不足),気・血・津液のバランス(陰実,陰虚,陽実,陽虚)を確認する．この気・血・津液の状態,バランスは五藏のレ

ベルでとらえることも重要である．

　急性感染症では，傷寒と温病を区別して，病位を判断する．この場合，八綱分類でおおよその病位を把握することができる．

7. 漢方治療学総論

A 漢方薬の一般的特徴

　漢方薬は，単一の成分からなる西洋薬とは異なり，非常に多種類の成分を含むことが特徴である．このような多種の成分すべてが薬効を示すわけではないが，これらが協調しあいながら，利点を活かし，欠点を抑える形で薬物として成り立っている．1種類の生薬からなる漢方薬もあるが，通常は2種類以上の生薬がブレンドされた複合剤である．この生薬を煎じて服用することが一般的である．1種類の生薬に多種の成分が含まれており，漢方薬では，生薬を複数使用することで，さらに多くの成分を含むことになる．そのうえ，これら複数の生薬を混合して煎じることで，新たな成分が産生されることもある．このため，1つの生薬単位の効能からは想像できないような薬効を示すこともありうるのである．したがって，1つの漢方薬で，さまざまな症状に対応することも可能となる．このため，異なった疾患でも，同じ漢方薬が処方されることもあり，逆に同じ疾患でも，患者の症状が異なれば，それに合わせて処方が異なることがよくある．

　単一成分である西洋薬では，比較的副作用が生じやすく，体質が合わないと服用しづらいことがある．また，代用薬が少ないので，副作用を抑えるために別の薬剤が追加処方されることが多い．一方，生薬にも当然，副作用が存在するが，生薬を複合して成立した漢方薬は，その副作用を極力抑えるよう工夫されたものである．よって，西洋薬と比較して副作用が少なくなる．

B 漢方薬の古典的分類

　漢方薬の内服薬として，剤型は主に，湯剤（煎剤），散剤，丸剤に分類される．基本的に漢方薬は，煎じ薬（湯剤あるいは煎剤）として投与される．煎じ薬に使用する生薬をさらに細かく刻み，挽いて粉薬としたものが散剤である．小児科領域では，五苓散が有名である．なお，五苓散を煎じ薬として用いる場合には，五苓散料と表現される．丸剤は，散剤を蜂蜜などで練り固めたものである．小児科領域では，六味丸が有名である．これも，煎じ薬として用いる場合には，六味丸料と表現される．

　薬効発現時間は，剤型により異なる．最も早いのが湯剤，次が散剤，最も緩やかに効果が発現するのが丸剤である．

　なお，現在よく使用されているエキス剤は，煎じ薬を乾燥させたものである．

C エキス製剤と煎じ薬との比較

　漢方薬は，ほとんどが複数の生薬の組み合わせによって構成されており，本来は生薬を煎じて服用するのが基本である．一方，現在147処方の医療用漢方エキス製剤が保険適用となっている．漢方エキス製剤と煎じ薬では，処方の仕方に大きな違いがあるわけではないが，それぞれに長所，短所がある．

1 エキス製剤

a）概要

　エキス製剤は，処方ごとに調合された生薬を一定条件で煎じ，得られた抽出液を濃縮，乾燥し，乳糖などの賦形剤と混合して製造される．剤形としては，顆粒剤，散剤（細粒剤），錠剤，カプセル剤などがある．保険適用である医療用漢方エキス製剤と，薬局で販売され，保険適用でない一般用漢方エキス製剤がある．一般用エキス製剤には，医療用エキス製剤にはない処方もある．簡便に利用できるため，現

代医療のなかに広く取り入れられている．また，これを用いた臨床的，基礎的研究も盛んになり，漢方薬の新たな薬効が明らかにされ，漢方薬の評価を高めた．

b) 服用時期

通常，漢方薬の服用は，1日3回，食前（食事の前30分）あるいは食間（食事の後2時間）とされている．漢方薬はいろいろな生薬を混合してつくられていて，この生薬は西洋薬に比べて胃腸に負担を与えることが少なく，また空腹の状態のほうが吸収されやすいからである．漢方薬に含まれる配糖体成分の代謝には，腸内細菌の助けが必要である．配糖体中の糖は腸内細菌の栄養分となるため，空腹時には，腸内細菌が自身の増殖のために配糖体を代謝する．しかし，食後服用では，摂取した食事が腸内細菌に対する栄養分となるため，漢方薬成分の配糖体の分解が促進されないことになる．場合によって，1日1～2回，あるいは食後に服用するよう指示することがある．これは，患者の病状（胃腸虚弱など），数種類の服用が必要な漢方薬の効果を高めることなどを考慮してのものである．服用の指示が食前となっていても，服用を忘れてしまうことはある．その場合は，食後に服用して構わない．

c) 服用方法

通常，100mL前後の熱湯に溶かして，少し冷ましてから服用する．ぬるま湯では，なかなか溶けない．熱湯でもしばらくかき混ぜる必要がある．複数の漢方薬を一度に服用するように指示されている場合には，それらを一緒に湯に溶かしても差し支えない．このような方法が困難な場合は，普通の粉薬のように，ぬるま湯や水で，あるいはオブラートに包んで服用してもよい．

漢方薬の種類によっては，冷たい水で服用したほうがよいものがある．止血作用を期待して黄連解毒湯を服薬する場合，アトピー性皮膚炎で熱感が強く白虎加人参湯を服用する場合などがある．そのほか，嘔気を止める目的で小半夏加茯苓湯を用いる場合は，温湯として服用すると嘔気が増強するため，冷やして少量ずつ服薬する．咽頭の炎症が強く桔梗湯を服薬する場合などは，積極的に冷たくして服薬することもある．

種類によっては，錠剤，カプセル剤も選択できる．

2 煎じ薬

a) 概要

土瓶などに1日分の必要な生薬と水を入れ，数十分，とろ火で煮詰めて，約半量の水分に減じて，滓を濾して完成されるものである．人肌の温度で1日2, 3回に分けて服用する．生薬は，昭和39年（1964年）に初めて薬価収載され，現在250品目を超える生薬が保険で処方できる．しかし，漢方医学的な理解のもとに適切な生薬を処方することのできる医師や医療機関，薬局は少ない．

b) 具体的な煎じ方

①煎じる容器のなかに，1日分の生薬と約600 mLの水を入れる．ティーバッグを用いる場合は，生薬が膨らむことを考慮して大きめのものを用いる．

②加熱の強さは，最初からとろ火（10分程でコトコト沸騰するような火加減，電熱器を用いる場合は600ワット）で，30～40分程度煮詰めて約300 mLにする．液量が多い場合は，さらに煮詰める．少なすぎる場合は，滓に不足分の水を加えて2～3分沸騰させてから煎じ液に加える．

③火を止めて，熱いうちに茶漉し，あるいはガーゼなどで滓を濾す．

④人肌程度の温かさで，1回分の量を服用する．

⑤残ったものは，冷蔵庫に保存して飲むときにレンジやガスで，あるいは熱いお湯を少し足して温める．24時間以内に服用する．

⑥煎じる前の煎じ薬も，必ず湿度が低く涼しい場所（冷蔵庫など）に保存する．

c) 服用方法

①通常，漢方薬の服用は，1日3回，食前（食事の前30分）あるいは食間（食事の後2時間）とされている．漢方薬を構成する生薬は，西洋薬に比べて胃腸に負担を与えることが少なく，また空腹の状態のほうが吸

収されやすいからである．

　②場合によって，1日2回，あるいは食後に服用するよう指示されることがある．これは，患者の病状，生活パターンなどを考慮してのものである．

　③服用の指示が食前となっていても，服用を忘れてしまうことはある．その場合は食後に服用して構わない．

　④よどんだ滓が底に沈む．これはとくに服用する必要はない．

　d）用具

　①土瓶，耐熱ガラス，アルミ，アルマイト，ステンレスホーローなどの薬缶，鍋類（鉄製のものを用いない．煎じる際，吹きこぼれないよう大きめのものがよい）．

　②自動煎じ器も利用可能である．

3 煎じ薬とエキス製剤の処方内容の相違

　煎じ薬ではさまざまな生薬を組み合わせて用いることができるので，治療の幅が広がる．また，より上質の生薬を使用することも可能であり，必要に応じて基本の処方から生薬を除去したり，別の生薬を加えたりすることができるので，個々の患者の病態に応じたオーダーメイドの処方が可能である．さらに，揮発性の成分の多い生薬や長く加熱すると薬効が低下する生薬は，分けておいて後で入れるなど，煎じ方によって生薬の特性を最大限に生かすことができる．丸剤や生薬をそのまま粉末にする散剤などの剤形で用いることもできる．

　これに対してエキス製剤は，メーカーごとに品質が一定で薬効が評価されやすい，朝にある処方，夕には別処方といった異なる処方を同一日に組み合わせることができるなどの利点はある．一方で，含まれる生薬の匙加減はできないので，処方全体の用量で加減する．また，重なる生薬が過剰にならないよう各処方の用量を調節しなければならない．とくに甘草は多くの処方に配合されており，低カリウム血症などの副作用に注意が必要である．

4 煎じ薬とエキス製剤の薬効の相違

　煎じ薬とエキス製剤の薬効の相違については，生薬自体の効能に差が存在する可能性もあり，詳細な検討は困難である．日常臨床における経験では，両者に大きな違いはないものの，エキス製剤に比較して，生薬による治療の効果が高いとする意見が多い．これは，煎じ薬の匙加減，味・香のシャープさが関係すると思われる．エキス製剤では，賦形剤が混合されているため，煎じ薬に比べて味と香はかなりマイルドになる．またエキス製剤は，製造過程で芳香性成分がかなり失われる可能性がある．

5 服薬アドヒアランスの相違

　煎じ薬には，煎じる手間がある．煎じた液の保存も冷蔵庫で2日ぐらいが限度，外出時や旅行に持ち歩くのには向かない，入院患者の場合には家族の協力がない限り服薬は困難，などの不利な点がある．

D 漢方薬の副作用

　漢方薬は自然に存在する生薬から成っており，長年にわたり使用されて安全性の高いものが残ってきたという歴史がある．漢方専門医は個人の体質も考慮して処方するので，副作用の出現頻度は極めて低いと考えられる．しかし，予測不能な個人の特異体質もあり，副作用の出る危険性に常に注意が必要である．

1 肝機能障害

　頻度は低いが，複数の漢方薬で報告されている．どの薬剤でも起こりうるため，常に注意が必要である．発症機序は，Ⅲ型，Ⅳ型アレルギーと考えられる．ただし自覚症状に乏しいため，定期的な採血により

AST，ALTをチェックする必要がある．重度になると黄疸が出現する．

2 偽アルドステロン症

漢方薬を多種類あるいは増量して服用したり，西洋薬（グリチルリチン製剤，利尿剤など）と併用したりした場合に出現することがある．漢方薬に含有される甘草が，11 beta-hydroxysteroid dehydrogenase type-2を阻害することに基づく．低カリウム血症，浮腫，高血圧症などがみられる．低カリウム血症が悪化すると横紋筋融解症も発症する危険がある．甘草含有量が多い芍薬甘草湯，炙甘草湯，人参湯，半夏瀉心湯，小青竜湯などを他剤と併用する場合においては，注意が必要である．通常の服用で出現することは，まれである．ただし，個人差が大きい．すなわち，阻害作用のあるグリチルリチンは，腸内細菌によってグリチルレチン酸に代謝されてから吸収され効果を発揮するが，腸内環境によってはグリチルレチン酸に代謝されないため，効果が出ないこともあるのである．利尿剤のなかには，低カリウム血症を発生しやすいものあり，併用には注意が必要である．定期的に電解質のチェックをすることが重要である．

3 間質性肺炎

当初インターフェロン製剤との併用により問題となった．まれではあるが，漢方薬単独でも発生することもある．発症機序は，Ⅲ型，Ⅳ型のアレルギー反応である．症状としては，発熱，乾咳，吸気時呼吸困難などであり，しばしば肝障害を合併する．服薬開始後2か月が最も発症の可能性の高い時期である．可逆性であり，投与を中止すれば回復することが多い．

4 発疹，蕁麻疹

桂枝のシナモンアレルギーが有名であるが，すべての漢方薬に可能性がある．発疹は，通常全身性で左右対称に出現する．服薬開始後早期に認められることが多い．また，麻黄などの発汗作用のある生薬，当帰，人参，地黄など体を温める作用のある生薬などを含む漢方薬では，湿疹，蕁麻疹などの皮膚症状を悪化させる場合もある．

5 胃腸障害

実際の臨床で，頻度の高い副作用である．漢方薬服用後比較的早期に出現する．食欲低下，胃もたれ，下痢，腹痛などがある．原因となる生薬としては，麻黄，当帰，川芎，地黄，石膏などがある．地黄では，イリドイド配糖体のカタルポールなどが胃内に停留することが原因となる．

6 服薬時期による副作用

胃液のpHによって吸収に差が生じることに注意が必要である．麻黄のエフェドリンや附子のアルカロイドなどは胃酸によって吸収が抑えられ，急速に血中濃度が上昇することはない．すなわち，このような成分による副作用は，食前の服用により抑制されることになる．食後服用では，胃液のpHの上昇によりエフェドリンやアルカロイドの吸収が促進され，副作用の発現頻度が増えると考えられている．

7 催奇形性

厳密な臨床的データはない．一般的には，治療の優先度によって，漢方薬使用を判断する．可能であれば，少なくとも器官形成期の間は服用を中止させる．習慣性流産の患者などでは，妊娠維持のために積極的に漢方薬を継続する場合もある．

III 漢方小児科学

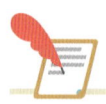

1. 小児の一般特徴

　小児は，単に成人をミニチュアにしたものではない．新生児の身長は成人の1/3.5，ミニチュアならば成人の体重を60kgと仮定すると，60÷(3.5)^{3}により新生児の体重は1.4kgとなるはずだが，実際は3kgである．成人とはバランスが全く異なる新生児が，多様に変化しながら成人になっていく．すなわち，小児であることを最も特徴づけていることは，発育と発達である．

　小児の成人との違いについて，つぎのようにまとめることができる．①蛋白質は同じでも発現量が異なる：遺伝子がおかれた細胞内の化学的環境により調節されている（エピジェネティクス，環境による遺伝子変化），②第3の情報といわれるミームを吸収する真っ直中にいる．成人もミームを獲得していくが，子どもが無の状態からミームを獲得することは，学習量が成人に比較して膨大であることになる．

　動物にあるのは，①親から受け継いだ遺伝子情報，②一生涯に生き残るために学習して身につける知識，の2種類であるが，ヒトでは，さらに③親，周囲の仲間から子どもが自発的に学習，あるいは教授される情報がある．これがミーム（高次脳機能：心）の発達である．たとえば，言語，文化的行動などである．本，雑誌，映画，テレビなどを通して，時間，空間を超えて学ぶことができる．これは，遺伝子によらない唯一の情報伝達といえる．

　上記の2種類の特徴は，成長と発達という言葉で置換できる．すなわち，子どもは遺伝子によって決定づけられる蛋白質の発現によって臓器や身体全体を大きくして（成長），臓器や身体の機能を向上させながらミームを獲得していく（発達）．

　このような成長と発達は，時間的順序性，連続性と段階性の混在，部位あるいは機能的順序性，時間的制約性，個体差が特徴としてあげられる．

2. 漢方医学古典における小児期の認識

　通常15歳まで，中学生以下を対象とすることが多い．しかし，小児科診療としてはキャリーオーバー症例を対象とすることも多くなってきている．

　古典における小児の捉え方は，以下のとおりである．

　『備急千金要方』(652年)には「以て十六歳以内は少と為し，六歳以内は小と為す」とある．『小児衛生総微論方』(1156年)大小論において，明確に小児科の範囲を規定している．すなわち，「当に十四以下を以て小児の治と為すべし」とある．『幼科発揮』(1549年)病源論には「将に児童を三期に分かつべし．初生は嬰児と曰い，三歳は小児と曰い，十歳は童子と曰う」とある．『寿世保元』(1615年)児科総論での分類は，さらに詳細になっている．すなわち，「夫れ小児，半周両歳は嬰児と為し，三四歳は孩子と為し，五六歳は小児と為し，七八歳は齠齔と為し，九歳は童子と為し，十歳は稚子と為す」とある．そして，歴代の小児科に関する著書の多くは，成長・発達について胎児期から記述を始めている．胎児期が人生の最初の段階という認識であったことは，重要で意味深いことである．

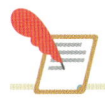

3. 小児漢方発育発達学

A 小児漢方発育学

1 体重・身長

　体重は，出生後3～5日で一時減少するが，その後急激に増加する．出生時に対して，生後3～4か月で2倍，1年で3倍，2年半で4倍，4年で5倍になる．幼児期には，体重増加は鈍くなる．

　身長の増加は，乳児期に旺盛で，出生時に対して生後1年で1.5倍，4年で2倍，13～14歳で3倍となる．とくに，思春期における増加が著明である．女子においては思春期の発来が早いので，11歳頃には女子の体重と身長は，ともに男子を凌駕している．これは，『黄帝内経素問』において，「女子は七歳にして腎気(両親より受けた先天的な気)盛し，歯更り(生え更り)髪長ず(長くなる)．二七(十四歳)にして天癸(腎精・後天の精のうち性徴に関わるもの)至り(成熟し)，任脈(奇経八脈の一つで，子宮と密接に関係する)通じ，太衝の脈(腎脈と奇経八脈の一つである衝脈を合したもの)盛し，月事(月経)時を以て(定期的に)下る．故に子有り(子どもを産むことができる)．三七(二十一歳)にして腎気平均(充満)す．故に真牙(第三臼歯・智歯・尽頭牙・親知らず)生じて長(身長)極まる」，また「丈夫(男子)は八歳にして腎気(両親より受けた先天的な気)実し，髪長じ(長くなり)歯更る(生え更る)．二八(十六歳)にして腎気盛し，天癸(腎精・後天の精のうち性徴に関わるもの)至り(成熟し)，精(腎精)気(腎気)溢寫し(充満して外に溢れ)，陰陽(男女)和(和合)す．故に能く子有り(子どもをつくることができる)．三八(二十四歳)にして腎気平均(充満)し，筋骨勁強たり．故に真牙(第三臼歯・智歯・尽頭牙・親知らず)生じて長(身長)極まる」とあるように，女子は7の倍数，男子は8の倍数で成長をとらえていたこととも一致する．

　体重，身長の成長過程については，**図12**，**13**のとおりである．

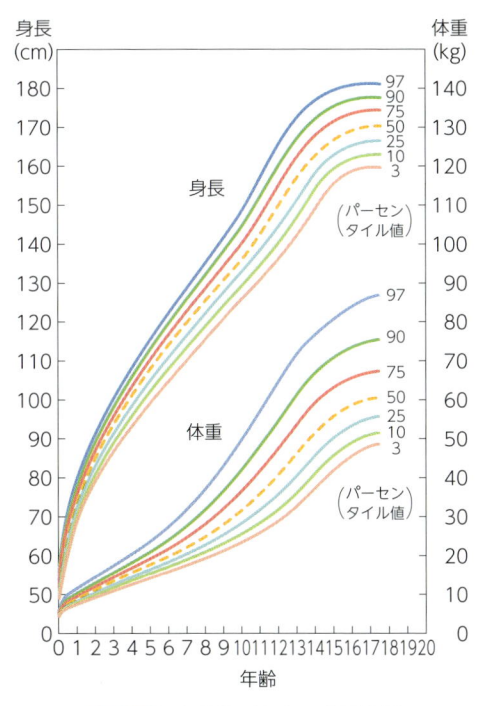

図 12 男子における成長曲線
(加藤則子，他．0歳から18歳までの身体発育基準について．小児保健研 2004；63(3)：345-348)

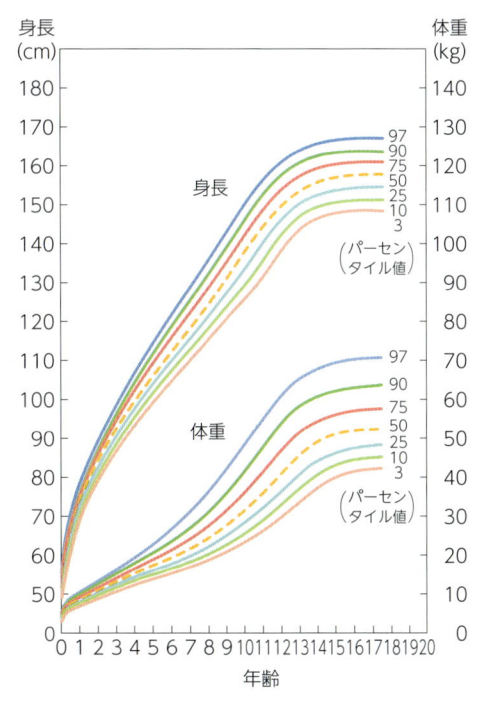

図 13 女子における成長曲線
(加藤則子，他．0歳から18歳までの身体発育基準について．小児保健研 2004；63(3)：345-348)

2 頭囲・胸囲

頭囲は，脳の重量増加と平行して乳児期に最も増加が激しい．幼児期以降は緩慢となる．

頭囲の成長過程については，**図14**のとおりである．

胸囲は，出生時には頭囲より若干小さい．これは，頭位経腟分娩において頭部の娩出後に体幹部も速やかに娩出されるために重要なことである．その後は2〜3か月で頭囲と同等となり，1〜2年で頭囲より大きくなる．乳児期の頭囲の大きさ判定は，胸囲との比較をもとに行われる．

漢方医学的には，頭囲が大きいことは，腎（中枢神経系）の機能が重要であることを示している．胸囲が大きくなってくることは，しだいに腎以外の他藏の発育も重要視されてきたことを示している．

3 頭 蓋

脳頭蓋と顔面頭蓋に分類される．年齢が幼若なほど，脳頭蓋の比率が高い．これは，漢方医学からみれば，腎の発育が重要であり，その発育が達成されてからほかの藏府の発育が十分なされることを意味する．

大泉門は，1〜1年半かけて閉鎖する．これも，漢方医学からみれば，腎の発育が重要視されていて，急激な発育に対応できるように骨縫合がしばらく閉じないで開放されていると考えられる．

4 脊 柱

新生児では脊柱は棒状で真っ直ぐであるが，発育に伴い，生理的な彎曲が生じる（**図15**）．頸部で前彎，胸部で後彎，腰部で前彎，仙骨部で後彎となる．重力による脊柱への負荷を緩和する効果がある．

漢方医学においては，母体中では頭部の大きいことの悪影響がなかったが，出生後は，たとえ腎の機能を重要視していても，身体全体への配慮が必要になったことを示している．

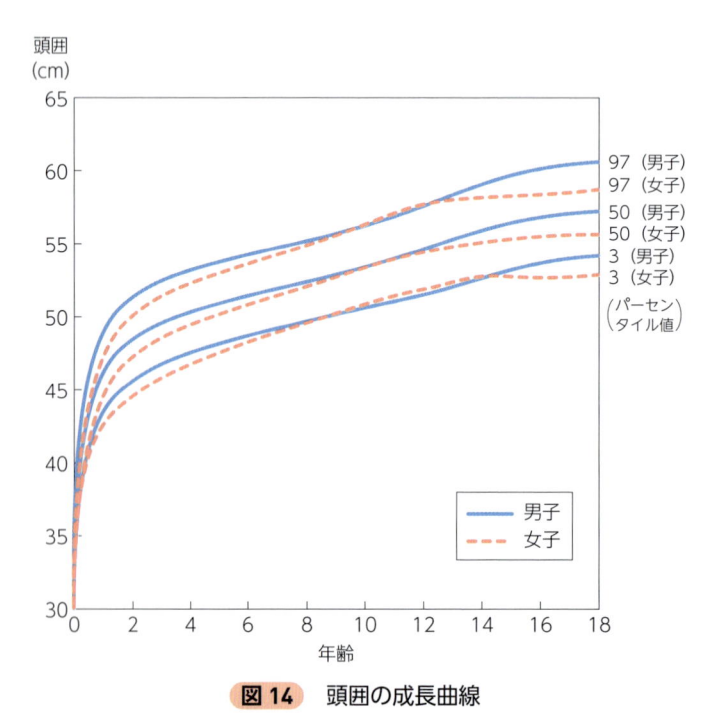

図14 頭囲の成長曲線

（Anzo M, et al. *Ann Hum Biol* 2002；29（4）：373-388）

5 骨　化

新生児では，まだ骨化が完成されていない．手根部，足根部の骨核は，年齢とともに増加，成熟していく．これは，漢方医学では腎気（中枢神経系の機能）が幼若でありながら，徐々にその力を発揮していく状況を示している．骨の成長は，女子のほうが早く始まり，早く終わる．この点は，体重，身長の伸びとも関連性があるといえる．

6 生　歯

乳歯の萌出は，生後6～8か月頃であるが，個人差が大きく12か月頃のこともある．永久歯は，6歳頃から萌出する．

漢方医学においては，腎の機能が大切にされている．そのなかで，神経系は重点的に考慮されているが，歯はさほど重要視されていないことがわかる．

7 身体各部のバランス

身体のバランスについては，図16のとおりである．

頭部と身長との関係からみると，幼若期ほど頭部が大きい．このため，上部に重心があることにより，転倒事故も起こりやすい．

頭部と四肢との関係からみると，幼若期ほど四肢が短い．下肢も上肢も短いので，転んでも尻餅体勢となることが多く，転落の距離も短い．また，骨もしなやかで折れにくい．このため，大きな外傷は生じにくい．これは，漢方医学からみると，幼若期では，脾（消化器系）の活動は比較的ゆっくりであり，逆に腎の活動が活発であることを示している．

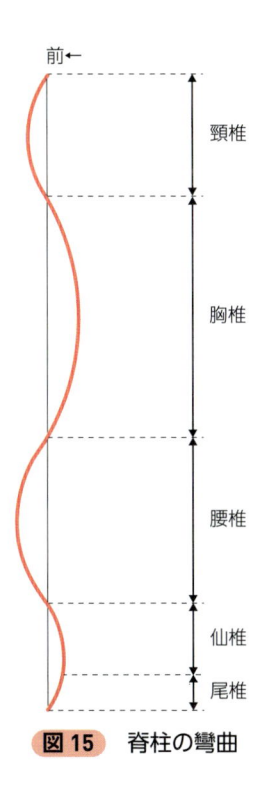

図15　脊柱の彎曲

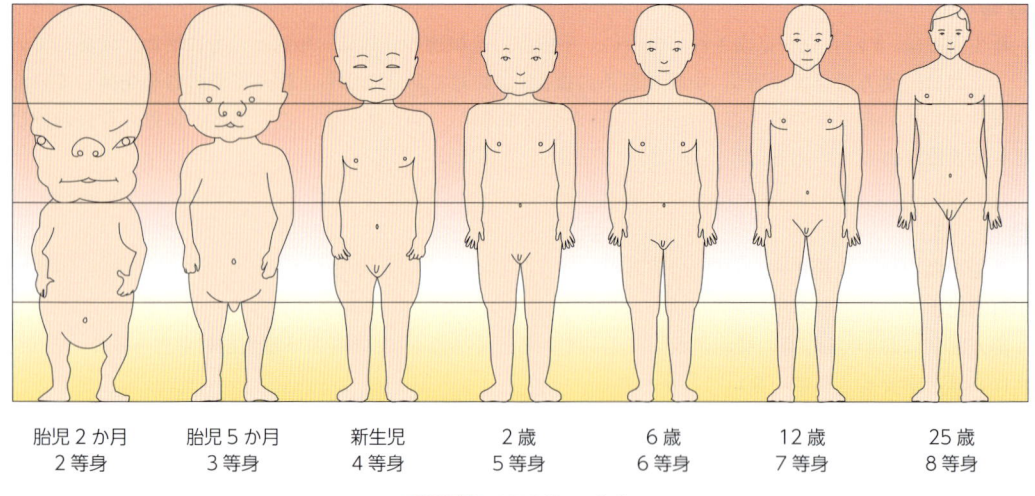

図 16　頭身比の変化

胎児 2 か月　2 等身
胎児 5 か月　3 等身
新生児　4 等身
2 歳　5 等身
6 歳　6 等身
12 歳　7 等身
25 歳　8 等身

（Robbins WJ, et al. *Growth*. New Haven：Yale University Press, 1928）

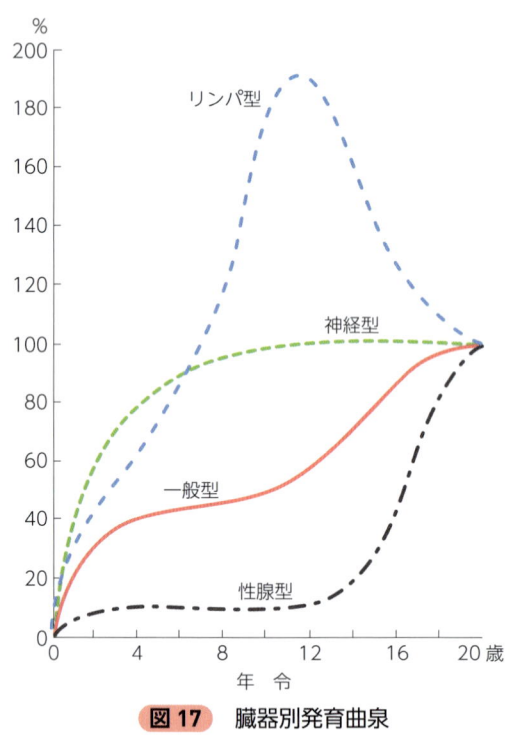

図 17　臓器別発育曲泉

（Scammon RE. *The Measurement of Man*. Minneapolis：University of Minnesota Press, 1930）

8 内臓諸器官の発育

　神経系の発育は生直後から急峻であり，リンパ系は学童期に，性線系は思春期に活発化する（**図17**）．漢方医学からみると，腎（神経系と性線系）が幼少時と思春期に二峰性の発達をし，肺・腎（免疫・水代謝）が中間で活発になるといえる．

B 小児漢方発達学

1 神経系全体

　脳重量は，出生時350g，7〜8か月で2倍，3年で3倍，4〜5年で1,200g（成人の4/5），6年で成人の90％となる．脊髄重量は，出生時30g，5か月で2倍，1〜2年で3倍，成人で7倍となる．これを漢方医学からみると，腎（中枢神経系）の発育が幼少期に充実していることを示唆する．

　神経細胞は，出生時にほぼ完成し，生後は増加しない．神経線維（髄鞘）は，出生後急速に増加し，これが脳重量増加の主因となっている．これを漢方医学からみると，先天の精により，中枢神経系の基礎が確立していることを示唆する．また，髄鞘の発育は，肝の成長と捉えることができる．

　樹状突起の発達をみると，旧皮質→辺縁系→新皮質と進む．旧皮質・辺縁系は，本能行動に関与するものである．漢方医学からみると，旧皮質は肺に，辺縁系は肝に，新皮質のうち運動・感覚は脾に，高次脳機能は心に対応する．なお，腎は全体の発達に関与する．

　神経細胞の配線は，3段階で行われる（0〜4，5〜7，10〜11歳に急激な伸び）．1段階は模倣，2段階は自我発現，3段階は創造の精神とされる．漢方医学からみると，1段階は肺に，2段階は肝に，3段階は心に相当する．

　シナプスの数は，出生後1〜2歳まで急速に増加し，その後ゆっくり減少する．神経伝達速度が低いとされる．理由としては，①シナプス数が多い，②神経細胞中の刺激伝達速度も低い，すなわちミエリネーションが発達していないことがあげられる．漢方医学からみると，シナプス数が多いことは腎の発達，ミエリネーションが発達していないことは肝の発達不足と捉えることができる．シナプス数は最初増加するが，適切なシナプスが選択されて，不要となったシナプスが消失していくとするシナプス選択説がある．これは，漢方医学的には過剰な腎気が整理されることといえる．

2 感覚・知覚

　視覚は，新生児期から存在する．1か月で見つめること，3か月で追視，6か月で遠近の視機能が出現し，1〜2歳で色の識別が可能である．これは，漢方医学では肝（大脳辺縁系・自律神経系・視覚系）の発育に相当する．

　聴覚は，胎児期から存在する．これは，漢方医学では腎の発育が優先されていることを示唆する．

　味覚は，新生児期から存在する（甘味は好き，酸・苦味は嫌い）．漢方医学的には，脾（消化器系）の機能の存在が確認される．

　嗅覚は，新生児期から存在する．7〜9か月から人工的な臭いに反応する．2〜3歳で成人と同様となる．漢方医学的には，肺（呼吸器系・皮膚）の機能の発育に相当する．

　皮膚感覚は，痛覚については乳児期でも鈍い．触覚は，新生児期で発達している．温度覚も，新生児期に存在する．漢方医学的には，肺（呼吸器系・皮膚）の機能も皮膚においては，比較的弱いことが伺える．

3 反　射

　原始反射は，大脳機能の発達とともに消失する．

　漢方医学的には，未熟ながら認められる腎気が淘汰され，必要な機能が新たに創造されることを意味する．

4 運動機能

　定頸，手の運動，歩行というように，上部から下部へと発達する．

　これは，漢方医学的な気の流れと同様である．また，腎のなかでも，とくに中枢神経系と脳神経の発育が優先されているため，その近位部から発達も進んでいくことが考えられる．

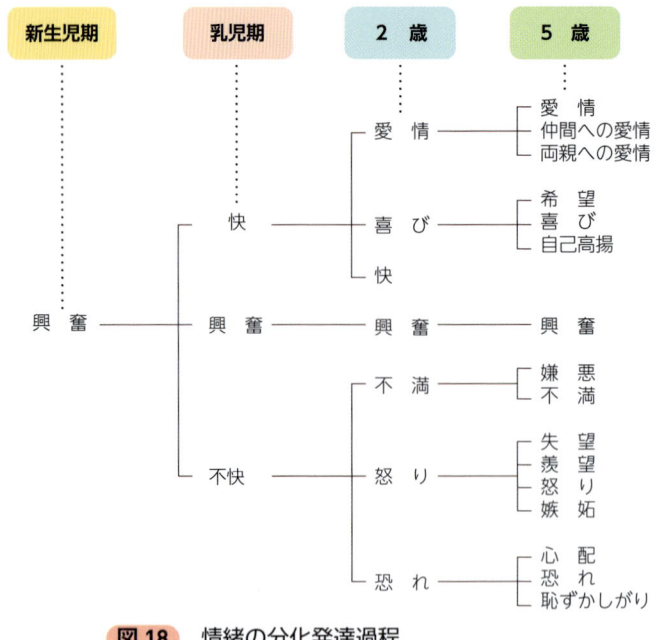

図18 情緒の分化発達過程

(Bridges K. *Social and emotional development of the pre-school child.* London：Kegan Paul, Trench, Trübner & Company, 1931)

5 社会行動

2か月であやされて笑う，5〜6か月で人の表情を理解し（しかられると泣く），人見知りが現れる，7〜8か月で人の注意を引く，1〜2歳で人の意思を理解する，2〜3歳で我慢する，3〜4歳で人の要求に応える，5〜6歳で集団意識が育つ．

漢方医学的には，幼児期に入ると，心（高次脳機能）の機能がゆっくりと発達していくことが伺える．

6 情 緒

乳児期後半から芽生える（**図18**）．

漢方医学的には，乳児期から，肝（大脳辺縁系）の機能がしだいに発達していくことが伺える．

7 言 語

1歳で発語（意味ある），2歳で二語文，3歳でおおよその日常会話が可能となる．4歳で幼児語が減少する．

漢方医学的には，幼児期においても，心の機能がゆっくりと発達していくことが伺える．

8 記 憶

ワーキングメモリーは，精神的作業を持続させ，一時的に現行の内容を記憶することであり，アクシデントにより消失したりする．

その持続時間は，乳児では10秒前後，幼児では数分，成人では数十分とされる．これが発達しないものは，ADHDである．

漢方医学的には，乳児期においても，肝あるいは心の機能がゆっくりと発達していくが，余力のないことが伺える．

4. 小児漢方生理学

A 小児漢方生理学概論

中国伝統医学においては,以下のように説明されている.

❶ 稚陰稚陽 陰陽ともに,発育過程であり成人のように完成された状態ではないことを指す.陰陽の絶対量が安定している成人と異なり,成長に伴い陰陽がそれぞれ量的に増大しながら変動していく小児は,陰陽を安定させることが難しいということである.これは,不安定というマイナスの意味でもあり,病的状態において陰陽が素早く変動し,健全な状態に移行させることもできるというプラスの意味にもなる.

❷ 形気未充 形(人体を形成する有形のもの,気・血・津液の血・津液を含む)と気(気・血・津液の気)が,発展途上にある.『黄帝内経霊枢』(紀元前500～200年頃)逆順肥痩篇に「嬰児なる者は,其の肉脆く,血少なく,気弱し」とある.

❸ 藏府嬌嫩 藏府の機能が,未熟である.『諸病源候論』(610年)養小児候に「小児は藏府の気軟弱なり」,『小児薬証直訣』(1119年)変蒸に「五藏六府,成りて未だ全ならず,中略,全にして未だ壮ならず」,『小児病源方論』(1253年)養子十法に「小児,一周の内,皮毛,肌肉,筋骨,脳髄,五藏六府,営衛,気血,皆未だ堅固ならず」,『育嬰家秘』(1549年)発微賦に「血気未だ充たず,中略,腸胃脆弱,中略,神気怯弱なり」と記載されている.

❹ 腎常虚 腎は,常に虚す.これは,『育嬰家秘』五藏証治総論にみられる.成長のために腎気が旺盛に活動するため,結果として相対的に虚した状態である.もともと腎虚の状態にあるわけではない.

❺ 脾常不足 脾は,常に不足す.これも,『育嬰家秘』五藏証治総論にみられる.完成された体であることから消耗分のみ補充すればよい成人と異なり,小児ではさらに成長のために,水穀の気,水穀の精微を増産しなければならない.このため,水穀の気,水穀の精微が蓄えとならない.

❻ 肺嬌嫩 肺は嬌嫩.肺機能が,未熟である.肺そのものばかりでなく,皮膚の防御機構も成人と比べ粗雑であるため,多汗,盗汗,易感冒,皮膚疾患を生じやすい.

❼ 肝常有余 肝は,常に余り有り.これは,『丹渓心法』(1481年)にみられる.成長,発達のために,陽気を十分に発揚させることが重要である.このため,肝気の勢いは過剰な状態で,抑制不能な活発さ,感情変化の激しさなどが認められる.

❽ 心為火為熱 心は,火と為し熱と為す.体全体を活発化させるために,機能亢進状態になっている.

❾ 生機蓬勃・発育迅速 力強く体格的に早くかつ速く成長する.

❿ 純陽 3つの意味がある.①陽気が発散せず,十分に保存されている.小児は成長過程にあり,十分に保持されている陽気が成長発達に利用されることを意味する.これは,生機蓬勃・発育迅速の考え方を支持するものである.『顱顖経』(唐宋時代)脈法に「凡そ孩子三歳以下は,純陽と為すと呼び,元気未だ散ぜず」とある.②腎気が不足し,腎の陰の精気である陰精を意味する天癸が至らない.すなわち,陽気が盛んという見方ではなく,陰精の不足から捉えた考え方である.『馮氏錦囊秘録』(1702年)に「天癸なる者は陰気なり.陰気未だ至らざるが故に純陽と曰う.原に陽気有余の論を謂うに非ず」とある.③抗病反応として熱が旺盛で陽的な状態をいう.『劉河間医学六書』(1300年代後半)小児論に「大概,小児の病む者は,純陽にして,熱多く冷少なきなり」,『医学正伝』(1515年)急慢驚風に「夫れ小児八歳以前は純陽と曰う.蓋し其の真水未だ旺ならず,心火已に炎す」とある.

⓫ 変蒸 成長期において,生理的な気の上逆あるいは体熱によって,発熱,発汗,気分の変調などが周期的発生することを指す.変とは,情志,知力が変化して,聡明性が出現することである.蒸とは,血脈,骨格が発育することである.32日を一変,64日を一蒸とし精神発達,身体育成が段階的に進行する.その期間を576日としている.

B 構造・機能別小児漢方生理学

1 循　環
　胎児循環では，ボタロー管，卵円孔により肺循環を減少させて，体循環の効率をよくしている．
　出生後の循環の変化としては，ボタロー管，卵円孔の閉鎖があげられる．とくにボタロー管は酸素化された血液が通過することで閉鎖していくため，漢方医学からみると正気の統血作用を強く受ける部位といえる．
　脈拍数については，酸素需要が高いが1回拍出量が少ないため，脈拍数は成人の2倍となる．
　血圧は，低年齢ほど低い．これは，小児では血管の弾力性が高く，抵抗が低いことによる．
　漢方医学的には，小児においては陽気が非常に強いことを示唆する．

2 血　液
　成人での造血は，長幹骨のみで行われる．乳幼児では，さらに骨盤，頭蓋骨でも行われる．胎児期7か月まではさらに脾臓，肝臓でも行われる．
　血球の分画でみると，赤血球，白血球が多く，また，リンパ球優位といえる．白血球は，生まれて数日は2万と多い．生後1か月〜2歳くらいでは，リンパ球優位である．
　γグロブリンは，3〜6か月で最低となり，以後上昇する．
　漢方医学的には，造血の場が多いことは腎気（骨髄機能）が盛んな状態を示唆する．また，白血球の絶対数が多いので，全体的な腎気が亢進しているといえる．早期新生児，乳児期に非常に多い理由としては，出生時のストレスに対して腎気が十分反応して，とくに細菌感染から身を守る反応ととることもできる．多くはあっても減少するのは，出生時のストレスが緩和された結果とみることもできる．リンパ球優位となることは，腎気の亢進状態をさらに肝気（血液循環調節機能）が微調節しているとも考えられる．

3 呼　吸
　肺胞の数は，出生時には成人の20％程度であるが，2歳くらいまでに90％程度に増加する．その後ゆっくりと増加していく．
　乳児では横隔膜主体の腹式呼吸であるが，3歳からは胸式呼吸が主体となる．
　呼吸数は，幼若なほど多い．
　漢方医学的には，陽気が非常に活発であるため，後天の気としての清気，すなわち酸素を高度に吸収しようとする反応と考えられる．

4 消　化
　食欲は，乳児初期では空腹による反射に基づくものである．
　1歳過ぎから減少することがある．2〜3歳では，ばらつきが多い．
　漢方医学的には，脾気（消化器系機能）が十分発達しておらず，先天の精の利用が中心になっている可能性が考えられる．

5 腎
　尿濃縮力が弱い（成人の半分）．2歳で，成人の機能に追いつく．とくに尿細管での水の再吸収機能が弱い．抗利尿ホルモンの作用が弱い．
　2歳で，排尿調節可能となる．
　漢方医学的には，腎気は神経系の発育に重点的に用いられていることが伺える．

6 水分代謝
　全体重に占める水分の割合は，新生児で80％，乳児で70％，1年以降では60％である．

不感蒸泄は，低年齢ほど高い．

漢方医学的には，腎気の作用が中枢神経系に集中してしまうため，実際の腎臓への作用が不十分であり，障害が発生した場合の余裕をもたせている可能性が考えられる．

7 皮 膚

発汗は生後3～5日まではないが，汗腺は完成されている．1～2週後から発汗が盛んである．乳幼児期には，発汗が多く，とくに就寝後30～60分で著明である．顔面，頸部，手背などの外界に露出する部分に多い．汗腺の能動化は，1～2年で完成する．汗腺数は成人と同様であるが，皮膚表面積は成人より狭い．不感蒸泄量は体重あたり成人の1.5～3倍であり，発汗量は多い．

乳幼児の皮膚は，薄く，軽度の刺激でも傷つきやすく，細菌感染を発症しやすい．湿疹，化膿症が比較的多い．

漢方医学的には，肺（呼吸器系・皮膚）の機能は，酸素の吸収に重点がおかれ，湊理への作用が十分でないことが伺える．

8 体 温

生後3か月までは，調節機能が未熟である．

乳幼児の体温は，36.5～37.5度が正常とされる．明け方が最も低く，夕方が最も高い．この最低と最高の体温差を日差と呼び，正常では1℃以内である．

基礎代謝量は，10kgの乳児では$60 \times 10 = 600$ kcal，60kgの成人では$20 \times 60 = 1,200$ kcalである．一方，体表面積は，乳児で0.45 m^2，成人で1.7 m^{2}である．このため，乳児は熱を溜め込みやすいといえる．

漢方医学的には，陽気が旺盛であるため，熱も相対的に多い状態となっていることを示唆している．

9 睡 眠

幼若ほど長い．これは，漢方医学的には腎精を蓄える反応といえる．

新生児では，1回の睡眠時間が短く，多相性睡眠である．

4か月になると，夜眠り，単相性睡眠へ移行する．回数は3～5回で，レム睡眠は半分以下である．

4歳までは，昼間の午睡は1～2回である．

レム睡眠が多い．胎児ではほぼ100%，新生児では50%，5歳で成人と同様（80%減少する）となる．レム睡眠は，生理的活動を微調整し，体調をリセットしている．すなわち，低年齢ほど生理的活動の微調整が必要といえる．そして，高齢者では増加する．レム睡眠は，未熟性，あるいは機能低下の一つの指標となる可能性がある．

レム睡眠の特徴は，自発性（時に衝動的）と周期性にある．すなわち，把握反射，吸啜反射，自発的微笑，リズミカルな啼泣といった原始的な反応に相当すると考えられる．これは，漢方医学的には魄に相当する．

睡眠を五臓でみると，覚醒は心，レム睡眠は肺，ノンレム睡眠の1・2度は肝・脾，ノンレム睡眠の3・4度は腎に相当すると考えられる．

10 免 疫

6か月までは，IgGによる受動免疫が主体である．

母乳からIgAが分泌され，局所免疫に有効である．

1～2年で，IgM，IgG，IgAの順に成人レベルとなる．

IgGは，出生時600 mg/dL，9歳くらいで1,100 mg/dLとなる．

扁桃腺は，2歳くらいで最大となる．

胸腺は，乳幼児で最大となる．

漢方医学的には，腎気，肝気の活動としては十分には機能しておらず，腎気では神経系の発育，肝気

では情緒面の発達が優先される結果ともいえる．

11 骨
骨端部では，リン酸カルシウムによる硬い骨にはなっていない．この部分で，骨は長軸方向に伸びる．骨端部が閉鎖した時点で，身長の伸びは停止する．

漢方医学的には，腎気（成長機能）の発達（自律神経系機能）とともに，肝気による調節を受けている状態と判断される．

12 内分泌系
成長ホルモンの影響が大きい．骨成長に関係する．睡眠時（深睡眠期）に分泌される．乳児期の成長速度が非常に速いことと睡眠時間が長いことは，関連性があるといえる．

その後，思春期においては，成長ホルモンと性ホルモンの協同作用による．しかし，性ホルモンは，骨端線の閉鎖も促す．

漢方医学的には，夜間，睡眠により陰分の産生を行っていることから，発育には陰分の充足が必要であることを説明していることになる．

C 縦断的小児漢方生理学
1 中国医学における縦断的小児漢方生理学
小児期を区切ってみた小児の捉え方は，以下のとおりである．

a）新生児期（分娩後〜生後 28 日）
この時期に，小児は母の腹から離れ，一人独立して生存を開始する．五藏六府は成り立っていても完全ではなく，体は柔軟で，各臓器の機能は均等に成熟していくわけではなく，外界の環境に適応する能力，病気に対抗する能力は弱い．

b）嬰児期あるいは乳児期（生後 1 か月〜 1 歳）
この時期の小児の発育は凄まじい．1 年間に体重は 3 倍に，身長は 1.5 倍になる．この時期は，小児の藏府が嬌嫩であることを示している．体の迅速な成長のために栄養物質を大量に必要として，脾胃が未充で，運化力が弱く，乳児食の消化吸収，転輸する能力が相対的に不足する．同時に嬰児は肺藏嬌嫩で，衛外がいまだ固まらない状態である．すなわち，体表の病邪を跳ね返す力が弱いことを意味する．

c）幼児期（1 〜 3 歳）
幼児期の発育は，乳児期より緩やかとなる．この時期，小児は外界環境により適応し，活動範囲も拡大してくるが，一方で外邪に感受する機会も増加する．肺（呼吸器系・皮膚），脾（消化器系），胃の発育が不安定である．この時期の幼児発達の特点を踏まえ，早期教育を進行させることが大切である．

d）学童前期（3 〜 6 歳）
学童前期には，体格成長は緩やかである．心理変化は比較的突出しており，表現することに非常に好奇心を持ち，理解と模倣する能力は増強する．保護者と教師は，この時期の知能発育を理解し，学前教育を進めることが重要である．遊戯などもうまく取捨選択して用いることにより，見識，理解，思惟能力を高めることができる．この時期に，学校教育の基礎をつくることになる．同時に道徳教育にも取り組む必要がある．保護者は児を愛護する必要があるが，甘やかして育てることはよくない．張子和（1156年頃〜1228年頃）は，小児を過剰に愛することは反って小児を害することになると述べている．小児の抗病能力も高まり，肺，脾，胃の病気は相対的に減少する．ただ，活動範囲が拡大する一方で，生活経験が乏しいため，容易に事故に遭遇する．安全教育が大切である．

e）学童期（6 歳〜 12 歳）
学童期は，乳歯が抜け，永久歯が生える時期である．この時期，小学校に入学し，正規の文化教育を開始することになる．まだまだ遊びの気持ちが強い時期であるが，多くは正規の学習生活に適応できる．

論理的思惟的能力が備わり，文化科学的知識が非常に増加し，記憶力も良好となる．いわゆる「幼学如漆」の時期である．道徳教育にも力を入れる必要がある．

f) 青春期（女性では12〜18歳，男性では12〜20歳）

青春期は，児童から成人にいたる過渡期である．とくに女性の14歳，男性の16歳前後の時期を指す．この時期の特徴は，腎気（生殖機能）が盛んで，天癸に至り，性発育が起こり，しだいに成熟していくことである．この時期の初期には，発育が盛んで，後緩やかになる．一般に青春期発来は，女児のほうが早い．以前は14歳以下を児童，15歳以上を成人としていたが，実際には青春期の発来時期は，児童の個体差により大きく異なる．この時期には，各器官は十分成熟し，体力，知識，技能，適応能力，抗病能力は成人に近似している．

2 最新縦断的小児漢方生理学

小児においては，成長・発達，臓器別生理学などを考慮すると，0〜2歳，2〜6歳，6〜12歳，12〜15歳に分類して，五藏のバランス，気・血・津液のバランスの違いを説明することが妥当と考えられる（図19，20）．

❶ 0〜2歳 腎（成長・発達）・脾（消化・吸収）・肺（呼吸）が中心的に作用する．津液の比率が高い．血は，衛気としての機能が成人より強い．気は量的には通常であるが，気の熱産生が強い．すなわち，気は量的に捉えるとされるが，小児，とくに幼少時には量よりも，質として評価すべきである．その質が高いことから，代謝が活発である．この点は成人と異なる．

❷ 2〜6歳 腎・脾・肝（幼若な精神活動，大脳辺縁系）・肺が中心的に作用する．ただし，腎の作用は，やや緩やかとなる．津液の比率が高いが，0〜2歳よりは割合が減少する．血は，成人とほぼ同様となる．気は，0〜2歳と同様，機能性が高いがやや減弱する．

❸ 6〜12歳 腎・脾・肝・脾・肺のほか，さらに心（高次脳機能）の発達が進む．ただし，腎の作用は，さらに緩やかとなる．気・血・津液のバランスは，成人と同様となる．

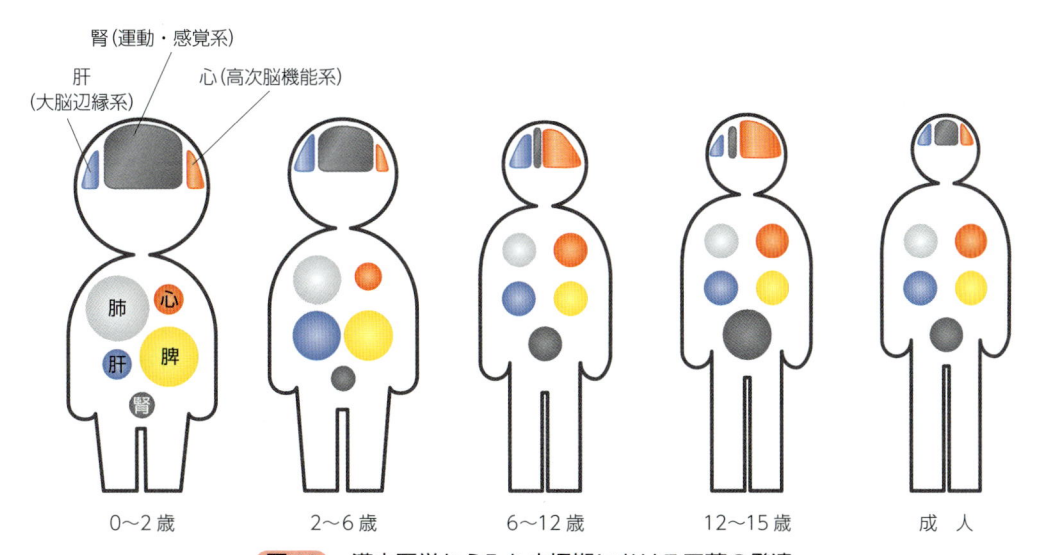

図19 漢方医学からみた小児期における五藏の発達

漢方医学における肝・心・脾・肺・腎の機能について，年代別に表示した．各藏の大きさは，その藏の機能の強さを表す．また，各藏は五行に基づき配色した．なお，漢方医学における肝は，現代医学における肝と大脳辺縁系に相当する．漢方医学における心は，現代医学における心と高次脳機能系に相当する．漢方医学における脾は，現代医学における消化器系に相当する．漢方医学における肺は，現代医学における呼吸器系，皮膚に相当する．漢方医学における腎は，現代医学における腎，泌尿生殖器系，内分泌系，大脳新皮質−運動感覚系に相当する．

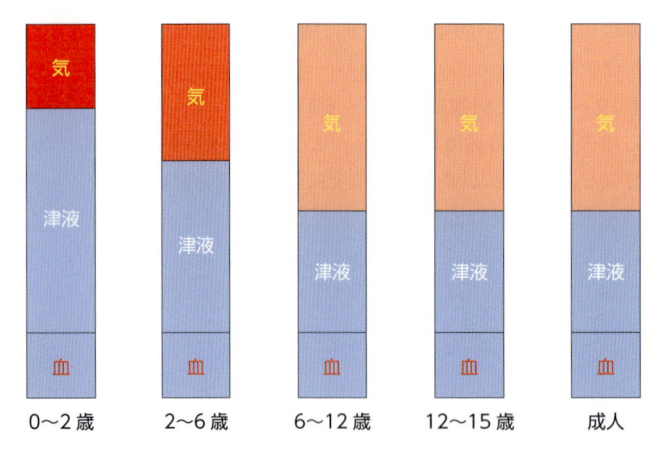

図20 漢方医学からみた小児期における気・血・津液バランス

気・血・津液においては，気は陽，血・津液は陰であることから，気を赤，血・津液を青で表現した．気については，量的な把握のほか，質的な評価も重要である．気の質が幼少期では高く，成長とともに成人のレベルに低下することから，小児期の分類において，その気の質に応じて赤色の濃度が異なっている．質が高いほど，濃度が高くなっている．一般的には，気の量と血・津液の量とが同じなら正常と判断される．しかし，幼少期には量的には気は少ないが，成人の赤色に比べて濃い赤で示したように作用が強い分，量的に多い血・津液と実はバランスがとれていることになる．

❹ **12〜15歳** 脾・肝・肺の発育は緩やかである．腎においては，成長は急激で，性発育も急峻であるが，発達はほぼ終了する．心においても，高次脳機能の発達が急速に進む．気・血・津液のバランスは，成人と同様である．

5. 漢方発生学

A 中国伝統医学による発生学

『周易』（紀元前500〜400年頃）繋辞に，「天地氤氳して，万物化醇し，男女精を媾せて，万物化生す」とある．これは，自然界の天地陰陽の化生的一側面を示している．そして，男女の生殖の精が相合することにより始まる，一個の新たな生命が生じたことを胎児期が開始したこととして認識していた．胎児は，母体のなかに寄生し，その母と同じ脈を相承し，母体の気血を供養して，子宮のなかで成長する．胎児期は，生命の始まりであり，生命のもとである．いわゆる，先天的な素質である天性は，父母の体質の強弱，遺伝的素質の影響を受け，また，胎児期の栄養状態，環境条件によって決定される．『格致余論』(1347年)慈幼論において，「児の胎に在るは，母と同体なり．熱を得れば則ち倶に熱し，寒を得れば則ち倶に寒し，病めば則ち倶に病み，安ければ則ち倶に安し」とある．すなわち，妊婦と胎児の間の生理，病理には，広範な密接関係が存在することを説明している．また，北斉の時代（570年頃）に，徐之才がすでに胎芽，胎児について詳細な記載を遺している（**表6**）．

B 最新漢方発生学

1 発生第1週

受精から胚盤胞の時期に相当する．

漢方医学では，腎における先天の精のみが塊として発生した状態といえる．

表6 北斉の徐之才による胎芽,胎児期の捉え方

妊娠月	胎芽,胎児の発育
第1月	「始胚と名づく」,「陰陽新たに合して胎を為す」
第2月	「始膏と名づく」,「始めて陰陽経に踞る」,「是胎始めて結すと謂う」
第3月	「定形を為す」,「始胎と名づく」,「此の時に当たり,未だ定儀有らず」
第4月	「離経と為す」,「始めて水精を受け,以て血脈を成す」,「児の六府順に成る」
第5月	「始めて火精を受け,以て其の気を成す」,「児の四肢成り,毛髪初めて生ず」,「胎動き常の処無し」
第6月	「始めて金精を受け,以て其の筋を成す」,「児の口耳皆成す」,「是腠理を変じて筋を紐うと謂う」
第7月	「始めて木精を受け,以て其の骨を成す」,「児の皮毛已に成す」
第8月	「始めて土精を受け,以て肤革を成す」,「児の九竅皆成す」
第9月	「始めて石精を受け,以て皮毛,六府百節を成し,備えに畢りあらざる莫し」,「児の脈続縷として皆成る」
第10月	「五藏倶に備わり,六府斉て通じ,天地の気を丹田に納む」,「関節をして人神皆備わら使むるが故に,時を俟ちて生ず」

2 発生第2週

2層性胚盤の時期に相当する.胚盤葉上層と胚盤葉下層の2層が形成される.
漢方医学では,腎の塊が成長しつつある状態といえる.

3 発生第3週

3層性胚盤の時期に相当する.外・中・内胚葉が形成される.
原腸形成は,漢方医学における脾胃・小腸・大腸の形成が開始されたことを意味する.
脊索形成は,背骨の形成として捉えると,漢方医学における腎の発達とみることができる.
神経腸管は,漢方医学では脾胃・小腸・大腸の形成と捉えることができる.

4 発生第4～8週

胚子期あるいは器官形成期である.
外胚葉において,神経管,耳,水晶体の形成には,各々,漢方医学における腎,腎,腎・肝が関与する.
中胚葉においては,以下のとおりである.
椎板は,椎骨となるもので,漢方医学における腎が関与する.筋板は,筋肉となるもので,漢方医学における脾が関与する.皮板は,皮膚となるもので,漢方医学における肺が関与する.血球,血管,心臓,リンパ管は,漢方医学における腎と心が関与する.腎臓,生殖器,副腎皮質は,漢方医学における腎が関与する.脾臓は,漢方医学における肝が関与する.
内胚葉から,胃腸管が形成される.前腸からは,咽頭腸,肺芽,胃,肝臓,胆嚢,膵臓,甲状腺,副甲状腺が形成される.各々,漢方医学における脾,肺,胃,肝,胆,脾,脾・腎,腎が主に関与する.中腸からは,原始腸ループが形成される.漢方医学における小腸・大腸が関与する.後腸からは,排泄腔の後,肛門,また膀胱が発生する.漢方医学における大腸,膀胱が関与する.

5 発生第9週～出産

胎児期に相当する．

頭部の発育の割合が減少していくことは，漢方医学においては，中枢神経系に関与する腎の発育が緩やかになり，腎以外の藏府の発育割合が増えることを示唆する．

胎生第5か月に胎児の運動が明瞭化することは，漢方医学における藏府のバランスよい発育がある程度達成されたことを意味する．

胎生6か月では，漢方医学における肺（呼吸器），腎（中枢神経系）の発育が十分でないため，外界での生活は困難とされる．

胎生8か月では，皮下脂肪が増加する．これは，漢方医学における脾機能が亢進してきたことを意味する．

出生時において，LFDとなる場合，母体糖尿病による血糖高値が胎児の栄養過多を誘導することが原因とされる．受動的に漢方医学における脾機能が亢進したと考えられる．SFDになる場合には，母体要因と胎児要因とを考えることになる．母体要因としては，中毒症などがある．臍帯血流減少などにより胎児の栄養状態が悪化するが，胎児側が適正利用をすることで，頭部が他部位より大きいasymmetrical SFDとなる．この場合，胎児の漢方医学的腎が保護されたといえる．胎児要因としては，胎内感染などがある．この場合，胎児が悪環境において適正な発育をする余力がないと，全体のバランスが通常だが低体重をきたすsymmetrical SFDとなる．漢方医学の立場からみると，胎児において重要な腎の保護ができていないことになる．

6. 小児漢方病態学

A 中国伝統医学に基づく小児漢方病態学

1 総合的病態学

❶ 発病容易　疾患に対する抵抗力が弱く，発病しやすい．これは，『医学三字経』(1840年) 小児にみられる．

❷ 伝変迅速　病気が変化，重症化しやすい．これは，『温病条辨解児難』(1811年) にみられる．

❸ 易寒易熱・易虚易実　発病すると，寒にも熱にも変化しやすい．また，病邪は容易に実し，正気は容易に虚する．これは，『小児薬証直訣』(1119年) 原序にみられる．

❹ 藏気清霊・易趨康復　藏は清く，疾患に敏感である．しかし，適切な治療により早期に治癒する．これは，『景岳全書』(1624年) 小児則にみられる．

2 縦断的病態学

小児病態を小児期で区切ってみた捉え方は，以下のとおりである．

a）新生児期（分娩後～生後28日）

出生後，さまざまな損傷，外因，内因，さらに栄養状態の不良などは，新生児期に各種疾患を引き起こす．新生児は容易に病気を発症し，その病気は容易に悪化するため，発病率，死亡率は比較的高い．先天不足の胎児期を過ごした場合には，発病率は最も高く，死亡率も甚だしい．

b）嬰児期あるいは乳児期（生後1か月～1歳）

脾胃が未充で，運化力が弱く，乳児食の消化吸収，転輸する能力が相対的に不足する．これに加えて，家族の栄養に関する知識不足や栄養管理が不適当な場合には，嬰児の下痢，積滞，腹痛，嘔吐など，脾胃の病変の発症が高くなる．同時に嬰児は，肺藏嬌嫩で，衛外がまだ固まらない状態である．風日にさらされ，体質を強くし，気候変化に順応する能力を高めなければ，容易に感冒，咳嗽，肺炎などを発症する．母体の獲得免疫は漸次減少し，予防接種をしなければ伝染病の発症が増加する．嬰児の栄養状態が不良なら，重病，久病となり正気を損傷しやすくなる．疳証が長く続くと発育に悪影響があり，注意

が必要である．

c) 幼児期（1～3歳）

断乳後，適切な栄養状態でなく，小児の脾胃が飲食にうまく順応しないと，肺（呼吸器系・皮膚）病，脾（消化器系）・胃の病気を発症することが多い．虚弱児では，発症を繰り返すことが多い．しかし，虚弱児でも，飲食をうまく通過させ，薬物を使用し，鍛錬し，不足偏りを調和させれば，発病を減少させることができる．

d) 学童前期（3～6歳）

小児の抗病能力も高まり，肺・脾・胃の病気は相対的に減少する．ただ，活動範囲が拡大する一方で，生活経験が乏しいため，容易に事故に遭遇する．

e) 学童期（6～12歳）

嬰児幼児期の疾患はこの時期には減少し，腎（泌尿器系）病を含めた総合的な疾患がみられる．

f) 青春期（女性では12～18歳，男性では12～20歳）

疾患は成人に類似しているが，心理失調，甲状腺疾患，月経不調の発症が多い．

B 最新小児漢方病態学

1 新生児から乳児期における漢方病態学

衛気の発達が不十分であるから，感染症の発症が多く，発熱することが当然増える．発熱に伴い，体液の消失も多くなることから，脱水（津液不足）の状態をきたしやすい．

胃腸炎では，嘔吐，下痢，哺乳量の低下によっても津液不足をきたしやすい．

呼吸器感染では，鼻汁，咳嗽が典型的であるが，多量の鼻汁で鼻閉感が強く，また痰の発生も多い．もともと津液が豊富にある状態であり，津液が呼吸器系に移動すれば，当然分泌物も増量することになる．肺炎をきたした場合も，crackle を聴取することが多い．

精神神経系においては，脾（消化器系）胃の発達不足から肝気（情緒）の過剰をきたすことがある．このような症例では，成長のために，血分の補充が満たされず血虚になり，津液の不足はそれほどでもないとしても，全体として陰液が不足する病態が発生することがある．母乳保育では余計貧血に注意が必要であるが，たとえ人工哺乳だとしても，脾・胃の発達不十分により血虚をきたしやすい時期といえる．

2 幼児期における漢方病態学

乳児期に比べれば，脾・胃の発達も進み，貧血になる危険性も減少する．しかし，全体に占める体液の割合は依然として高く，感染症，発熱によって，脱水（津液不足）をきたしやすい．

呼吸器感染，消化系の感染についても，同様な病態を呈する．

肝気の発達がみられるので，肝気の疎通性は乳児期より改善している．このため，肝気の過剰な状態はきたしにくい．

腎気の発達に不均衡が出現しやすい時期であり，発達障害に対する注意が必要となる．

3 学童期における漢方病態学

脾胃の発育はある程度のレベルに到達して，胃腸炎など消化器系感染症の心配は減少する．一般的な感染症も減少する．

呼吸器感染も減少してくるが，体液の占める割合が減少してくる時期でもあり，呼吸器感染において，鼻汁や痰が強い水様性を呈することが減少してくる．逆にマイコプラズマ肺炎など，比較的乾性咳嗽を呈する肺炎の比率が上昇してくることからも，津液の相対的低下を基本とした漢方病態を呈するといえる．

肝気の発達も強くなり，周囲との調和を考えることがしだいに可能となる時期である．このため，感情的なトラブルは減少するものの，ADHD などでは肝気の発達の不十分な例もある．

心気（高次脳機能）の発達が徐々に活発化する時期であるが，全体的な精神状態を安定化する力は弱い．

さまざまなストレスに打ち勝てないで，落ち込むことも比較的多い．

4 思春期における漢方病態学

感染症は非常に減少して，発熱の機会もほとんどない．脾・胃・肺の機能はほぼ完成してくる．

肝気も十分発達して，感情面のトラブルが比較的少ない．

心気は発達途中であり，精神的なダメージも受けやすい．

腎気（生殖機能）は，乳児の急速な発育のように，この時期に非常に活発になる．生殖機能が高まるからである．腎気自体のコントロールが不十分なために，心気に負担を与え，これが心気の機能を圧迫することもある．

7. 小児漢方病因学

1 新生児期・乳児期における漢方病因学

先天異常にかかわる疾患，発達障害，感染症が大半を占めることから，この時期における重要な病因は，先天の精の不足に起因するような不内外因，感染源となる外因があげられる．

2 幼児期における漢方病因学

この時期も感染症などの外因が主要な病因となる．先天異常の影響がないわけではないが，不慮の事故が急増する時期であることから，不内外因も多くを占める．

3 学童期における漢方病因学

感染症の頻度は減少し，医療施設を受診する頻度も減少する．一方で，学習障害，不登校など，精神発達異常，精神的ストレスなどを原因とする疾患に注意が必要となる．このような意味で，内因に対する注意が必要である．

4 思春期における漢方病因学

明らかな異常はなくとも，二次性徴の時期であり，その発育の程度に配慮が必要となる．病因としては，身体表現の面では不内外因，それに伴う精神的負担は内因といえる．感染症は激減して，外因の影響は極めて低くなる．

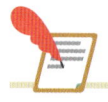

8. 小児漢方診断学

A 概 説

西洋医学的な小児科診察のなかに，漢方医学的診察を組み入れていく．成人における四診と基本的には同様であるが，脈診においては注意を要する．診断においては，成長，発達状態と，漢方医学的藏府の発達状態を勘案しながら，病態を把握することになる．

B 望 診

基本的に，成人と同様である．ただし，睫毛が長い場合には，虚証であることが多いとされる．また，口腔に唾液が溜まり，場合により口外へ溢れることがある．これは，裏寒虚証のことが多い．

C 聞 診

基本的に，成人と同様である．問診とも関連するが，同伴の保護者に依存して本人が全く言葉を発しないこともある．本人の発言を誘導するような工夫が必要となることがある．

D 問 診

同伴の保護者から，必要な漢方医学的情報を取得することが重要である．また，本人にも対話に参加させるような工夫を行い，有効な問診情報を蓄積し，また同時に聞診情報としても確認しておく．通常の小児科診療のなかで，漢方医学的な情報収集に注意を払えば，実行可能な診察といえる．

E 切 診

1 舌 診

正常を呈することが多いが，異常所見を認めることがあり，疎かにはできない．白膩苔，歯痕，地図状舌などの頻度が高いといえる．

2 脈 診

脈診では，成人のように3指で寸関尺部を診察することは困難である．寸関尺部全体の脈状をとらえる場合には，2本（第2指と第3指）を使う．寸関尺の各部を正確に診察する場合には，1指（第2指）で判断する．この場合，小児の前腕自体が成人に比べて細いので，脈幅が当然ながら小さくなることに注意して判断する．

このほか，いくつかの方法について記載しておく．

a）虎口三関の脈診

『遐齢小児方』によれば，虎口の紋とも表現しており，1歳より6歳までを嬰孩（この脈診が適応になる）とする（7，8歳になると寸関尺で脈診が可能としている）．男子は左手，女子は右手の第2指の三関を診察する．左で心・肝を，右で肺・脾の病態を判断するとの考え方もある．三関とは，指における3か所の関節部を指す．指の中手指節関節を第1節として風関と名づける．近位指節関節を第2節として気関と名づける．遠位指節関節を第3節として命関と名づける．

風関において，脈紋がない場合には病はない．脈紋がある場合には病は軽い．

気関において，脈紋がある場合には病は重篤である．薬物治療をすべきとする．

命関において，脈紋がある場合には病は極めて重症で治療できない．

その脈紋が，紫色の場合には驚疳，青色の場合には肝疳，白色の場合には肺疳，黄色の場合には脾疳，赤色の場合には心疳，黒色の場合には腎疳であり，治し難い．

三関が通じ渡って斜めに爪に入る場合は，治療できない．

この脈紋は，皮膚表面の細絡に相当する．脈紋がどの部位まで伸びているかによって，病勢を診断することができる．また脈紋の色で，五藏の病，病邪の質を見分けることも可能である．

『鍼灸抜粋大成』は，虎口三関の特徴を明解に図示している．概括的説明（図21）と症候別所見（図22）を提示する．

b）三部五脈法

『奇効良方』において，小児三部五脈と呼ばれるもので，以下のとおりである．

出生から半年までは，額前，眉上，髪際下に各々第4指，第3指，第2指を置き，寒熱を察知する．

半年から1歳までは，虎口で判断する．

1歳からは，虎口と一指脈（第2指を用いる）で判断する．もし，564日で変蒸が満たされれば，一指脈のみとする．

小児三部とは，顔色・虎口脈紋・一指脈を指す．

小児五脈とは，顔色・虎口脈紋・一指脈・按額前・按太衝を指す．

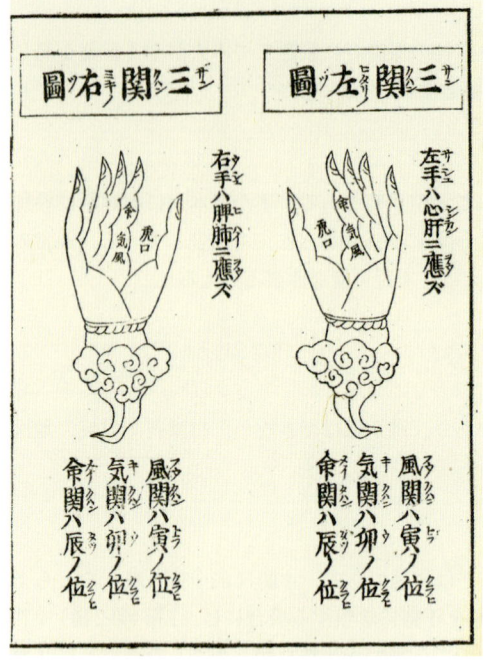

図21 虎口三関の概括的説明 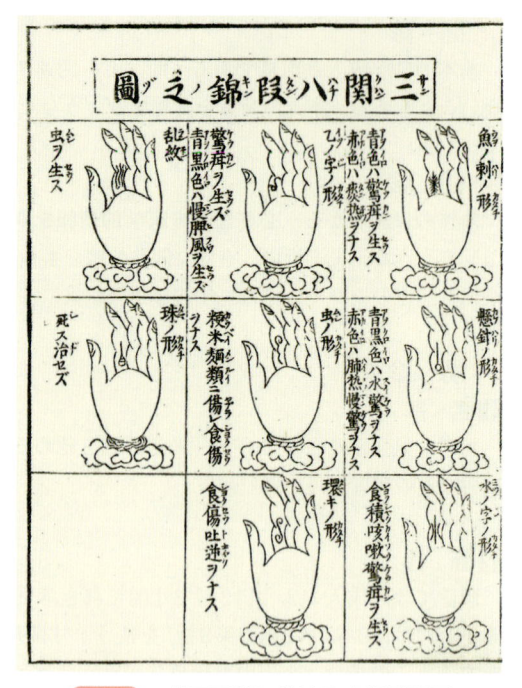　　　　**図22** 虎口三関における症候別所見

c）寸口部年齢別脈診
『嬰童百問』には，主に寸口部による年齢別脈診法が提示されている．以下のとおりである．
1〜3歳では，虎口の脈紋診と1指による寸口部診を行う．
4歳では，1指による寸口部診を行う．
5，6歳では，1指を滾らすように転がせて，寸・関・尺の三部を診る．
7，8歳では，1指により，やや指を移動させながら寸・関・尺の三部を診る．
9〜12歳では，3指を用いて，指の配置を狭めながら寸・関・尺の三部を診る．
14，15歳では，ほぼ成人と同様に診察する．

3 腹　診
基本的に，成人と同様である．小児では，腹部に診察する手を置いただけで，こそばゆく感じる場合がある．これは，胸脇苦満の存在を意味するという考え，虚証の所見とする考えがある．

9. 小児漢方治療学総論

A 小児漢方治療学概説
体格に応じて，投与量が成人より少なくなる．服用方法は，基本的には成人と同様である．ただ，服用しないことには効果も発揮しない．患児の好みのものを添加したり，ゼリーに混ぜたりして，薬の味を変えてもよい．また，成人と同様，錠剤，カプセルを用いることもある．乳児などでは，次のような方法もある．①保護者がよく手を洗ってから薬を指につけて，薬を小児の頬膜に何回にも分けてつける方法，②少量の熱湯を加えて，スプーンで薬を押しつぶしてペースト状として，何回かに分けて服用させる方法，③母乳保育中なら，母親に漢方薬を服用してもらい，母乳を介して服用させる方法などである．

B 漢方薬投与量

おおよそ，0〜2歳，2〜6歳，6〜12歳，12〜15歳に年代を分類して，各々，成人量の1/6，1/3，2/3，同量とする．もう少し，厳密に調整したい場合には，体重50 kgを成人体重として，その比例配分により決定することもある．ただ，乳幼児期など低年齢においては，やや増量して用いることが多い．たとえば，成人量が7.5 g/日とすると，小児では0.15〜0.20 g/kg/日とし，乳幼児では0.20 g/kg/日に近似する量とする．

C 小児科臨床における漢方治療のストラテジー

1 専門外来の設置

小児に対する漢方治療は，さまざまな疾患が適応となる．しかし，現実には保護者が漢方治療に興味をもつことが非常に少ない．このため，一般外来で漢方治療を勧めても，拒否されることもしばしばである．まずは，小児にも漢方治療が行えることを保護者に理解させるうえでも，漢方専門外来を設置することが望ましい．ほかの専門外来と併設で構わない．とにかく，漢方治療が可能であることを理解させるのである．

2 一般外来への波及

つぎには，一般外来でも漢方治療を勧めていくことになる．ここでは，即効性を期待できるか，治療手段として漢方治療が最も適切といえるのか，といった判断が重要である．すなわち，西洋薬治療を優先させるのか，西洋薬と漢方薬の併用がよいのか，漢方薬単独で治療すべきなのか，といった基準を自分で設定することである．つぎに，効果発現までの期間を設定する．このような方針を具体的に持つことで保護者の理解も得られやすい．

以上のように，まず，漢方治療の適応疾患と全体の治療に対する漢方治療の割合を整理しよう．

D 治療における方剤決定のプロセス

1 エビデンスの利用

漢方医学では，西洋医学とは比較にはならないが，それなりのエビデンスが認められる．これらをもとに漢方処方を選択すれば，保護者の理解は得られやすい．ただ，evidence-based medicineとしての漢方治療は，患児の漢方病態把握が疎かとなり，随証治療とは程遠いので，以下の処方選択のツールを利用することが望ましい．

2 口訣の利用

先人のさまざまな経験を通して，ある漢方薬の効果が出やすい条件についての記載が残されており，これを口訣という．口訣を構成する内容には，その漢方薬の出典に記載されている投与条件も当然ながら含まれる．

このような口訣は，現代医学的手法を用いたエビデンスからは遠い存在であるが，実地の臨床においては，処方選択に非常に役立つものであり，欠かせないものである．漢方治療の有効性を患児の保護者に提示する際には，口訣とともに，現代医学的な手法によるエビデンスを利用することも役立つといえる．

3 腹診所見の利用

腹診所見も，処方選択を絞り込む際に非常に有用である．胸脇苦満があれば柴胡湯類，心下痞硬があれば瀉心湯類，小腹不仁があれば腎気丸類，という処方の絞り込みは有名である．これだけでも，数ある漢方薬から，処方を決定する際に役立つといえる．気・血・津液の病態把握にも有用である．

このような腹診所見について保護者に理解してもらうことは，当初は困難である．しかし，腹診所見から患児の体質を指摘して，それが合っている場合には，保護者は非常に驚く．それに続いて，腹診所見と方剤との関連性を説明すると，漢方治療の理解が得られやすい．

4 脈診・舌診所見の利用

脈診所見でも，五藏の状態を大まかに把握することができる．さらに，気・血・津液の病態が把握できる．

このような脈・舌診所見についても，腹診所見と同様に，患児の体質を五藏別に指摘，説明することで，保護者に理解してもらえることがある．漢方医学的診察の奥の深さを保護者に理解させることも，診療を行いやすくするうえで重要と考える．

5 漢方医学基礎理論の利用

ここでは，四診による情報をもとに，総合的に患児の病態を把握して処方を決定することについて概説する．

まず，元来患者がもっている性質である素体と現状における病態である現病とを区別して把握することが重要である．問診以外の情報は，素体と現病の両方の特徴が混在している．問診のうち，既往歴，現病歴から，大まかな素体と現病を把握して，つぎに舌・脈・腹診所見が素体と現病のどちらに優位であるかを検討する．そして，総合的に素体と現病を漢方医学的病理概念で整理する．

ここで，すべての内容が素体と現病に振り分けられないこともよくある．ここで，再度患児あるいは保護者に問診する．診察所見と愁訴の乖離について，診察所見から類推される症状の有無を問うのである．これにより，問診内容が修正される場合もある．通常，診察所見と問診内容が乖離した場合には，まずは問診内容を優先する．乖離した診察所見については，患児あるいは保護者が認知できていないが，潜在的な病態を呈している可能性を考慮しておく．漢方医学的診察に理解が深い保護者には，その点も説明しておくことで今後の養生に役立つことがある．

つぎに，患児の病態について，素体の把握を整理するとともに，現病の慢性疾患については八綱，気・血・津液，藏府，急性疾患については六病位，衛気営血，三焦について分析を進める．素体，現病各々に適すると考えられる方剤を選出する．方剤には素体と現病の両者を加味したものも多いので，一方剤の選出で解決することもある．候補がいくつかあれば，口訣などから，さらに絞り込む．一方剤で決定できない場合には，複数の方剤を合方することになる．この場合には，構成生薬の重複に注意が必要である．これで解決しない場合，エキス剤での効果が不十分な場合には，煎じ薬を選択することも一法である．

治療を素体優先とするか現病優先とするかについて，判断する．通常，先表後裏，先急後緩が原則であるため，現病優先，素体は現病の治療後とすることになるが，ケースバイケースとなることが多い．現病が非常に軽症である場合には，素体と現病を並行して治療することがある．現病が無視しうる場合には，素体の治療のみ行うこともある．一方，現病が急峻で迅速な治療が望まれる場合には，素体の治療は全く行わず，現病治療に専念することになる．また，素体と現病の治療を並行していて，症状の改善がよくない場合にも，現病のみの治療に変更する．

6 漢方医学的小児発育発達特性の考慮

小児の発育発達特性を考慮して，年代別に治療を調整することで，より効果が高まると考えられる．

0〜2歳では，身体における津液の比率が非常に高いので，水剤の配合を高めに設定することが重要である．たとえば，四苓湯を基本方剤に付加する方法がある．

2〜6歳では，肝気の発育が旺盛であるから，肝気の疏泄機能を補助する気剤を追加，あるいは高めに配合することが重要となる．具体的には柴胡湯を付加することが多くなる．ただし，この時期も津液の占める比率が高いので，水剤の配合について注意が必要である．

6〜12歳では，津液のバランスに対する配慮は成人に類似する．しかし，精神面，とくに五藏では心の発達が急速に進む時期であるから，心に対するサポートが重要になる．心を栄養する生薬の配合を心がける．帰脾湯，加味帰脾湯，甘麦大棗湯，桂枝加竜骨牡蛎湯，柴胡加竜骨牡蛎湯，柴胡桂枝乾姜湯，安中散などが候補となる．

12～15歳では，二次性徴に対する配慮，すなわち腎をサポートすること，学童期に引き続いて心をサポートすることが重要である．腎のサポートには，六味丸が最重要候補となる．

E 母子同服

1 母子同服概説

母子同服は，小児漢方療法の特徴の一つである．一般的に，患児の治療に必要な薬剤を，疾患の有無にかかわらず，患児とともに母親にも投与することを意味する．現代西洋医学において，精神心理学的なカウンセリングという形で患児の治療に母親が参加することはあっても，母子同服を行うことは一般的にはありえない．また，成人の漢方療法においても，親の治療のために子どもが同様の薬剤を投与される可能性は低い．小児診療においては，患児はもとより患児に付き添う母親も相手にすることから，小児科医が漢方治療における母子同服について理解しておくことは大変重要なことである．

ここでは，母子同服の考え方について，古典の記載，現代における治療報告例を参考にして整理し，母子同服による小児漢方治療の有効性について解説する．

2 母子同服の考え方と方剤

母子同服について，本稿では適切な定義を求めるのではなく，小児診療に役立つように考え方を以下のとおり整理することとする．第一に，患児に必要な薬剤を母親にも投与するというものである．これを狭義の母子同服とする．第二に，患児に必要な薬剤を母親に投与し，経母乳投与により患児を治療するというものである．これを広義の母子同服とする．第三に母親の治療のためにその子にも薬剤を投与するというものである．これを母親主体の母子同服とする．

a）狭義の母子同服

狭義の母子同服は，母親主体の母子同服と治療内容が同様であっても，治療の主体が児にある点で異なる．母子同服の最も一般的な考え方である．対象疾患は，精神神経疾患が中心である．

❶抑肝散　狭義の母子同服という考え方は，中国において明の時代，1550年に薛己が著した『保嬰金鏡録』に最初に登場する．このなかで，「抑肝散　肝経の虚熱，発搐し，或いは発熱咬牙，或いは驚悸寒熱し，或いは木土に乗じて痰涎を嘔吐し，腹膨少食，睡臥安らざるを治す．軟柴胡　甘草　各五分　川芎　八分　当帰　白朮　炒茯苓　釣藤鈎　各一錢．　右水煎し，子母同じく服す」とあるように母子同服を指示している．

この意味は，以下のとおりである．抑肝散は，肝の経絡が虚熱の状態となり，痙攣，あるいは発熱して歯を食いしばり，驚いたり恐れたりして発熱悪寒し，あるいは木（肝）が土（脾）を攻撃して土（脾）の機能が低下するため，粘液を嘔吐し，腹部が膨満して食欲低下となり，安眠できなくなるという症状を治す．柴胡　甘草　川芎　当帰　白朮　茯苓　釣藤鈎を水で煎じて，小児と母親の双方に服用させる．

抑肝散の投与目標は，神経過敏，感情の起伏が激しい，肩こり，心因性発熱あるいは疼痛，痙攣，チック，嘔吐，少食などの消化器症状，倦怠感，睡眠障害などである．抑肝散を投与する状態でさらに虚した場合には，抑肝散加陳皮半夏が投与される．

❷六君子湯加桔梗細辛　『万病回春』にも，母子同服について症例報告がある．「一小児，月内，発搐，鼻塞るは，乃ち風邪に傷らる．六君子湯に桔梗，細辛を加えたるを以て，子母倶に服し，更に葱頭七茎，生姜一片を以て，細かに擣り，紙上に攤げ，合せて掌中に置いて熱せしめ，急に顖門に貼す．少頃して，鼻利し，搐止む」とある．

❸五味異功散加漏蘆　『万病回春』のなかに，「一小児，未だ月に満たず，発搐して乳を嘔し，腹脹り，瀉を作す．此れ乳，脾胃を傷る．五味異功散に漏蘆を加えたるを用て，母をして服せしめ，児も赤匙許りを服して遂に癒ゆ」とある．

❹補中益気湯・五味異功散加木香　『万病回春』のなかに，「一小児，驚に因って久しく瀉し，面色青黄なり．余謂らく，肝木，脾土に勝つと．朝に補中益気湯を用い，夕に五味異功散に木香を加えたる

を用て，子母倶に服して愈ゆ」とある．

❺ 升麻葛根湯　出典は，『万病回春』である．『古今方彙』のなかに，「小児丹毒にて身体発熱し，面紅気急，啼叫驚搐する等の症を治す．升麻　葛根　白芍薬　柴胡　黄芩　山梔子　甘草　木通．水にて煎じ，母子同じく服す」とある．

升麻葛根湯の投与目標は，発疹を伴う急性熱性疾患の初期，インフルエンザなど頭痛が強く神経症状を伴うもの，眼痛，鼻出血，不眠，皮膚炎などである．

❻ 加味和中散　出典は，『寿世保元』である．『古今方彙』のなかに，「小児漫驚風を治す．人参　白朮　茯苓　陳皮　全蝎　半夏　天麻　薄荷　甘草　細辛　生姜　大棗．水にて煎ず．母子倶に之を服す」とある．

❼ 調元散　出典は，『万病回春』である．『古今方彙』のなかに，「小児，稟受の元気足らず，顖顬開解し，肌肉消痩し，腹大にして腫れ，語ること遅く，行くこと遅く，手足筋の如く，神色昏慢し，歯の生ずること遅きを治す．乾山薬　茯苓　白芍薬　茯神　白朮　石昌蒲　人参　熟苄　当帰　黄耆　川芎　甘草．右剉み生姜三片．棗一枚．同じく煎じ，時に拘らず服す．嬰児，乳母同じく服す」とある．

❽ 甘麦大棗湯　出典である『金匱要略』には，「婦人，蔵躁，喜悲傷して哭せんと欲し，象神霊の作す所の如く，数欠神す．甘麦大棗湯之を主る」とある．このように原典には母子同服の指示はないが，現代において母子同服の有効例が報告されている．

甘麦大棗湯の投与目標は，ヒステリー症状の切迫した状態，心因性疼痛，あるいは反応，不眠，痙攣，鬱状態などである．

b) 広義の母子同服

この投与法は，ほかの二者と全く異なる．広義の母子同服は，母乳を介して母子ともに同じ方剤を服するという治療行為の結果に注目したものである．広義の母子同服という考え方には異論もあるが，このような治療は実際に有効性が示されており，小児漢方療法に特徴的なものである．西洋医学には，経母乳投与という考え方がない．むしろ，薬剤の母乳移行に伴う乳児の不利益に関心が集中している．経母乳的治療において，漢方薬が投与される母親に対する不利益はほとんど無視しうることも漢方治療の利点である．

今日では，アトピー性皮膚炎など乳児期にみられる疾患に対して各種方剤が投与されている．以下に古典の記載例を示す．

❶ 方剤名不記載　『万病回春』のなかに，「胎熱　小児，生下して身熱し，面赤く，口閉じ，口中の気熱し，焦啼，燥熱す．甘草　黒豆　淡竹葉．右剉み一剤．燈草七根．水煎し，頻頻に少しずつ進む．乳母をして多く服せしむ」とある．

❷ 醸乳方　出典は『済生全書』である．『古今方彙』のなかに，「胎熱にて生下し身熱し眼閉じ，焦啼燥熱するものを治す．生地黄　沢瀉　猪苓　赤茯苓　栝樓根　茵蔯　甘草．水にて煎じ，乳母をして之を服せしむ」とある．

c) 母親主体の母子同服

このような母子同服には，大きく2つの可能性が考えられる．母親が精神神経疾患を持つため，その児も精神神経症状を呈する場合と，児が慢性の基礎疾患を持ち，その治療経過中，母親の精神的ストレスが増大し，結果として患児も精神神経症状を呈する場合である．前者の場合，可能性としては低いと考えられるが，現実に症例が報告されている．小児科医が当初から治療にかかわることはほとんどないが，母親を診療する医師に注意を促すことは重要である．一方後者の場合は，小児アレルギー疾患患児が急速に増加していること，悪性腫瘍患児が治療成績の向上とともに長期間にわたり治療，経過観察されるケースが増加していることなどから，小児科医が診療にかかわる可能性はけっして低くない．さらに，このような場合，患児の基礎疾患が悪化することが多いことも考慮すべき問題である．両者において実際に投与される方剤は，狭義の母子同服に用いられるものと同様と考えられる．

3 臨床研究

　抑肝散あるいは抑肝散加陳皮半夏を投与した臨床検討において，同方剤を母子同服させた症例の経過観察良好率は患児単独投与例に比し高いと報告されている．対象の疾患は，チック，夢中遊行，神経性食欲不振症など，精神神経症状を呈するものが主体である．全対象のうち服薬が不規則あるいは1か月以上経過観察できなかった例を不明，効果を判定しえた症例を有効，無効に分類し，計3分類とした．経過観察良好率を経過観察良好例(全対象－不明例)／全対象，有効率を有効例／経過観察良好例とした．母子同服のグループでは，全対象15例，有効12例，無効2例，不明1例，経過観察良好率93％，有効率86％であった．一方単独投与のグループでは，全対象42例，有効20例，無効5例，不明17例，経過観察良好率60％，有効率80％であった．以上の成績は，母子同服は病児のアドヒアランスを上昇させることにより，治療効果を高める可能性を示唆する．

　(江川 充. 親子関係における漢方治療. 第4回日本小児東洋医学懇話会講演記録 1987；4：45-48)

IV 漢方医学の歴史

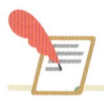

1. 中国伝統医学史

A 中国伝統医学史概説

漢方医学の歴史を説明するうえで，中国伝統医学の歴史を述べる必要がある．

東洋医学は古代中国に発生し，その医学基盤は漢代から三国六朝代には完成した．その医学基盤は，現代における東洋医学の基本原理として揺るぎない地位を保っている．この時代の古典が現在でも有用とされている．

B 漢代以前

漢代以前における書物あるいは書物の篇名としては，『上経』，『下経』，『金匱』，『揆度』，『奇恒』などがある．『上経』は自然界と人体活動の関連性を論じたもの，『下経』は疾病の成因と経過を論じたもの，『金匱』は疾病を診断し死生を決する判断を行うためのもの，『揆度』は脈象を切按して疾病を診断するためのもの，『奇恒』は奇病を通常の疾病と鑑別するためのものである．なお，「奇」とは四季の影響を受けないで死亡するもの，「恒」とは四季の影響を受けて死亡するもの，「揆」とは脈象を把握すること，「度」とは病気の所在を把握するために四季に応じて疾患の変化を分析判断することを指すとしている．

『山海経』は，動物270種，鉱物60余種，植物150余種を伝えており，天然薬物療法の芽生えとされている．

C 漢代

漢の時代に東洋医学の古典として有名な『黄帝内経』，『傷寒論』，『金匱要略』，『神農本草経』などが著された．

『黄帝内経』は，『素問』と『霊枢』に分けられる．『素問』は生理，病因などの基礎医学に関するものと摂生，養生などについて，『霊枢』は解剖生理，とくに東洋医学独特の経絡思想とその物理療法（鍼灸・砭石・按摩など）について論じている．その後，『黄帝内経』の要旨を問答形式にまとめ，独自の理論を折り込んだ『難経』が著された．

『傷寒論』は，急性病について，疾病の変化とその変化に対する薬物療法について論じている．なお，『傷寒論』と並び称される『金匱要略』は慢性病の薬物療法について述べられており，これら2つの書物は『傷寒雑病論』という一部の書物であったともいわれている．

『神農本草経』は，本草に関することと一部神仙的な薬効について述べたものである．

D 魏・晋・南北朝代

この時代になると，『脈経』，『甲乙経』，『神農本草経集注』，『劉涓子鬼遺方』，『中藏経』などが著された．『脈経』は，脈学に関する諸説を系統的にまとめた書物である．『甲乙経』は，『黄帝内経』，『難経』などをもとに，理論的に整備された鍼灸専門書である．『神農本草経集注』は，現在知られる最古の本草書で，『神農本草経』の薬物365種に，当時までの名医が使用してきた薬物365種を『名医別録』として追加して注釈したものである．『劉涓子鬼遺方』は，外科の専門書である．『中藏経』は，『黄帝内経』における色診，脈診，藏府の病証に関する研究書である．そのほか，『肘後備急方』，『小品方』などが著された．

E 隋・唐代

隋の時代になると，中国西域，インドの影響を受けて多数の書物が現れたが，散逸してしまっている．今日に伝わるものとしては，『諸病源候論』がある．唐の時代になると，『備急千金要方』，『千金翼方』，『外台秘要方』などの著述が現れた．これらの書物には，実際の臨床に役立つ医術が述べられている．このほか，『黄帝内経』の全面的な分類研究を試みた『黄帝内経太素』が著された．

F 宋・金・元代

宋以降になると，自然の法則はそのまま人間にもあてはまるとし，事実から離れて理論を構成したため，非科学的な内容が多くなった．著述として『聖済総録』，『和剤局方』，『小児薬証直訣』などがあり，治療法に関して記述されている．また，本草書も編纂されており，『経史証類備急本草』が有名である．そのほか，『銅人腧穴鍼灸図経』，『十四経発揮』，『難経本義』などがある．

金・元の時代には，金元四大家が出現しており，寒涼派の劉完素（劉守真・劉河間），攻邪派の張従正（張子和・張戴人），温補派の李杲（李明之・李東垣），養陰派の朱震亨（朱彦修・朱丹渓）があげられる．

G 明・清代

明代では，『景岳全書』，『外科正宗』，『万病回春』，『保嬰撮要』などが著された．『黄帝内経』関連の解説書としては，『類経』，『内経知要』，『難経集注』などがある．また，『傷寒論』に関する解説書のほか，温病に関する理論が整備され，『温疫論』，『温熱論』，『臨床指南医案』なども出現した．この時代の代表的本草書としては，『本草品彙精要』，『本草綱目』があげられる．そのほか，『鍼灸大全』，『鍼灸問対』，『鍼灸聚英』，『鍼灸大成』，『奇経八脈考』などがある．

清代では，『本草備要』，『本草従新』，『医方集解』，『医学心悟』などがよく知られている．医学辞典として編纂されたものには，『古今図書集成』医部全録，『医宗金鑑』などがある．そのほか，『医学衷中参西録』，『鍼灸集成』，『神灸経論』などがある．

H 中華民国成立以後

清が滅んで国民政府が中国を支配すると，西洋医学を学んだ人達から中国における伝統医学を全廃しようとする運動が高まり，政府は中医の全廃を決議した．しかし，中国全土の中医たちが猛烈な反対運動を行った結果，政府はついに決議案を取り下げて中医条例を公布し，中医の保護を図ることになった．1950年，政府内で再び中医を排除する方針が打ち出された．この問題は，第1回全国衛生会議で討論された．その結果，中華医学会が中医および西医との団結により発足し，この学会が中心となり政府の援助も受けて，中国伝統医学が科学的に研究されることになった．

さらに，国家の強力な指導により，さまざまな流派の理論統合を目指し1958年には統一教科書が作成され，以後教科書の改訂作業が続けられている．また，中医が西洋医学を学ぶばかりでなく，西医も伝統医学を学ぶことが制度化され，中西医結合が進められている．最近では，中国語，英語併記の教科書も出版されている．そして，1972年（昭和47年）には日中国交が回復し，漢方医学と中国伝統医学の交流が始まった．

2. 漢方医学史

A 室町時代以前

日本には中国の古代医学が朝鮮を経由して輸入されたが，室町時代中期までの日本の医学は中国医学の模倣に終始した．平安時代初期には，わが国在来の医方，すなわち神社，民間に伝承する医方を集成して『大同類聚方』が編纂された．また，『医心方』は，平安時代を代表する医書で，現存するわが国最古の

医書である．

　医療行為についてみると，奈良朝時代には主として僧侶が，平安時代には医師が担当した．鎌倉時代から室町時代にかけては，宋の医学思想を巧みに取り入れた仏教医学が主流を占め，僧医の活動が盛んになった．

B 室町時代

　中国医学の輸入，模倣に終始したわが国の医学は，室町時代中期になって，中国医学から脱皮して日本独自の医学として発達した．室町時代中期に田代三喜が明から帰朝し，李朱医学を提唱した．李朱医学は，金・元の時代の李東垣，朱丹渓が提唱した医学であり，三喜の弟子の曲直瀬道三により継承され，隆盛を極めた．道三の著書としては，『啓迪集』がよく知られている．道三の流れを汲む一派を後世派という．後世派という名称は，江戸時代中期に発生した古方派と区別するために設けられた俗称である．

　後世派では，五行論，運気七篇論，経絡に基づく引経報使の説を根底思想として，病因，病理，診断，治療が大系づけられている．道三とその後継者たちは，後世派が陥りやすい空理空論を排して臨床に則した簡便な治療法を提唱した．なお，同じ金・元の医学でも，劉河間，張子和の流れを汲む劉張医学を主張する一派を後世別派として区別することがある．彼らは『黄帝内経』，『難経』などに基づき，陰陽五行論，五運六気，藏府経絡配当などの理論に傾倒しすぎたため，一般臨床医家の間には広く浸透しなかった．

C 江戸時代

　江戸時代も，初期は後世派が主流であった．道三流ではないが，李朱医学の流れを汲む者としては，香月牛山，津田玄仙などがいる．牛山には『牛山方考』，『牛山活套』などが，玄仙には『療治茶談』，『療治経験筆記』などの著述がある．漢文記述による理解の妨げに対して，岡本一抱により『素問諺解』など，数多くの古典注釈書が著された．

　初め李朱医学を学んだ名古屋玄医は，後年李朱医学を排して『傷寒論』の古に帰るべきだと主張して，古方派が生まれた．名古屋玄医に香川修得，山脇東洋，松原一閑斎の3名を加えた計4名は，古方四大家といわれている．山脇東洋の門人中の第一人者である永富独嘯庵は35歳で亡くなったが，同時代の医傑吉益東洞をして，「隠として一敵国の如きものは是れ朝陽（独嘯庵の字）か，我死せば正に隼人をもって海内医流の冠となすべし」といわしめたほどで，京都の東洞，大阪の独嘯庵と並び称された．独嘯庵には，『漫遊雑記』，『吐方考』などの著がある．

　吉益東洞は，山脇東洋に推挙され名をなした．彼は，どんな病も体内に毒があるために発症するのであるから毒を去ることが万病を治する根本的方法であり，毒薬を用いて体内の毒を攻撃する以外には病を治する方法はないという万病一毒説を主張した．このような治療により身体に激しい反応を起こした場合，それを瞑眩と称し，病に薬が有効に反応した場合には必ず毒にあたって瞑眩して病が治ると説明した．また，治療は病因の如何に関わらず見証に従って行うべきであること，医師はただ病苦を救うのみであり，生死は天の司るところである（天命弁）とした．診断技術に関しては，中国医学を簡素化するとともに脈診を捨て腹診を重んじたため，日本独自の腹診法の発達に貢献した．中国医学の日本化は，東洞に負うところが非常に大きいといえる．著述としては，『方極』，『類聚方』，『薬徴』がある．

　幕末から明治維新にかけて古方医家の雄となり得たのが尾台榕堂である．彼には，東洞の『類聚方』，『薬徴』に手を加えた『類聚方広義』，『重校薬徴』，全生涯にわたる処世観，治験，趣味などについて述べた『方伎雑誌』などの著述がある．

　東洞の門人である和田東郭は，優れた臨床家として有名である．彼は東洞流とは別途に折衷派として一派を立てた．その医説は，門人の筆録により『蕉窓雑話』として残されている．大変有名な東郭の語に，「方を用ゆること簡なる者は，其の術日に詳し．方を用ゆること繁なる者は，其の術日に粗し．世医動もすれば輒簡を以て粗と為し，繁を以て精と為す．悲しい哉」がある．また，『蕉窓方意解』，『導水瑣言』，『東郭医談』などの著作がある．東郭と同様，折衷派に属する者として，有持桂里がいる．その著書『方

輿輗』は臨床医家の間で広く読まれており，彼の手腕の非凡さが全編に溢れている．

考証学派は，京都で発生した古方派と異なり，江戸を中心に勃興した．考証学派は，経学の一派である考証学の学風をもとに医経，経方の本義を解明しようとした．この学派の研究は，豊富な古今の文献によってなされるため，幕府に援助され資力潤沢な江戸医学館の関係者によって維持された．とくに多紀家は，代々幕府消滅にいたるまで医学館を統率し，考証学派の指導者として活躍し，古典の科学的研究を発展させた．江戸医学館関係者には，森 立之，目黒道琢，原 南陽，山田業広らがいる．森 立之には『素問攷注』，『傷寒論攷注』など，目黒道琢には『餐英館療治雑話』など，原 南陽には『叢桂亭医事小言』など，山田業広には『椿庭夜話』などの著書がある．

D 明治時代以降

幕府の倒潰とともに，江戸医学館は閉鎖となった．医学館関係者に代わって西洋医学者は，明治政府と密接な関係を築き，政権に参画することになった．医学以外の分野においても西洋科学を崇拝する時代思潮が高まるとともに，医師免許制度の制定によって漢方医学は衰亡することとなった．この制度は，明治16年に太政官から発布された．これ以降，医師になろうとする者は，西洋医学を学んで試験に合格しなければならなかった．医師資格を取得したうえでは，漢方医術をもって開業することは自由とされたが，漢方医の後継者を養成する道がほとんど途絶されたも同然であった．数々の漢方医学存続の運動が試みられ，医師法条文の改正について帝国議会に請願も行われたが，いずれも失敗に終わった．

西洋医学を修得した和田啓十郎は，漢方医の弟子となって漢方の臨床経験を積み，明治43年に『医界之鉄椎』を自費出版して漢方医学研究の必要性を訴えた．この書を読んで感激した湯本求真は，漢方医学を学び，昭和2年に『皇漢医学』を著し，漢方医学復興の原動力となった．そして，湯本求真の門下生である大塚敬節，そのほか，矢数道明，木村長久，清水藤太郎らが昭和時代における漢方医学発展の礎を築いていった．

本格的に漢方医学が見直されるようになったのは，昭和45年に中国から鍼麻酔のニュースが入ってきてからである．西洋薬の副作用に対する心配と西洋医学的治療で改善しない慢性疾患に対する漢方治療への期待から，漢方薬の需要が急速に増大した．そして，昭和42年に6種の漢方エキス製剤が初めて薬価基準に収載された．昭和51年，新たに42種類のエキス製剤が採用された．昭和53年には，さらに多数のエキス剤が薬価基準に収載され，一般の医師がエキス製剤を容易に用いることができるようになった．漢方治療が現代医療として認められるようになったのである．

3. 小児科分野における中国伝統医学史・漢方医学史

A 小児科中国伝統医学史

中国では，小児科医あるいは小児医学に関する記載は，戦国時代，『史記』扁鵲倉公列伝に登場する．『黄帝内経素問』通評虚実論篇，『黄帝内経霊枢』論疾診尺篇，などにも記載されている．『諸病源候論』のなかで巣元方は，中古の巫方が著した『顱顖経』が世界最古の小児科専門書と述べている．『備急千金要方』や『外台秘要方』にも小児科に関する記載はあるが，単独での発刊はされなかった．

宋代に入り，現代まで伝えられている最古のものとして銭乙の『小児薬証直訣』が著された．さらに南宋初期には，劉昉の編著とする『幼幼新書』が著された．以後，小児科専門書がしだいに発刊されるようになり，代表的なものとして『小児衛生総微論方』(『保幼大全』)，陳文中『小児痘疹方論』・『小児病源方論』がある．

元代には，曽世栄『活幼心書』がある．

明・清代には，徐用宣『袖珍小児方』，寇平『全幼心鑑』，薛己・薛鎧『保嬰撮要』，劉廷爵『活幼便覧』，魯伯嗣『嬰童百問』，王鑾『幼科類粋』・『育嬰秘訣』，万全『幼科発揮』，呉元溟『児科方要』，王肯堂『幼科

証治準縄』、程雲鵬『慈幼筏』、呉謙『医宗金鑑』幼科心法要訣、夏鼎『幼科鉄鏡』、陳復正『幼幼集成』、葉天士『幼科要略』、沈金鰲『幼科釈迷』、呉寧瀾『保嬰易知録』、呉瑭『温病条弁』解児難などがある．

小児科においては，感染症，とくに発疹を呈するものに注意を払うことが多い．この点で，伝染病に特化した小児専門書が多く発刊されており，14～19世紀にかけて検討可能なおおよそ200種の著作中120種余りを占めるとされる．

B 小児科漢方医学史

平安朝時代になって，『医心方』第二十五巻に小児病の門が立てられている．新生児の処置，小児変蒸学説が述べられている．

鎌倉時代になると，梶原性全の『万安方』が著された．これは，『幼幼新書』，『嬰童宝鑑』，『顱顖経』，『嬰孺方』，『諸病源候論』，『備急千金要方』，『千金翼方』，『太平聖恵方』などの諸書を引用し，さらに自家の経験も加えて，病門を分けて治法を解説している．わが国の小児科学を発展させた書といえる．

室町時代には，有隣の『福田方』が著された．小児病証を12に分類し，『備急千金要方』，『太平聖恵方』，『和剤局方』などを引用して治法を提示しているが，『万安方』に比較して斬新なところはない．

安土・桃山時代になると，小児科を専門とする医家が出現した．板坂宗慶の『家珍方』，板坂鉤閑の『家伝小児方』，曲直瀬道三の『遐齢小児方』など，小児科専門書も著された．『啓迪集』などにも小児部門の記載がある．

江戸時代前期には，小児科専門医，専門書も増加した．武田法印の『秘伝小児方』，波多野三柳の『保嬰三方』，香月牛山の『小児必用養育草』，下津寿泉の『古今幼科摘要』などがある．引用書としては，『備急千金要方』，『医林集要』，『医学入門』，『全幼心鑑』，『小児薬証直訣』，『保幼大全』，薛鎧『保嬰全書』，聶尚恒『活幼心法』，『保嬰論』，『幼幼新書』，『幼科証治準縄』，『幼科発揮』などがあるが，李朱医学を基礎しており，治法に新たな進展はみられなかった．

江戸時代中期になると，豊島清斎の『幼科秘録』，柴田元養の『小児方』などの著述があるが，大きな発展はみられない．

江戸時代後期になると，『備急千金要方』を基本とした治療が主流であったが，大きな発展はみられなかった．そのなかで，産科が専門の片倉鶴陵は『保嬰須知』で，新しい治法について述べている．羽佐間宗玄の『老婆心書』，岡了充の『小児戒草』・『育嬰窺斑』などがあるが，新たな展開はみられていない．

明治時代になると，西洋医学を主流とすることになる．

第三部

漢方方剤における重要知識の整理

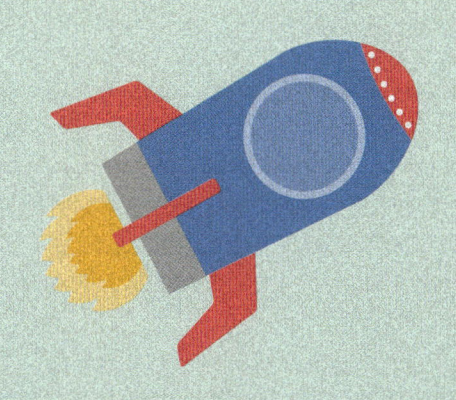

I 漢方方剤概説

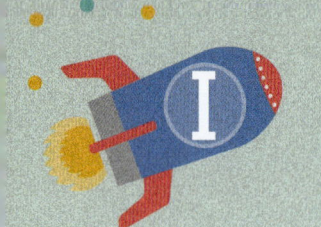

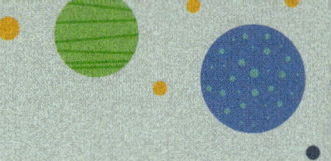

　漢方医学について理解を深めるためには，方剤に関する知識が不可欠である．方剤に関して認識すべきことは，方剤を構成する生薬の種類，構成する個々の生薬の薬理と構成生薬全体としての特徴，さらに方剤投与の適応などである．方剤に関して理解すべきことは，多岐にわたる．

　方剤あるいは生薬について十分に理解することにより，効果的な漢方治療を実践できる．吉益東洞は，『書経（尚書）』商書・説命上における「命之曰，朝夕納誨，以輔台德．若金，用汝作礪．若濟巨川，用汝作舟楫．若歲大旱，用汝作霖雨．啟乃心，沃朕心，若藥弗瞑眩，厥疾弗瘳．若跣弗視地，厥足用傷．惟暨乃僚，罔不同心，以匡乃辟．俾率先王，迪我高後，以康兆民．嗚呼，欽予時命，其惟有終」の「若藥弗瞑眩，厥疾弗瘳」を引いて，漢方薬が適切に治療に反応する場合には激しい身体反応である瞑眩を呈して疾患が治ると述べている．しかし，このような瞑眩を出現時に副作用と区別することは困難であり，また，瞑眩を呈せずに治ったほうが患者の負担も少なくてよいはずである．漢方治療において漢方薬の特徴を理解し副作用を最小限に抑える努力は，瞑眩という反応を考えるとより一層重要といえる．

　本解説は，漢方の初学者・中級者が方剤投与において，漢方医学の視点から知っておくべき項目をなるべく簡潔に記したものである．とくに，日常診療において漢方医学的視点から方剤特徴を短時間で把握できることを目標にした．その項目とは，すなわち出典，方剤構成，原典，方意，適応病態，臨床所見である．以下，本解説の特徴と思われる方剤構成，原典，臨床所見について述べる．

　方剤構成について，可能な場合には基本方剤の組み合わせあるいは基本方剤の去加味方として記載した．これは，方意を理解しやすくするうえでも役立つと思われる．また，このような視点で方剤を捉える訓練をすることで，方剤名が記載されていない煎じ薬の処方内容を見たときに内容を把握しやすくなる．

　原典については，実際に原典の本文を確認したうえで，十分臨床に役立つものを選択採用した．また，読者が実際に原典内容を閲覧しやすくするために，原典の掲載箇所を明記した．漢方治療は，原典の指示をもとに臨床経験によりさまざまな漢方薬の効能を引き出して発展してきた．

　臨床所見に関しては，従来の解説書では，方剤の投与目標として患者の症状については詳しく述べられているが，診察所見についてはきわめて特徴的とされるものに限定されていることが多い．このような記載は上級者にとっては適切かもしれないが，初学・中級者には診察所見全般についての特徴が確認できることが望ましい．本解説では，いくつかの解説書を参照して，保険適用のあるエキス製剤すべてについて，舌・脈・腹の三証を漏れなく記載した．

使用にあたって

　医療用エキス漢方製剤を五十音順に，**製品番号**（ツムラ→ⓣ，小太郎漢方製薬→ⓚ，クラシエ薬品→ⓚ），**出典**，**方剤構成**，**原典**，**方意**，**適応病態**，**有効疾患**，**臨床所見**について記した．このような流れで漢方薬を捉えることにより，各漢方薬の特徴について概略を把握することが可能と考えた．すなわち，出典より時代背景をつかみ，方剤構成より生薬の薬能から漢方薬の効能を推定し，原典より具体的指示を理解し，方意より原典指示を要約し，適応病態より漢方医学的にみた病態を把握し，有効疾患より具体的な疾患や現代医学的症候における漢方方剤の適用を明確にし，臨床所見より患者の現症を理解することで，とくに漢方方剤の決定判断が適切に行えると思われる．

　以下，各項目について説明する．

1 出　典

　エキス製剤の生薬構成に一致する方剤が記載されたものを採用した．なお，出典中に方剤名が記載さ

れていないこともあり，その場合は，方剤構成の項目で「方剤名初出」として方剤名が初めて記載された出典名を記した．一致する出典が不明な場合には，本来の原方と考えられるものとした．著書名，著者名，発行時期の順に記した．主に北里研究所東洋医学総合研究所編『北里研究所　漢方処方集』，昭和漢方生薬ハーブ研究会編『漢方210処方　生薬解説―その基礎から運用まで―』，小山誠次著『古典に生きるエキス漢方方剤学』を参照した．なお，エキス製剤が本来の原方と考えられるものから変更されている場合には，その原方と考えられるものを「原方」として，方剤名は同じであるが構成生薬が異なる場合には，主なものについて「別方」として，方剤構成の項で追加記載した．「原方」と「別方」の区別が困難なものもあるが，原則として「原方」とはエキス製剤と比較し構成生薬の違いが少なく，かつ掲載時期が最も古いものとし，「別方」とは構成生薬に大きな差が認められず，掲載時期が「原方」より新しいものとした．

　従来原典とされてきたものが調査により誤りであることが指摘されてきている．筆者も，この作業を通して同様の可能性が示唆されるものを経験した．出典確認を困難にする点の一つは，初版の原著が数百年を経て別の校訂者が追加訂正を行った場合もあることである．このような改訂版の記載を初版のものと同一とみなすことはできず，原典としては採用しなかった．当然ながら今後さらに，出典が訂正されていくことも十分考えられる．筆者の作業に誤りもありえるので，ご指摘をお願いしたい．また，どのような内容を備えた書籍を原典として採用するかという問題も考えていく必要がある．なお，五淋散と竜胆瀉肝湯に関しては，製薬メーカーにより構成生薬が大きく異なるため，構成別に出典を記載した．以下の項目についても必要箇所においては各々別個に記載した．

2 方剤構成
　一般用処方も含めて漢方薬を構成する生薬を列記した．色文字で記載した生薬は，方剤の主要部分あるいは基本的方剤を意味する．本項目最初の生薬構成において，「±括弧」のなかの生薬は必ずしも方剤に含まれないことを意味する．＋あるいは－は生薬の加去味を意味する．すなわち，桂枝湯などの基本的方剤から，ある生薬が加味あるいは去味されることである．この±は，ほかに方剤の類方がある場合，類方間の差異を明瞭にすることなどにも利用される．

　可能な限り単に生薬の羅列に留まらず，基本方剤の組み合わせとして表記した．この場合に用いられる括弧は±が煩雑に使用されることを避けるためであり，最初の生薬構成の標示に用いられた括弧とは意味が異なる．

3 原　典
　出典として複数の候補がある場合，初出のものを優先したが，場合により臨床上有益な内容を有するものを筆者の判断で採用した．また，条文が非常に長くとも全文を記載した．ただし，古方においては条文数が多いため，ほぼ同一内容と判断される場合には適宜取捨選択した．条文中に記載される小さい文字はその著者あるいは編者による註文である．

　原典の検索が容易になるよう，引用部分を明記した．『傷寒論』・『金匱要略』については，条文番号も併記した．この条文番号は，日本漢方協会学術部編『傷寒雑病論（三訂版）』に一致する．ほかの原典の多くについては，小曾戸　洋・真柳　誠編『和刻漢籍医書集成』を参照した．なお，本邦経験方などで明らかな出典が不明な場合には，本項目を省略した．

4 方　意
　漢方薬が持つ効能のなかで特徴的かつ重要なものが方意である．原典の指示を要約したものともいえる．矢数道明著『臨床応用　漢方処方解説』，矢野敏夫著・監修『Kotaro Handy Reference　小太郎漢方エキス剤使用の手引き』，Kracie編『Kampo Medicine Handbook　クラシエ医療用漢方製剤』，松本克彦編著『今日の医療用漢方製剤　理論と解説』，カネボウ薬品編『カネボウ漢方　改編処方解説』などを参考にした．

5 適応病態

　該当漢方薬が適応となる病態を示した．ここでは，総括的に病態を説明した後，八綱・気血津液・病位を取り上げた．

　八綱は，表裏・寒熱・虚実を捉えたものである．この順に記載した．病態は，必ずしも表のみ，裏のみ，寒のみ，熱のみ，虚のみ，実のみではありえない．単純には表裏・寒熱・虚実の組み合わせで八分類されるが，必要に応じて追加，あるいは中寒などと別表記した．このうち，虚実においては各種の考え方がある．体力，抗病反応，邪と正気の関係などである．本書では邪と正気の関係に基づき記載した．また，可能な場合には五藏に関連付けて陽気・陰液のバランスから五藏・陰陽・虚実を組み合わせて記載した．すなわち，各藏の陽気と陰液が本来のレベルより上昇すれば陽実・陰実，下降すれば陽虚・陰虚とした．よって，一般的に用いられている漢方用語・中国伝統医学用語とは異なることに注意していただきたい．

　気血津液の病態を用いてすべての方剤の適応病態を表現することには無理があるが，考えうる範囲で記載した．気の異常には気虚・気滞・気逆，血の異常には血虚・瘀血，津液の異常には津液不足・水滞を主として採用した．

　病位とは，当該漢方薬がどの経絡に関係するかという意味である．『傷寒論』でいう六経（太陽病・陽明病・少陽病・太陰病・少陰病・厥陰病）でみた病位（あるいは病期）も含有する．

　総括的説明には矢数道明著『臨床応用　漢方処方解説』，小山誠次著『古典に生きるエキス漢方方剤学』，八綱・気血津液に関しては主に桑木崇秀著『新版健保適用エキス剤による漢方診療ハンドブック』，高山宏世編著『腹證図解　漢方常用処方解説（新訂23版）』を，病位に関しては主に汪昻著『医方集解』・『本草備要』を参照した．

6 有効疾患

　漢方方剤が効果を発揮する数ある疾患（症候）のなかで，本書の第一部で取り上げた疾患と関連付けた．すなわち，第一部で提示した疾患から方剤への経糸に対する，第三部で提示した方剤から疾患への緯糸を番号で示した．この番号は，第一部のなかの見出し番号❶～㉜（＝疾患番号）である．番号に対応する疾患一覧表は，p.1を参照されたい．第一部と第三部を縦横に参照することで，疾患（症候）と方剤との関係性が深く理解されることを期待する．

7 臨床所見

　舌・脈・腹証について記載した．脈が浮，あるいは沈と相反する所見が併記されている理由は，下記文献の所見をすべて採用したことによる．

　長谷川弥人・大塚恭男・山田光胤・菊谷豊彦編『漢方製剤活用の手引き―証の把握と処方鑑別のために―』，ツムラ編『TSUMURA KAMPO MEDICINE FOR ETHICAL USE　ツムラ医療用漢方製剤』，矢野敏夫著・監修『Kotaro Handy Reference　小太郎漢方エキス剤使用の手引き』，Kracie編『Kampo Medicine Handbook　クラシエ医療用漢方製剤』，矢数道明著『臨床応用　漢方処方解説』，高山宏世編著『腹證図解　漢方常用処方解説（新訂23版）』・『古今名方　漢方処方学時習（第二版）』，松本克彦編著『今日の医療用漢方製剤　理論と解説』，カネボウ薬品編『カネボウ漢方　改編処方解説』などを参考にした．

　さらに付録（p.231～）として，基本生薬あるいは基本方剤から去加味により方剤が展開していくことについて理解しやすいよう整理した．一方剤を一つの分類枠に収めることは困難であり，中心的作用として取り上げる場合もあり，複数の分類に収める場合もある．一方，作用とは別に，ある生薬を含む方剤を把握することも重要と思われる場合には，その方剤をすべて取り上げた．

安中散　ツコク5

出典：勿誤薬室方函口訣＜浅田宗伯＞(明治時代)

方剤構成

桂枝　甘草　延胡索　良姜　牡蛎　縮砂　茴香
±(茯苓)

註：茯苓を含む製剤は，2004年薬価削除となっている．

＊安中散原方　出典：太平恵民和剤局方＜陳師文＞(宋時代)

桂枝　甘草　延胡索　良姜　牡蛎　茴香＋乾姜

原　典

治遠年日近，脾疼翻胃，口吐酸水，寒邪之氣，留滯於内，停積不消，胸膈脹滿，攻刺腹脇，惡心嘔逆，面黄肌瘦，四肢倦怠．又治婦人，血氣刺痛，少腹連腰，攻痓重痛．並能治之．

(太平恵民和剤局方　巻之三　一切氣　附　脾胃積聚寶慶新増方)

方　意

寒邪を去り，疼痛を伴う腸管蠕動機能低下を回復させる．

温中醒胃，散寒，止痛，止嘔，制酸

適応病態

脾胃の虚寒と気滞・血滞により慢性に経過した心下部の痙攣性疼痛．

八綱：裏・寒・虚実錯雑

気血津液：気虚，気逆，気滞，水滞

病位：太陽(膀胱)，陽明(胃)，太陰(脾)，厥陰(肝)

有効疾患　⑯

臨床所見

脈証：弦弱，沈弱，遅

舌証：淡白色，湿潤，薄白苔

腹証：腹力軟弱，心下痞，臍上悸，振水音，瘀血

胃苓湯　ツ115

出典：医壘元戒＜王好古＞(元時代)

方剤構成

生姜　大棗　甘草　厚朴　蒼朮　陳皮　沢瀉
茯苓　猪苓　白朮　桂枝　±(縮砂　黄連　芍薬)
＝平胃散合五苓散　±(縮砂　黄連　芍薬)

註：芍薬を含む製剤は，2012年薬価削除となっている．

＊原方(胃苓散)方剤構成

生姜　大棗　甘草　厚朴　蒼朮　陳皮　沢瀉
茯苓　猪苓　白朮　桂枝

＊胃苓湯別方　出典：古今医鑑＜龔信・龔廷賢＞(明時代)

生姜　大棗　甘草　厚朴　蒼朮　陳皮　沢瀉
茯苓　猪苓　白朮　桂枝＋芍薬

原　典

五苓平胃各半散　生薑調服．治心下水．五苓加石膏寒水石甘草爲甘露飲．亦治心下水并飲酒水瀉者．生薑調三五錢．清獨立分．

(医壘元戒　巻第四　陽明証　王朝奉集注譫語例)

治脾胃所傷，吐瀉不止，水穀不分，即五苓散合平胃散．

(婦人良方大全　巻之八　衆疾門　婦人泄瀉方論第九)

方　意

気滞を改善することにより消化管運動を整え，宿食停滞を改善し，水分の偏在を調え，尿利に導く．

理気化湿，利水止瀉，和胃

適応病態

胃に宿食と水が停滞し，消化障害をきたして心下部不快，痞満を訴え，かつ表に熱があり，熱邪と水飲が相打って，気が上衝するもの．

八綱：裏・寒・実

気血津液：気滞，気逆，水滞

病位：太陽(膀胱)，陽明(胃)，太陰(肺)

有効疾患　⑮

臨床所見

脈証：緩

舌証：湿潤，白膩苔

腹証：腹力中等度〜軽度弱，腹壁緊張良好，軽度心下痞，振水音

茵蔯蒿湯　ツ135　⊘402

出典：傷寒論・金匱要略＜張仲景＞(漢時代)

方剤構成

茵蔯蒿　山梔子　大黄

原　典

陽明病，發熱汗出者，此爲熱越，不能發黄也．但頭汗出，身無汗，劑頸而還，小便不利，渴引水漿者，此爲瘀熱在裏，身必發黄，茵蔯蒿湯主之．

(辨陽明病脉證并治58, 236)

傷寒七八日，身黄如橘子色，小便不利，腹微滿者，茵蔯蒿湯主之．

(辨陽明病脉證并治82, 260)
穀疸之爲病，寒熱不食，食即頭眩，心胸不安，久久發黃，爲穀疸．茵蔯蒿湯主之．
(黄疸病脉證并治13)

方　意
裏の鬱熱を瀉下し，胆汁排泄を促進し，肝・胆道系炎症を清熱解毒する．
清熱利湿，退黄，瀉下

適応病態
裏（胃腸）に鬱熱・瘀熱があって，その熱が心胸に迫り，煩悶する，あるいは黄疸を発するもの．
八綱：裏・熱・実
気血津液：気滞，水滞
病位：陽明（胃）

有効疾患　❾　㉓

臨床所見
脈証：沈緊実，沈滑数，浮緊実，弦滑数
舌証：周辺紅色，軽度乾燥，厚白〜黄膩苔
腹証：腹力充実〜中等度，腹壁緊張良好，心下痞著明

茵蔯五苓散　⚫117

出典：金匱要略＜張仲景＞（漢時代）

方剤構成
茵蔯蒿　沢瀉　茯苓　猪苓　白朮　桂枝

原　典
黄疸病，茵蔯五苓散主之．
(黄疸病脉證并治18)

方　意
茵蔯蒿湯に比し消炎作用は弱く，利水により黄疸を消退させる．
退黄利水，清熱

適応病態
裏に軽度の鬱熱・瘀熱あるいは黄疸があり，かつ胃内停水・気の上衝あるいは表証を伴うもの．
八綱：裏・熱・虚実錯雑
気血津液：気逆，水滞
病位：太陽（膀胱）・陽明（胃）

有効疾患　❹　❾　㉖

臨床所見
脈証：浮，滑
舌証：紅色，乾燥，薄黄〜微黄膩苔
腹証：腹力軟弱，心下痞，振水音

温経湯　⚫106

出典：金匱要略＜張仲景＞（漢時代）

方剤構成
当帰　川芎　芍薬　人参　麦門冬　半夏　桂枝
生姜　呉茱萸　甘草　牡丹皮　阿膠
＝四物湯－地黄＋（人参　麦門冬　半夏　桂枝
生姜　呉茱萸　甘草　牡丹皮　阿膠）

原　典
問曰，婦人年五十所，病下利，數十日不止，暮即發熱，少腹裏急，腹滿，手掌煩熱，脣口乾燥，何也．
師曰，此病屬帶下．何以故．曾經半産，瘀血在少腹不去．何以知之．其證脣口乾燥，故知之．當以溫經湯主之．
(婦人雜病證并治9)

方　意
気血両虚を補い，冷えを去り，枯燥を潤す．
温経補血，散寒，調経，活血化瘀，益気和胃

適応病態
気血両虚で寒冷を帯びるもの，さらには煩熱感をきたすもの．
八綱：裏・寒熱錯雑・虚実錯雑
気血津液：血虚，瘀血，津液不足，陰虚
病位：陽明（胃），太陰（脾），少陰（心），厥陰（肝）

有効疾患　㉕

臨床所見
脈証：弱，緊弱，沈細
舌証：淡白軽度紫色，軽度乾燥，無〜薄白苔
腹証：腹力中等度〜軽度弱，腹直筋緊張良，小腹硬満

温清飲　⚫57

出典：医塁元戎＜王好古＞（元時代）

方剤構成
黄芩　黄連　黄柏　山梔子　当帰　川芎　芍薬
地黄
＝黄連解毒湯合四物湯
＊方剤名初出　出典：万病回春＜龔廷賢＞（明時代）

原　典
一物瀉心湯
（前略）
活人黄連解毒湯四味，無大黄亦得，與四物湯相合，爲各半湯，守真爲既濟解毒丸．活人解毒四味，海藏加防風連翹爲五黄丸．亦合．

174

(後略)

(医垒元戎　巻第三　陽明証　先足經從湯液　次手經從雜例)

解毒四物湯　治婦人經脉不住，或如豆汁五色相雜，面色萎黄，臍腹刺痛，寒熱往來，崩漏不止，並宜服之．

(中略)

已上數方涼血清熱之劑

(丹溪心法　巻之二十　婦人門上　崩漏)

方意
三焦(上焦・中焦・下焦)の実熱を解し，血虚を補う．
清熱養血，清熱瀉火，解毒，止血，補血活血，調経

適応病態
実熱と血虚が混在した状態．
八綱：裏・熱，虚実錯雑(心陽実，肝陰虚)
気血津液：気逆，気滞，瘀血，血虚，血熱
病位：陽明(大腸・胃)，少陽(三焦)，太陰(脾)，少陰(心)，厥陰(肝)

有効疾患
㉕

臨床所見
脈証：緊細数，細数
舌証：舌尖および辺縁紅，軽度乾燥，白苔，黄苔
腹証：腹力中等度，腹壁緊張中等度，心下痞，腹直筋緊張中等度，臍上悸，瘀血(回盲部深部抵抗圧痛)

越婢加朮湯　㋓ ㋡28

出典：金匱要略＜張仲景＞(漢時代)

方剤構成
麻黄　甘草　石膏　生姜　大棗　白朮
＝麻杏甘石湯－杏仁＋(生姜　大棗)＋白朮
＝越婢湯＋白朮

原典
裏水者，一身面目黄腫，其脉沈，小便不利，故令病水，假如小便自利，此亡津液，故令渴也．越婢加朮湯主之．
(水氣病脉證并治5)
治肉極，熱則身體津脫，腠理開，汗大泄，厲風氣，下焦脚弱．
(中風歷節病脉證并治20)

方意
表裏の熱を解し，表の水滞を消腫する．
祛風湿，利水，発汗

適応病態
表邪と裏熱があり，さらに裏水が表に浮かんで浮腫・自汗・小便不利などをきたすもの．
八綱：表・熱・実
気血津液：水滞
病位：太陽(膀胱)

有効疾患
④ ⑧ ㉖ ㉗ ㉘

臨床所見
脈証：沈実，浮実，浮滑
舌証：周辺紅色，軽度乾燥，浮腫状，白〜白膩苔
腹証：腹力充実，腹壁緊張良好

黄耆建中湯　㋓98

出典：金匱要略＜張仲景＞(漢時代)

方剤構成
桂枝　芍薬　生姜　大棗　甘草　膠飴　黄耆
＝桂枝加芍薬湯＋(膠飴　黄耆)
＝小建中湯＋黄耆

原典
虛勞裏急，諸不足，黄耆建中湯主之．
(血痺虛勞病脉證并治16)

方意
甚だしい虚労を改善する．
補気調中，緩急止痛，温中補虚，固表

適応病態
脾胃が虚弱で，疼痛・急迫症状を伴う点で小建中湯証と同様であるが，表裏ともに虚し，その虚状が甚だしい．
八綱：裏・寒・虚(脾陽虚)
気血津液：気虚，血虚
病位：陽明(胃)，太陰(脾)

有効疾患
⑤ ⑥ ⑧ ⑩ ⑪ ⑯ ⑲ ⑳ ㉔ ㉕ ㉖ ㉚ ㉛

臨床所見
脈証：細弱
舌証：淡白色，湿潤，薄白苔
腹証：腹力中等度〜軽度弱，腹直筋緊張強，臍上悸，心下悸

黄芩湯　三和生薬35

出典：傷寒論＜張仲景＞(漢時代)

方剤構成
黄芩　芍薬　大棗　甘草
＝桂枝湯－（桂枝　生姜）＋黄芩

原典
太陽與少陽合病, 自下利者, 與黄芩湯. 若嘔者, 黄芩加半夏生薑湯主之.
(辨太陽病脉證并治下 45, 172)

方意
半表半裏の邪を和解することにより, 消炎・鎮痛・止瀉する.
清熱止痢, 和中止痛

適応病態
邪熱が太陽と少陽の位にあり, 表証と自下利を呈する.
八綱：裏・熱・虚実錯雑
気血津液：気虚, 気逆
病位：太陽（膀胱）, 少陽（胆）

有効疾患 ❶ ⓯

臨床所見
脈証：滑数, 数
舌証：紅色, 黄膩苔
腹証：腹力中等度, 心下痞

黄連解毒湯（おうれんげどくとう） ツ ⓔ ⓀⒸ15

出典：肘後備急方＜葛洪＞（晋時代）

方剤構成
黄芩　黄連　黄柏　山梔子
＊方剤名初出　出典：外台秘要方＜王燾＞（唐時代）

原典
若已六七日, 熱極, 心下煩悶, 狂言見鬼欲起走, （中略）
又方, 黄連三兩, 黄蘗, 黄芩各二兩, 梔子十四枚. 水六升, 煎取二升, 分再服. 治煩嘔不得眠.
(肘後備急方　巻之二　治傷寒時氣瘟病第十三)

前軍督護劉車者, 得時疾三日, 已汗解. 因飲酒復劇苦, 煩悶乾嘔口燥呻吟錯語不得臥. 余思作此黄連解毒湯方.
黄連三兩　黄芩　黄蘗各二兩　梔子十四枚擘
右四味切, 以水六升, 煮取二升, 分二服. 一服目明, 再服進粥, 於此漸差. 余以療凡大熱盛煩嘔呻吟錯語不得眠, 皆佳. 傳語諸人, 用之亦效. 此直解熱毒, 除酷熱. 不必飲酒劇者, 此湯療五日中, 神效. 忌猪肉冷水.
(外台秘要方　巻第一　傷寒上　崔氏方)

方意
三焦（上焦・中焦・下焦）の実熱を解する.
清熱解毒, 瀉火, 化湿, 涼血止血

適応病態
三焦（上焦・中焦・下焦）の実熱による炎症と充血を伴った状態.
八綱：裏・熱・実（心陽実）
気血津液：気逆, 気滞, 血熱
病位：陽明（大腸・胃）・少陽（三焦）

有効疾患 ❹ ❼ ❽ ❿ ⓬ ⓮ ⓯ ㉕ ㉖ ㉘ ㉛ ㉜

臨床所見
脈証：浮実, 沈実, 滑数
舌証：黄苔, 辺縁紅潮
腹証：腹力充実, 腹壁緊張中等度良好, 軽度心下痞, 上部腹直筋軽度緊張, 瘀血

黄連湯（おうれんとう） ツ ⓔ 120

出典：傷寒論＜張仲景＞（漢時代）

方剤構成
黄連　乾姜　人参　半夏　大棗　甘草　桂枝
＝半夏瀉心湯－黄芩＋桂枝

原典
傷寒, 胸中有熱, 胃中有邪氣, 腹中痛, 欲嘔吐者, 黄連湯主之.
(辨太陽病脉證并治下 46, 173)

方意
胸中の熱・胃中の寒を解し, 上部消化管炎症を消退させる.
清心温中, 和胃降逆, 消痞止痛, 止瀉, 調和陽胃, 平調寒熱

適応病態
胸中に熱, 胃中に寒があり, 胃寒のために腹痛・嘔吐が起こるもの.
八綱：裏・寒熱錯雑・虚実錯雑（心陽実, 脾陽虚）
気血津液：気逆, 気虚
病位：陽明（胃）

有効疾患 ❸ ⓯ ⓰

臨床所見
脈証：浮数, 浮緊, 弦
舌証：厚白水滑～黄水滑苔, 舌の奥ほど舌苔が厚い傾向
腹証：腹力中等度, 腹壁緊張良好, 心下痞鞕著明

乙字湯（おつじとう）

出典：勿誤薬室方函口訣＜浅田宗伯＞（明治時代）

方剤構成
柴胡　黄芩　升麻　当帰　甘草　大黄

＊乙字湯原方　出典：叢桂亭医事小言＜原　南陽＞（江戸時代）
柴胡　黄芩　升麻　大棗　生姜　甘草　大黄

原典
理痔疾, 脱肛痛楚, 或下血腸風, 或前陰痒痛者, 方. 諸瘡疥, 禁洗傳之藥, 下部瘡疥最忌之, 誤枯藥洗傳頓愈, 後上逆鬱冒如氣癖, 纎憂細慮, 或如心氣不定者, 並主之. 而灸長強, 腸風下血, 久服無效者, 宜理中湯.
（叢桂亭医事小言　巻之七　叢桂亭蔵方）

方意
陰部の炎症・瘙痒・疼痛・充血・腫脹を軽減し, 止血する.
清熱利血, 升提, 止痙, 化痰, 緩急

適応病態
後陰あるいは前陰の瘙痒・疼痛・出血・腫脹.
八綱：裏・熱・実
気血津液：瘀血, 血熱
病位：陽明（大腸）・少陽（胆）

有効疾患　⑦　㉑

臨床所見
脈証：緊, 弦滑, 弦
舌証：軽度乾燥, 白～黄苔
腹証：腹力中等度, 腹壁緊張中等度, 中等度胸脇苦満, 瘀血

葛根加朮附湯（かっこんかじゅつぶとう）

三和生薬7

出典：方機＜吉益東洞＞（江戸時代）

方剤構成
麻黄　葛根　桂枝　芍薬　生姜　大棗　甘草
蒼朮　附子

原典
若惡寒劇起腫甚而一身腫脹或疼痛者, 葛根加朮附湯紫圓主之. 於本方（著者註：葛根湯）內, 加朮附子各四分. 若腫脹甚者桃花散, 寒戰咬牙而下利者, 俱加朮附湯兼用紫圓, 頭瘡, 加大黄湯主之.
（方機）

方意
表邪を発するとともに寒・湿を除く.
散寒祛湿

適応病態
葛根湯証（寒邪により太陽病を発して, 表実証を示し, 項背部の緊張を伴うもの, あるいは体表部, とくに項背部に炎症充血などの病邪がある場合）にして寒・湿, あるいは痺痛が強いもの.
八綱：表・寒・実
気血津液：気滞, 水滞
病位：太陽（膀胱）

有効疾患　㉘

臨床所見
脈証：浮緊, 沈緊
舌証：湿潤, 薄白～白苔
腹証：腹力中等度～軽度弱

葛根湯（かっこんとう）

出典：傷寒論・金匱要略＜張仲景＞（漢時代）

方剤構成
麻黄　葛根　桂枝　芍薬　生姜　大棗　甘草
＝桂枝湯＋（麻黄　葛根）

原典
太陽病, 項背強几几, 無汗惡風, 葛根湯主之.
（辨太陽病脉證并治中1, 31）
太陽與陽明合病者, 必自下利, 葛根湯主之.
（辨太陽病脉證并治中2, 32）
太陽病, 無汗而小便反少, 氣上衝胸, 口噤不得語, 欲作剛痙, 葛根湯主之.
（痙濕暍病脉證13）

方意
発汗・項背部の緊張緩和により, 表症を解する.
辛温解表, 舒筋, 生津

適応病態
寒邪により太陽病を発して, 表実証を示し, 項背部の緊張を伴うもの, あるいは体表部, とくに項背部に炎症充血等の病邪がある場合.
八綱：表・寒・実
気血津液：気滞
病位：太陽（膀胱）, 陽明（大腸・胃）

有効疾患　①　③　④　⑮　⑱　㉔　㉙

臨床所見
脈証：浮緊, 緊
舌証：辺縁紅色, 湿潤～軽度乾燥, 薄白～白苔
腹証：腹力充実, 腹壁緊張良好, 上腹部白線, 臍上部圧痛および緊張亢進

葛根湯加川芎辛夷

ツ❷ク❷2

出典：日本経験方

方剤構成
麻黄　葛根　桂枝　芍薬　生姜　大棗　甘草
川芎　辛夷

方意
発汗・項背部の緊張緩和により，表症を解し，消炎・鎮痛効果を増強する．
辛温解表，舒筋，排膿，止痛，通竅，生津

適応病態
葛根湯証(寒邪により太陽病を発して，表実証を示し，項背部の緊張を伴うもの，あるいは体表部，とくに項背部に炎症充血などの病邪がある場合)にして鼻腔・副鼻腔などに炎症を伴う場合．
八綱：表・寒・実
気血津液：気滞，瘀血
病位：太陽(膀胱)，陽明(胃)，少陽(胆)

有効疾患 ❸ ㉗

臨床所見
脈証：緊，浮緊
舌証：辺縁紅色，湿，無～薄白苔
腹証：腹力充実，腹壁緊張良好，上腹部白線，臍上部圧痛および緊張亢進

加味帰脾湯

ツ137　ク49

出典：口歯類要＜薛己＞(明時代)

方剤構成
人参　白朮　茯苓　甘草　生姜　大棗　酸棗仁
竜眼肉　遠志　当帰　黄耆　木香　柴胡　山梔子±(牡丹皮)
＝四君子湯＋(酸棗仁　竜眼　遠志　当帰　黄耆　木香　柴胡　山梔子)±(牡丹皮)
＝帰脾湯＋(柴胡　山梔子)±(牡丹皮)

＊加味帰脾湯別方　出典：内科摘要＜薛己＞(明時代)
人参　白朮　茯苓　甘草　生姜　大棗　酸棗仁
竜眼肉　遠志　当帰　黄耆　木香　柴胡　山梔子

原典
帰脾湯一名済生帰脾湯　治思慮傷脾，血耗唇皺，及気鬱生瘡，咽喉不利，發熱便血，盗汗晡熱等症．
加味帰脾湯　即前方加柴胡，丹皮，山梔．治思慮動脾火，元氣損傷，体倦發熱，飲食不思，失血牙痛等症．
(口歯類要　附方并註)

方意
脾胃の虚を補い，心を養い，気を巡らせ鎮静させ，血虚を改善し，虚熱を清する．
補気血安神，健脾，疏肝清熱

適応病態
帰脾湯証(元来脾胃が虚弱で，心身過労により心が虚し，健忘・不眠などを伴うもの)にして熱状が加わったもの．
八綱：裏・熱・虚(脾陽虚陰虚，心陰虚，肝陰虚)
気血津液：気虚，気逆，血虚，陰虚
病位：少陽(胆)，太陰(脾)，少陰(心)

有効疾患 ❺ ❻ ❼ ⑫ ㉒ ㉛ ㉜

臨床所見
脈証：沈細数，細弱
舌証：淡紅，湿潤，薄白苔
腹証：腹力軽度弱，軽度胸脇苦満，軽度心下痞

加味逍遙散

ツ❷ク❷24

出典：万病回春＜龔廷賢＞(明時代)

方剤構成
柴胡　芍薬　甘草　白朮　茯苓　当帰　生姜
薄荷　牡丹皮　山梔子
＝四逆散－枳実＋(白朮　茯苓　当帰　生姜　薄荷　牡丹皮　山梔子)
＝逍遙散〔出典：太平恵民和剤局方＜陳師文＞(宋時代)〕＋(牡丹皮　山梔子)

＊加味逍遙散原方　出典：婦人大全良方＜陳自明＞(元時代)
柴胡　芍薬　甘草　白朮　茯苓　当帰　牡丹皮
山梔子

原典
逍遙散　治肝脾血虚發熱，或潮熱或自汗盗汗，或頭痛目澁，或怔忡不寧頬赤口乾，或月經不調，或肚腹作痛，或小腹重墜水道澁痛，或腫痛出膿内熱作渇．
(中略)
加牡丹皮梔子炒．名加味逍遙散．
(万病回春　巻之六　婦人科　虚労)

治肝脾血虚有熱，遍身搔痒　或口燥咽乾，發熱盗汗，食少嗜臥，小便澁滯等症．又治瘰癧流注，虚熱等瘡．
(婦人良方大全　巻之二十四　瘡瘍門　婦人結核方論第四)

方意
脾胃を調え，血を補い，肝気を巡らし，虚熱を

清する.
疏肝健脾, 清熱涼血, 調経和血

[適応病態]
元来虚証で, 肝の機能障害により精神・神経症状をきたすもの.
八綱：裏・熱・虚実錯雑（肝陰虚, 脾陽虚）
気血津液：気虚, 気滞, 瘀血, 血虚
病位：少陽（胆）, 太陰（脾）, 厥陰（肝）

[有効疾患] ㉓ ㉚

[臨床所見]
脈証：沈緊弱, 沈弦, 弦細数
舌証：先端発赤, 乳頭発赤, 薄白苔
腹証：腹力弱, 腹壁緊張軽度軟弱, 軽度胸脇苦満, 瘀血（回盲部および反対側抵抗圧痛）, 臍動悸, 振水音

甘草湯 (かんぞうとう) 401

出典：傷寒論・金匱要略＜張仲景＞（漢時代）

[方剤構成]
甘草

[原典]
少陰病, 二三日咽痛者, 可與甘草湯. 不差, 與桔梗湯.
（辨少陰病脉證并治31, 311）

[方意]
急迫的疼痛・痙攣性疼痛を緩解する.
調中和解, 解痙止痛, 潤肺止咳, 清熱解毒, 化痰

[適応病態]
気逆による急迫症状を呈するもの
八綱：表裏・寒熱錯雑・虚実錯雑
気血津液：気逆
病位：少陰（心）

[有効疾患] ⑮

[臨床所見]
脈証：浮緊, 弦
舌証：湿潤, 無～薄白苔
腹証：腹力中等度～軽度弱

甘麦大棗湯 (かんばくたいそうとう) 72

出典：金匱要略＜張仲景＞（漢時代）

[方剤構成]
甘草　小麦　大棗

[原典]
婦人藏躁, 喜悲傷欲哭, 象如神靈所作, 數欠伸, 甘麥大棗湯主之.
（婦人雜病脉證并治6）

[方意]
急迫的疼痛・痙攣性疼痛を緩解するとともに, 心を養い精神的興奮を鎮静する.
補気安神, 健脾緩中

[適応病態]
気逆による急迫症状が甚だしいもの.
八綱：裏・熱・虚（心陰虚）
気血津液：気虚, 血虚
病位：少陰（心）

[有効疾患] ㉚ ㉛ ㉜

[臨床所見]
脈証：弱数, 緊弱数, 細
舌証：淡紅～淡白色, 乾湿中間, 薄白苔, 苔少
腹証：腹力軟弱, 腹直筋緊張（とくに右側）, 臍上悸

桔梗石膏 (ききょうせっこう) 324

出典：日本経験方

[方剤構成]
桔梗　石膏

[方意]
主に咽頭・気道炎症を消炎する.
消腫祛痰, 清熱解毒, 排膿

[適応病態]
主に咽頭・気道に炎症症状が強いもの.
八綱：表裏・熱・虚実錯雑
気血津液：血熱
病位：太陰（肺）

[有効疾患] ❶ ❸ ❹ ❽ ㉕ ㉖ ㉗ ㉘

[臨床所見]
脈証：数
舌証：淡紅色, 白～薄黄苔
腹証：腹力充実～中等度

桔梗湯 (ききょうとう) 138

出典：傷寒論・金匱要略＜張仲景＞（漢時代）

[方剤構成]
桔梗　甘草

[原典]
少陰病, 二三日咽痛者, 可與甘草湯. 不差,

179

與桔梗湯．
(辨少陰病脉證并治31，311)
欬而胸滿，振寒脉數，咽乾不渴，時出濁唾腥臭，久久吐膿如米粥者，爲肺癰，桔梗湯主之．亦治血痺．
(肺痿肺癰欬嗽上氣病脉證治12)

方意
急迫的疼痛・痙攣性疼痛を緩解するとともに消炎する．
消腫祛痰，清熱解毒，排膿

適応病態
甘草湯証(気逆による急迫症状を呈するもの)にして炎症症状が強いもの．
八綱：表裏・熱・虚実錯雑
気血津液：気逆・血熱
病位：太陰(肺)，少陰(心)

有効疾患
❶

臨床所見
脈証：数
舌証：淡紅色，白〜薄黄苔
腹証：腹力軽度弱

帰脾湯　　　　　　　　　　　🟡65
出典：婦人大全良方<陳自明>(元時代)

方剤構成
人参　白朮　茯苓　甘草　生姜　大棗　酸棗仁　竜眼肉　遠志　当帰　黄耆　木香
＝四君子湯＋(酸棗仁　竜眼肉　遠志　当帰　黄耆　木香)

原典
治脾經失血少寐，發熱盜汗，或思慮傷脾，不能攝血，以致妄行，或健忘怔忡，驚悸不寐，或心脾傷痛，嗜臥少食，或憂思傷脾，血虛發熱，或肢體作痛，大便不調，或經候不准，晡熱內熱，或瘰癧流注，不能消散潰斂．
(婦人良方大全　巻之二十四　瘡瘍門　婦人結核方論第四)

方意
脾胃の虚を補い，心を養い，気を巡らせ鎮静せ，血虚を改善する．
補気血安神，補脾

適応病態
元来脾胃が虚弱で，心身過労により心が虚し，健忘・不眠などを伴うもの．
八綱：裏・寒熱錯雑・虚(脾陽虚＞陰虚，心陰虚)
気血津液：気虚，気逆，血虚，陰虚
病位：太陰(脾)，少陰(心)

有効疾患
❺ ❻ ❼ ⓬ ㉒ ㉛ ㉜

臨床所見
脈証：沈細微，細弱
舌証：淡白色，湿潤，薄白苔
腹証：腹力軟弱

芎帰膠艾湯　　　　　　　　🟡🟠77
出典：金匱要略<張仲景>(漢時代)

方剤構成
当帰　川芎　芍薬　熟地黄　艾葉　甘草　阿膠
＝四物湯＋(艾葉　甘草　阿膠)

原典
師曰，婦人有漏下者，有半産後，因續下血都不絶者，有妊娠下血者，假令妊娠腹中痛，爲胞阻，膠艾湯主之．
(婦人妊娠病脉證并治4)
婦人陷經漏下，黒不解，膠薑湯主之．臣億等校諸本，無膠薑湯方，想是妊娠中膠艾湯．
(婦人雜病脉證并治12)

方意
血を補い，止血する．
補血止血，調経安胎

適応病態
虚証・寒証で，易出血性のもの．
八綱：裏・寒・虚
気血津液：血虚，瘀血，津液不足
病位：太陰(脾)，厥陰(肝)

有効疾患
❼

臨床所見
脈証：沈弱(濡)，沈細
舌証：淡白色，軽度乾燥〜湿潤，薄白苔
腹証：腹力中等度〜軟弱，腹直筋緊張良，臍上悸，回盲部深部抵抗圧痛，回盲部反対側抵抗圧痛

芎帰調血飲　　　　　　　　🟡230
出典：古今医鑑<龔信・龔廷賢>(明時代)

方剤構成
当帰　川芎　熟地黄　白朮　茯苓　甘草　生姜　大棗　陳皮　香附子　烏薬　益母草　牡丹皮
＝四物湯－芍薬＋四君子湯－人参＋(陳皮　香附子　烏薬　益母草　牡丹皮)

＊芎帰調血飲原方　出典：同上

当帰　川芎　熟地黄　白朮　茯苓　甘草　生姜
大棗　陳皮　香附子　烏薬　益母草　牡丹皮＋
乾姜

原典
芎帰調血飲　西園公方　治産後一切諸病，氣血
虚損，脾胃怯弱，或惡露不行，或去血過多，
或飲食失節，或怒氣相冲，以致發熱惡寒，自汗，
口乾，心煩，喘急，心腹疼痛，脇肋脹滿，頭暈，
眼花，耳鳴，口噤不語，昏憒等證．
(古今医鑑　巻之十二　産後)

方　意
気血を補い，気を巡らす．
補血調血，活血化瘀，理気健脾

適応病態
産後の気血両虚・気鬱に伴う諸症状．
八綱：裏・寒熱錯雑・虚(脾陽虚，肝陰虚)
気血津液：気滞，気虚，血虚，瘀血，陰虚
病位：少陽(胆)，太陰(脾)，少陰(心・腎)，
　　　厥陰(肝)

有効疾患　㉒

臨床所見
脈証：軟細，渋
舌証：淡紅色，瘀斑
腹証：腹力軟弱，下腹部抵抗圧痛

九味檳榔湯　●311
出典：勿誤薬室方函口訣＜浅田宗伯＞(明治時代)

方剤構成
檳榔子　厚朴　桂枝　紫蘇葉　橘皮　生姜
甘草　木香　大黄　呉茱萸　茯苓
＝香蘇散－香附子－陳皮＋橘皮＋(檳榔子
厚朴　桂枝　木香　大黄　呉茱萸　茯苓)

原典
治脚氣腫滿，短氣，及心腹痞積氣血凝滯者．
或去大黄加呉茱萸茯苓，南陽以枳實代木香，
理脚氣々血凝滯爲腫者．
此方ハ和方ノ七味檳榔湯ノ枳實ヲ去リ厚朴木香
紫蘇ヲ加エタル者ナリ．脚氣腫滿短氣スル者唐
侍中ノ一方ヨリハ服シ易クシテ効アリ．世醫檳
蘇散ヲ用ユレドモ此方ヨリ大ニ劣レリ．
(勿誤薬室方函口訣)

方　意
気を巡らすとともに水滞による体内の過剰水分
を逐水により排泄する．
破気利水，理気降逆，逐水瀉下

適応病態
脚気(浮腫・動悸・呼吸困難)様症状があり，
水滞・気滞を呈するもの．
八綱：裏・寒熱錯雑・実
気血津液：気滞，水滞
病位：陽明(大腸・胃)，太陰(肺)，少陰(心)

有効疾患　❾　㉙

臨床所見
脈証：速，数，弦，滑
舌証：薄白苔
腹証：腹力中等度，臍上悸

荊芥連翹湯　●50
出典：一貫堂方＜森道伯＞(明治時代)

方剤構成
柴胡　黄芩　黄連　黄柏　山梔子　当帰　芍薬
川芎　地黄　薄荷　連翹　荊芥　防風　白芷
桔梗　枳実　甘草
＝黄連解毒湯合四物湯＋(柴胡　薄荷　連翹
荊芥　防風　白芷　桔梗　枳実　甘草)
＝温清飲＋(柴胡　薄荷　連翹　荊芥　防風
白芷　桔梗　枳実　甘草)
＝清上防風湯合四物湯＋(柴胡　黄柏)

原典
幼年期の柴胡清肝散証が長じて青年期となる
と，荊芥連翹湯証となるので，同様に解毒証体
質者である．ゆえに，幼年期扁桃炎，淋巴腺肥
大等にかかる者は，青年期になると蓄膿症とな
り，肋膜炎を起こし，肺尖カタルと変り，神経
衰弱症を病み，この体質の者がすなわち荊芥連
翹湯証である．
荊芥連翹湯証の者は，柴胡清肝散証の者にくら
べれば，皮膚の色はさらに色度を深めてドス黒
くなっている．それで，青年時代に憂鬱な印象
を与える者は，解毒証体質であり，荊芥連翹湯
証である．これに反して，臓毒証体質の者は男
女ともに色は白く快活である．なお，一般に長
身で，筋肉型，やせ型で，俗に言うところの骨っ
ぽい体格の者である．また，皮膚にかすかに銀
色の光沢を認める者もあって，これは解毒証の
強い者に見られるのである．
(漢方一貫堂医学　第一編　一貫堂医学の三大証分類な

らびにその病理解説　第三章　三大証の病理解説　第三節　解毒証体質)

方意
温清飲の方意〔三焦（上焦・中焦・下焦）の実熱を解し，血虚を補う〕にして頭部・顔面の風熱を追う．
解表，清熱瀉火，滋陰補血，袪風

適応病態
青年期における一貫堂流の解毒証体質(四物黄連解毒を基礎とする薬方によって体質改善をはかる一種の肝機能低下症)あるいは腺病質体質．
八綱：裏・熱・虚実錯雑(心気実，肝陰虚)
気血津液：気逆，気滞，瘀血，血虚，陰虚，血熱
病位：陽明(大腸・胃)，少陽(三焦)，太陰(肺・脾)・少陰(心)，厥陰(肝)

有効疾患　❸ ㉕

臨床所見
脈証：緊，細数
舌証：紅色，白黄苔
腹証：腹力中等度，軽度胸脇苦満，腹直筋緊張良

桂枝加黄耆湯 (けいしかおうぎとう)　東洋薬行26
出典：金匱要略＜張仲景＞(漢時代)

方剤構成
桂枝　芍薬　生姜　大棗　甘草　黄耆

原典
黄汗之病，兩脛自冷，假令發熱，此屬歷節．食已汗出，又身常暮盜汗出者，此勞氣也．若汗出已，反發熱者，久久其身必甲錯，發熱不止者，必生惡瘡．若身重汗出已，輒輕者，久久必身瞤，瞤即胸中痛，又從腰以上必汗出，下無汗，腰髖弛痛，如有物在皮中狀，劇者不能食，身疼重，煩燥，小便不利，此爲黄汗，桂枝加黄耆湯主之．
(水氣病脈證并治29)

諸病黄家，但利其小便，假令脉浮，當以汗解之，宜桂枝加黄耆湯主之．
(黄疸病脈證并治16)

方意
桂枝湯の方意(衛気と営気を調和させて表を強化する)にして衛気の虚を補う．
補気和解

適応病態
平素から虚弱にして自汗が甚だしいもの．
八綱：表・寒・虚
気血津液：気虚
病位：太陽(膀胱)

有効疾患　❶

臨床所見
脈証：浮弱
舌証：淡紅色，湿潤，無～薄白苔
腹証：腹力軟弱，腹直筋緊張良

桂枝加葛根湯 (けいしかかっこんとう)　東洋薬行27
出典：傷寒論＜張仲景＞(漢時代)

方剤構成
葛根　桂枝　芍薬　生姜　大棗　甘草

原典
太陽病，項背強几几，反汗出惡風者，桂枝加葛根湯主之．
(辨太陽病脉證并治上14，14)

方意
桂枝湯の方意(衛気と営気を調和させて表を強化し，軽く発汗させて表邪を発散させる)にして項背部の緊張を緩和する．
解肌発表，調和営衛，舒筋

適応病態
桂枝湯証(平素から虚弱で，太陽病中風にあって自汗する表虚証)にして項背部の緊張を伴うもの．
八綱：表・寒・虚
気血津液：気虚，気逆，気滞
病位：太陽(膀胱)

有効疾患　㉙

臨床所見
脈証：浮弱数
舌証：淡紅色，湿潤，無～薄白苔
腹証：腹力中等度～弱，腹直筋緊張良好

桂枝加厚朴杏仁湯 (けいしかこうぼくきょうにんとう)　東洋薬行28
出典：傷寒論＜張仲景＞(漢時代)

方剤構成
桂枝　芍薬　生姜　大棗　甘草　厚朴　杏仁

原典
喘家，作桂枝湯，加厚朴，杏子佳．
(辨太陽病脉證并治上18，18)

太陽病，下之微喘者，表未解故也，桂枝加厚朴杏子湯主之．
（辨太陽病脉證并治中13, 43）

方意
桂枝湯の方意（衛気と営気を調和させて表を強化し，軽く発汗させて表邪を発散させる）にして鎮咳去痰する．
解肌発表，下気平喘

適応病態
桂枝湯証（平素から虚弱で，太陽病中風にあって自汗する表虚証）にして喘咳するもの，あるいは元来喘咳するもので桂枝湯証をもつもの．
八綱：表・寒・虚
気血津液：気虚
病位：太陽（膀胱），太陰（肺）

有効疾患
❶

臨床所見
脈証：沈緊，浮弱数
舌証：薄白苔
腹証：腹部虚張

桂枝加芍薬大黄湯　　134

出典：傷寒論＜張仲景＞（漢時代）

方剤構成
桂枝　芍薬　生姜　大棗　甘草　大黄

原典
本太陽病，醫反下之，因爾腹滿時痛者，屬太陰也，桂枝加芍藥湯主之．大實痛者，桂枝加大黃湯主之．
（辨太陰病脉證并治7, 279）

方意
桂枝加芍薬湯の方意（裏を温め，筋緊張を緩和し，腸管蠕動を正常化する）にして瀉下あるいは下部消化管炎症を抑制する．
鎮痙瀉下

適応病態
桂枝加芍薬湯証（太陰病で裏に寒があり，腹痛・腹満をきたすもの）にして下部消化管炎症あるいは便秘を伴うもの．
八綱：裏・寒・虚実錯雑（脾陽虚）
気血津液：気虚，気滞，血虚
病位：陽明（胃）・太陰（脾）

有効疾患
⑮ ⑯ ⑰ ㉚

臨床所見
脈証：沈緊，沈緊弱
舌証：軽度湿潤，無苔
腹証：腹力中等度～軽度弱，腹直筋緊張強，臍傍左側抵抗圧痛

桂枝加芍薬湯　　60

出典：傷寒論＜張仲景＞（漢時代）

方剤構成
桂枝　芍薬　生姜　大棗　甘草

原典
本太陽病，醫反下之，因爾腹滿時痛者，屬太陰也，桂枝加芍藥湯主之．大實痛者，桂枝加大黃湯主之．
（辨太陰病脉證并治7, 279）

方意
裏を温め，筋緊張を緩和し，腸管蠕動を正常化する．
鎮痙和解，温中散寒，緩急止痛

適応病態
太陰病で裏に寒があり，腹痛・腹満をきたすもの．
八綱：裏・寒・虚（脾陽虚）
気血津液：気虚，血虚
病位：陽明（胃），太陰（脾）

有効疾患
⑧ ⑮ ⑯ ⑰ ⑱ ⑲ ㉚ ㉛

臨床所見
脈証：沈緊弱，弦弱，浮緩，軟弦
舌証：薄白苔
腹証：腹力軽度弱，腹直筋緊張強，臍傍左側抵抗圧痛，軽度振水音

桂枝加朮附湯　　18

出典：方機＜吉益東洞＞（江戸時代）

方剤構成
桂枝　芍薬　生姜　大棗　甘草　蒼朮　附子

原典
濕家骨節疼痛兼用應鐘七宝者，或半身不遂口眼喎斜南呂或紫圓者，或頭疼重應鐘者，或身體麻痺者，或頭痛劇者應鐘，時々以七宝紫圓之類，攻之．桂枝加朮附湯主之．桂枝芍藥大棗生姜朮各六分附子甘草各四分，右七味煮如本方（著者註：桂枝湯）．
（方機）

183

方意
衛気と営気を調和させて表を強化するとともに利水・温補・鎮痛により関節痛・神経痛・筋肉痛を緩和する.
散寒祛湿, 止痙, 解表

適応病態
元来虚弱で, 水滞により虚寒が増悪し, 関節痛・神経痛・筋肉痛をきたしたもの.
八綱：表・寒・虚実錯雑
気血津液：気虚, 血虚, 水滞
病位：太陽（膀胱）

有効疾患 ㉘

臨床所見
脈証：浮弱, 沈弱, 細, 遅
舌証：淡白色, 薄白苔
腹証：腹力軟弱, 腹直筋軽度緊張, 軽度臍上悸, 振水音

桂枝加竜骨牡蛎湯 （けいしかりゅうこつぼれいとう）　ツ ⓴ ㉖

出典：金匱要略＜張仲景＞（漢時代）

方剤構成
桂枝　芍薬　生姜　大棗　甘草　竜骨　牡蛎

原典
脉得諸芤動微緊, 男子失精, 女子夢交, 桂枝龍骨牡蠣湯主之.
（血痺虚勞病脉證并治9）

方意
桂枝湯の方意（衛気と営気を調和させて表を強化する）にして, 心を養い緊張を緩和する.
鎮静和解, 安神, 通陽, 補気補血, 調和営衛

適応病態
平素から虚弱にして交感神経の過緊張を呈するもの.
八綱：裏・寒・虚（脾陽虚, 心陰虚, 腎陽虚）
気血津液：気逆, 気虚, 血虚
病位：少陰（心・腎）

有効疾患 ⑤ ⑪ ⑫ ㉛ ㉜

臨床所見
脈証：弱, 弦, 浮弱遅
舌証：淡白色, 湿潤, 薄白苔
腹証：腹力軟弱, 腹直筋緊張良好, 小腹弦急, 臍上悸, 振水音

桂枝加苓朮附湯 （けいしかりょうじゅつぶとう）　ⓘ ⑱

出典：方機＜吉益東洞＞（江戸時代）

方剤構成
桂枝　芍薬　生姜　大棗　甘草　茯苓　蒼朮　附子

原典
濕家眼目不明者應鐘或紫圓或七寶, 或耳聾, 或肉瞤筋惕者, 桂枝加朮附湯主之. 於前方（著者註：桂枝加朮附湯）内, 加茯苓六分. 經按以上二方皆從桂枝去桂加朮茯苓湯變來者也. 驗之奏功甚多.
（方機）

方意
桂枝加朮附湯の方意（衛気と営気を調和させて表を強化するとともに利水・温補・鎮痛により関節痛・神経痛・筋肉痛を緩和する）にして利水を強めている.
解表祛湿, 温経散寒, 止痙止痛

適応病態
桂枝加朮附湯証（元来虚弱で, 水滞により虚寒が増悪し, 関節痛・神経痛・筋肉痛をきたしたもの）にしてさらに水滞の強いもの.
八綱：表・寒・虚実錯雑
気血津液：水滞, 気虚, 血虚
病位：太陽（膀胱）

有効疾患 ㉘

臨床所見
脈証：浮弱
舌証：淡白色, 薄白苔
腹証：腹部軟弱, 振水音

桂枝湯 （けいしとう）　ツ ⓘ ㊺

出典：傷寒論・金匱要略＜張仲景＞（漢時代）

方剤構成
桂枝　芍薬　生姜　大棗　甘草

原典
太陽病, 頭痛, 發熱, 汗出, 惡風, 桂枝湯主之.
（辨太陽病脉證并治上13, 13）

太陽中風, 陽浮而陰弱, 陽浮者熱自發, 陰弱者汗自出. 嗇嗇惡寒, 淅淅惡風, 翕翕發熱, 鼻鳴乾嘔者, 桂枝湯主之.
（辨太陽病脉證并治上12, 12）

太陽病, 外証未解, 脉浮弱者, 當以汗解, 宜桂枝湯.
（辨太陽病脉證并治中12, 42）（辨可發汗病脉證并治5,

37）

傷寒大下後，復發汗，心下痞，惡寒者，表未解也．不可攻痞，當先解表，表解乃可攻痞．解表宜桂枝湯，攻痞宜大黃黃連瀉心湯．

（辨太陽病脈證并治下37，164）（辨發汗吐下後病脈證并治36，251）

傷寒不大便六七日，頭痛有熱者，與承氣湯．其小便清者，一云大便青　知不在裏，仍在表也，當須發汗．若頭痛者必衄．宜桂枝湯．

（辨太陽病脈證并治中26，56）（辨發汗吐下後病脈證并治50，265）

陽明病，脈遲，汗出多，微惡寒者，表未解也，可發汗，宜桂枝湯．

（辨陽明病脈證并治56，234）

陽明病，脈遲，雖汗出，不惡寒者，其身必重，短氣腹滿而喘，有潮熱者，此外欲解，可攻裏也，手足濈然汗出者，此大便已鞕也．大承氣湯主之．若汗多，微發熱惡寒者，外未解也．一法，與桂枝湯．桂枝湯主之．

（辨陽明病脈證并治30，208）（辨可下病脈證并治41，210）

病人煩熱，汗出則解．又如瘧狀，日晡所發熱者，屬陽明也．脈實者，宜下之．脈浮虛者，宜發汗．下之與大承氣湯，發汗宜桂枝湯．

（辨陽明病脈證并治62，240）

傷寒，醫下之，續得下利清穀不止，身疼痛者，急當救裏．後身疼痛，清便自調者，急當救表．救裏宜四逆湯，救表宜桂枝湯．

（辨太陽病脈證并治中61，91）（辨發汗吐下後脈證并治54，269）

下利腹脹滿，身體疼痛者，先溫其裏，乃攻其表．溫裏宜四逆湯，攻表宜桂枝湯．

（辨厥陰病脈并治47，372）（辨可發汗病脈證并治22，54）（嘔吐噦下利病脈證治36）

若酒客病，不可與桂枝湯，得之則嘔，以酒客不喜甘故也．

（辨太陽病脈證并治上17，17）

婦人得平脈，陰脈小弱，其人渴不能食，無寒熱，名妊娠，桂枝湯主之，於法六十日，當有此証．

（婦人妊娠病脈證并治1）

產後風，續之數十日不解，頭微痛惡寒，時時有熱，心下悶，乾嘔汗出，雖久，陽旦證續在耳，可與陽旦湯．

（婦人產後病脈證治8）

方　意
衛気と営気を調和させて表を強化し，軽く発汗させて表邪を発散させる．
解肌発表，調和営衛

適応病態
平素から虚弱で，太陽病中風にあって自汗する表虚証．
八綱：表・寒・虚
気血津液：気虚，気逆
病位：太陽（膀胱）

有効疾患　❶ ❸ ❹ ㉔

臨床所見
脈証：浮弱，緩
舌証：淡紅色，湿潤，無～薄白苔
腹証：腹力軟弱，腹直筋緊張良好

桂枝人参湯　㊲㊉82

出典：傷寒論＜張仲景＞（漢時代）

方剤構成
桂枝　人参　白朮　乾姜　甘草

原　典
太陽病，外證未除，而數下之，遂協熱而利，利下不止，心下痞鞕，表裏不解者，桂枝人參湯主之．

（辨太陽病脈證并治下36，163）

方　意
表裏を温め，脾胃の虚を補い，表邪を発散する．
温中散寒，補気健脾，辛温解表，温陽

適応病態
表裏ともに虚寒があり，悪寒・頭痛・下痢を呈するもの．
八綱：表裏・寒・虚実錯雑（脾陽虚）
気血津液：気虚，気逆，水滞
病位：太陽（膀胱），太陰（脾）

有効疾患　⑮ ㉙

臨床所見
脈証：浮弱数
舌証：淡白色，湿潤，無苔
腹証：腹力軟弱，腹壁緊張良，心下痞鞕，臍上悸，振水音

桂枝茯苓丸　㊲㊉㊊25

出典：金匱要略＜張仲景＞（漢時代）

方剤構成
桂枝　芍薬　茯苓　桃仁　牡丹皮
＝桂枝湯－（生姜　大棗　甘草）＋（茯苓　桃仁　牡丹皮）

原典
婦人宿有癥病，經斷未及三月，而得漏下不止，胎動在臍上者，為癥痼害．姙娠六月動者，前三月經水利時，胎也．下血者，後斷三月衃也．所以血不止者，其癥不去故也，當下其癥，桂枝茯苓丸主之．
(婦人姙娠病脉證并治2)

方意
気・津液の巡りを改善させながら瘀血を駆逐して，炎症を去り，疼痛を緩和する．
祛瘀通経，活血化瘀，消癥，調経

適応病態
下腹部あるいは場合によりほかの部位の瘀血があり，気の上衝を呈するもの．
八綱：裏・寒熱錯雑・実
気血津液：気逆，瘀血
病位：太陽(膀胱)，厥陰(肝)

有効疾患
⑦ ⑧ ⑨ ⑬ ⑭ ㉓ ㉕ ㉚

臨床所見
脈証：沈緊実，沈渋，沈細，沈弦
舌証：周辺部紫藍色，軽度乾燥，白苔，舌裏面血管怒張，歯齦部暗赤色
腹証：腹力充実～中等度，腹壁緊張良好，腹直筋緊張良好，瘀血(左下腹部抵抗圧痛，小腹硬満，小腹急結)

桂枝茯苓丸加薏苡仁　📖125
出典：日本経験方

方剤構成
桂枝　芍薬　茯苓　桃仁　牡丹皮　薏苡仁

方意
桂枝茯苓丸の方意(気・津液の巡りを改善させながら瘀血を駆逐して，炎症を去り，疼痛を緩和する)にして利水・排膿・美肌効果を加味したもの．
祛瘀通経，活血化瘀，利湿消癥，調経

適応病態
桂枝茯苓丸証(下腹部あるいは場合によりほかの部位の瘀血があり，気の上衝を呈するもの)にして炎症が強い，あるいは皮膚症状を伴うもの．

八綱：裏・寒熱錯雑・実
気血津液：気逆，瘀血，水滞
病位：太陽(膀胱)，厥陰(肝)

有効疾患
㉕

臨床所見
脈証：沈緊実，沈渋，沈細，沈弦
舌証：周辺部紫藍色，軽度乾燥，白苔，舌裏面血管怒張，歯齦部暗赤色
腹証：腹力充実～中等度，腹壁緊張良好，腹直筋緊張良好，瘀血(左下腹部抵抗圧痛，小腹硬満，小腹急結)

桂芍知母湯　📖180
出典：金匱要略＜張仲景＞(漢時代)

方剤構成
附子　芍薬　白朮　生姜　麻黄　甘草　桂枝　浜防風　知母
＝真武湯－茯苓＋麻黄湯－杏仁＋（浜防風　知母）
＝桂麻各半湯－（杏仁　大棗）＋（附子　白朮　浜防風　知母）
＝桂枝加朮附湯－（蒼朮　大棗）＋（白朮　麻黄　浜防風　知母）

原典
諸肢節疼痛，身體尫羸，腳腫如脫，頭眩，短氣，溫溫欲吐，桂枝芍藥知母湯主之．
(中風歷節病脉證并治12)

方意
桂枝加朮附湯の方意(衛気と営気を調和させて表を強化するとともに利水・温補・鎮痛により関節痛・神経痛・筋肉痛を緩和する)にして抗炎症・鎮痛・利水効果を高めている．
温経瀉火，止痙止痛，清熱

適応病態
桂枝加朮附湯証(元来虚弱で，水滞により虚寒が増悪し，関節痛・神経痛・筋肉痛をきたしたもの)にして局所の腫脹・熱感を伴うもの．
八綱：表裏・寒熱錯雑・虚実錯雑
気血津液：気虚，水滞
病位：太陽(膀胱)，少陰(腎)

有効疾患
㉘

臨床所見
脈証：沈細濇，浮弱
舌証：淡紅色，薄白苔

腹証：腹力軟弱

啓脾湯 (けいひとう) ツ128

出典：内経拾遺方論＜駱龍吉＞　宋時代

方剤構成

人参　白朮　茯苓　甘草　陳皮　沢瀉　山査子
蓮肉　山薬

＝四君子湯－（生姜　大棗）＋（陳皮　沢瀉
山査子　蓮肉　山薬）

＝六君子湯－（生姜　大棗　半夏）＋（沢瀉
山査子　蓮肉　山薬）

原典

啓脾丸《經驗良法》　啓脾者，開通脾氣也．
經曰，形不足者，温之以氣．此類之謂也．
(内経拾遺方論　巻之一　二陽病第六　主肺脾)

小兒啓脾丸　消食止瀉，止吐消疳消黄消脹定
肚痛，常服益胃生肌，健脾開胃．
(攝生衆妙方　巻之十　小兒門)

方意

脾胃の虚を補い，気を巡らし，利水し，消化吸
収を改善する．腎虚を補う作用も持つ．
補気止瀉，健脾，理気化湿

適応病態

脾胃の虚弱による慢性水様性下痢症・消化不
良症．

八綱：裏・寒・虚実錯雑（脾陽虚）

気血津液：気虚，水滞

病位：陽明（胃），太陰（脾）

有効疾患　❶ ⓯ ⓲ ㉒

臨床所見

脈証：沈弱，軟

舌証：淡白色，湿潤，胖大，白膩苔

腹証：腹力軽度弱，軽度心下痞，振水音

桂麻各半湯 (けいまかくはんとう) 東洋薬行37

出典：傷寒論＜張仲景＞（漢時代）

方剤構成

麻黄　杏仁　甘草　桂枝　芍薬　生姜　大棗

原典

太陽病，得之八九日，如瘧状，發熱惡寒，熱多
寒少，其人不嘔，清便欲自可，一日二三度發．
脉微緩者，為欲愈也．脉微而惡寒者，此陰陽俱虚，
不可更發汗更下更吐也．面色反有熱色者，未欲
解也，以其不能得小汗出，身必痒，宜桂枝麻黄
各半湯．
(辨太陽病脉證并治上23，23)

方意

麻黄湯の方意（表を温め，発汗することにより
太陽病の実邪を発散し，鎮欬・平喘する）と桂
枝湯の方意（衛気と営気を調和させて表を強化
し，軽く発汗させて表邪を発散させる）の中間
において表邪を発散する．

散寒止咳

適応病態

表邪が麻黄湯証（太陽病の表実証）ほど強くな
く，桂枝湯証（平素から虚弱で，太陽病中風に
あって自汗する表虚証）ほど弱くもない，中間
程度のもの．あるいは，表邪が桂枝湯証より深
く，麻黄湯証より浅く存在するもの．

八綱：表・寒・虚実錯雑

気血津液：気逆

病位：太陽（膀胱）

有効疾患　❶ ❸ ❹ ㉔

臨床所見

脈証：浮

舌証：薄白〜白苔

腹証：腹力中等度

香蘇散 (こうそさん) ツ❶70

出典：太平恵民和剤局方＜陳師文＞（宋時代）

方剤構成

香附子　紫蘇葉　陳皮　生姜　甘草

＊香蘇散原方　　出典：同上

香附子　紫蘇葉　陳皮　甘草

＊香蘇散別方　　出典：世医得効方＜危亦林＞（元時代）

香附子　紫蘇葉　陳皮　甘草　蒼朮　生姜
葱白

原典

治四時瘟疫傷寒．
(太平恵民和剤局方　巻之二　傷寒　附　中暑　紹興續
添方)

方意

気滞を改善するとともに，軽度発汗させ，表邪
を発散させる．

理気解表，和胃

適応病態

元来気滞があり，太陽病で表虚証のもの．

八綱：表・寒・虚実錯雑

187

気血津液：気虚, 気滞
病位：太陰（肺）
【有効疾患】 ❶ ❸ ❹ ❺ ⑭ ㉔
【臨床所見】
脈証：浮弱, 沈弱
舌証：薄白苔
腹証：腹力軟弱, 軽度心下痞, 振水音

五虎湯 ツ⓽95

出典：勿誤薬室方函口訣＜浅田宗伯＞（明治時代）
【方剤構成】
麻黄　杏仁　甘草　石膏　桑白皮
＝麻杏甘石湯＋桑白皮
＊五虎湯原方　出典：古今医鑑＜龔信・龔廷賢＞（明時代）
麻黄　杏仁　甘草　石膏　桑白皮＋（細茶　葱白　生姜）
【原典】
喘有三. 熱喘發於夏不發於冬. 冷喘則遇寒而發. 水喘停飲胸膈滿悶脚先腫也.
五虎湯　治傷寒喘急. 傷寒喘急者, 宜發表也.
（古今医鑑　巻之四　喘急）
【方意】
麻杏甘石湯の方意（肺に迫った水邪と熱邪を去り, 喘咳を治す）にして抗炎症・利水効果を高めている.
袪痰清肺, 平喘止咳, 宣肺利水, 清熱
【適応病態】
麻杏甘石湯証（発汗により表邪を発散しようとしたが, 発汗とともに裏水と熱邪が肺に迫り喘するもの）にして炎症が強く咳嗽が激しいもの.
八綱：表裏・熱・実（肺陽実）
気血津液：気逆, 水滞
病位：陽明（大腸・胃）, 太陰（肺）
【有効疾患】 ❶ ❷ ❹
【臨床所見】
脈証：滑数
舌証：軽度乾燥, 白黄苔
腹証：腹力中等度以上, 上部腹直筋緊張良

五積散 ツ❸63

出典：仙授理傷続断秘方＜藺道人＞（唐時代）
【方剤構成】
桂枝　芍薬　生姜　大棗　甘草　麻黄　白芷

当帰　川芎　桔梗　陳皮　半夏　茯苓　蒼朮
厚朴　枳実　±（乾姜）
＝桂枝湯＋（麻黄　白芷　当帰　川芎　桔梗　陳皮　半夏　茯苓　蒼朮　厚朴　枳実）±（乾姜）
＝桂枝湯＋（生姜　大棗　甘草　厚朴　蒼朮　陳皮）＋（半夏　生姜　茯苓　厚朴）＋（当帰　川芎　芍薬）＋（半夏　陳皮　茯苓　甘草　生姜）＋（麻黄　白芷　桔梗）±（乾姜）
＝桂枝湯＋平胃散＋半夏厚朴湯去紫蘇葉＋四物湯去地黄＋二陳湯＋（麻黄　白芷　桔梗）±（乾姜）
＊原方方剤構成
桂枝　芍薬　生姜　甘草　麻黄　白芷　当帰　川芎　桔梗　陳皮　半夏　茯苓　蒼朮　乾姜　厚朴　枳実
【原典】
治五勞七傷.
（仙授理傷続断秘方　醫治整理補接次第口訣）
調中, 順氣, 除風冷, 化痰飲. 治脾胃宿冷, 腹脇脹痛, 胸膈停痰, 嘔逆悪心, 或外感風寒, 内傷生冷, 心腹痞悶, 頭目昏痛, 肩背拘急, 肢體怠惰, 寒熱往來, 飲食不進. 及婦人血氣不調, 心腹撮痛, 經侯不匀, 或閉不通, 並宜服之.
（太平恵民和剤局方　巻之二　傷寒　附　中暑）
【方意】
桂枝湯および麻黄, 白芷, 桔梗, （＋乾姜）で寒積を散じ, 平胃散で食積を散じ, 半夏厚朴湯去紫蘇葉で気積を散じ, 四物湯去地黄で血積を散じ, 二陳湯で痰積を散ずる. 以上により, 五積（寒積・食積・気積・血積・痰積）を除く.
祛風祛湿, 理気化湿, 補血活血, 通経調経, 発表温裏, 消積
【適応病態】
気・血・痰・寒・食の停積によって発生する諸症.
八綱：表裏・寒・虚実錯雑
気血津液：気滞, 血虚, 瘀血, 水滞
病位：三陰三陽
【有効疾患】 ⑮
【臨床所見】
脈証：浮弦遅, 沈遅
舌証：乾湿中間, 白膩苔
腹証：腹力軽度弱, 小腹拘急, 軽度心下痞

牛車腎気丸（ごしゃじんきがん） 107

出典：厳氏済生方＜厳用和＞（元時代）

方剤構成

熟地黄　山薬　山茱萸　茯苓　沢瀉　牡丹皮
桂枝　附子　牛膝　車前子
＝八味地黄丸＋（牛膝　車前子）

原典

治腎虚腰重脚腫小便不利．
（厳氏済生方　巻之五　水腫論治）

方意

八味地黄丸の方意（腎虚を補い，裏寒を温める）
にして，利水・鎮痛作用を発揮する．
温補腎陽，利水

適応病態

八味地黄丸証（腎虚にして主に裏寒を呈するもの）にして水滞と寒により，腰・下肢の浮腫・疼痛を伴うもの．
八綱：裏・寒・虚実錯雑（腎陽虚）
気血津液：気虚，血虚，水滞
病位：少陰（腎），厥陰（肝）

有効疾患 ⑥

臨床所見

脈証：沈弱
舌証：剥離様紅色，湿潤，白滑苔，鏡面舌
腹証：腹力中等度〜軽度弱，小腹不仁，小腹拘急，下腹部知覚鈍麻

呉茱萸湯（ごしゅゆとう） 31

出典：傷寒論・金匱要略＜張仲景＞（漢時代）

方剤構成

呉茱萸　人参　生姜　大棗

原典

食穀欲嘔，屬陽明也，呉茱萸湯主之．得湯反劇者，屬上焦也．呉茱萸湯．
（辨陽明病脉證并治65，243）

嘔而胸滿者，茱萸湯主之．
（嘔吐噦下利病脉證治8）

乾嘔吐涎沫，頭痛者，呉茱萸湯主之．
（辨厥陰病脉證并治53，378）

乾嘔吐涎沫，頭痛者，茱萸湯主之
（嘔吐噦下利病脉證治9）

少陰病，吐利，手足逆冷，煩躁欲死者，呉茱萸湯主之．
（辨少陰病脉證并治29，309）

方意

裏を温め，嘔吐・下痢・頭痛を改善する．
温中散寒，止嘔止痛，健脾益気

適応病態

胃虚寒・停水があり，気の動揺が激しく，嘔吐・下痢・煩躁・手足厥冷するもの．
八綱：裏・寒・虚実錯雑（脾陽虚）
気血津液：気滞，気逆，気虚，水滞
病位：陽明（胃），少陰（腎），厥陰（肝）

有効疾患 ⑮ ㉙

臨床所見

脈証：沈細，沈微，弦遅，沈弦遅
舌証：淡白色，湿潤，薄白〜白滑苔，唾液増加
腹証：腹力中等度〜軟弱，心下痞著明（心下逆満），振水音，下腹部表層圧痛

五淋散（ごりんさん） 56

出典：①仁斎直指方＜揚士瀛＞（元時代）
　　　②古今医鑑＜龔信・龔廷賢＞（明時代）

方剤構成

①黄芩　山梔子　芍薬　甘草　茯苓　当帰
②黄芩　山梔子　芍薬　甘草　茯苓　当帰
地黄　沢瀉　木通　車前子　滑石
＝黄連解毒湯−（黄連　黄柏）＋（芍薬　甘草
茯苓　当帰）＋（地黄　沢瀉　木通　車前子
滑石）

＊五淋散別方　出典：太平恵民和剤局方＜陳師文＞
（宋時代）

山梔子　芍薬　甘草　茯苓　当帰

原典

①五淋散　治諸淋．
（仁斎直指方　巻之十六　諸淋　諸淋證治）

②五淋散　治肺氣不足，膀胱有熱，水道不通，淋瀝不出，或尿如豆汁，或如砂石，或冷淋如膏，或熱淋尿血．
（古今医鑑　巻之八　淋閉）

氣淋者，小便澁常有餘瀝也．
沙淋者，莖中痛努力如沙石也．
血淋者，尿血結熱莖痛也．
膏淋者，尿出似膏也．
勞淋者，勞倦即發也．
五淋者，皆膀胱蓄熱也．
五淋散　治肺氣不足，膀胱有熱，水道不通，淋瀝不出，或尿如豆汁，或如沙石，或冷淋如膏，

或熱淋尿血．皆効．
（万病回春　巻之四　淋證）

方意
泌尿器系の炎症に対して消炎・利水作用を示す．
清熱利水，活血止痛，涼血

適応病態
泌尿器系の炎症．
八綱：裏・熱・虚実錯雑
気血津液：血虚・血熱・水滞
病位：太陽（膀胱），少陽（三焦）

有効疾患 ⑩

臨床所見
脈証：沈滑数
舌証：紅色，乾湿中間，薄黄苔
腹証：腹力中等度，小腹拘急

五苓散　ツコツ17

出典：傷寒論・金匱要略＜張仲景＞（漢時代）

方剤構成
沢瀉　茯苓　猪苓　白朮　桂枝

原典
脉浮，小便不利，微熱消渇者，宜利小便，發汗，五苓散主之．
（消渇小便利淋病脉證并治4）

太陽病，發汗後，大汗出，胃中乾，煩躁不得眠，欲得飲水者，少少與飲之，令胃氣和則愈．若脉浮，小便不利，微熱消渇者，五苓散主之．
（辨太陽病脉證并治中41, 71）

發汗已，脉浮數，煩渇者，五苓散主之．
（辨太陽病脉證并治中42, 72）

傷寒，汗出而渇者，五苓散主之．不渇者，茯苓甘草湯主之．
（辨太陽病脉證并治中43, 73）

霍亂，頭痛發熱，身疼痛，熱多欲飲水者，五苓散主之．寒多不用水者，理中丸主之．
（辨霍亂病脉證并治5, 386）

中風發熱，六七日不解而煩，有表裏證，渇欲飲水，水入則吐者，名曰水逆，五苓散主之．
（辨太陽病脉證并治中44, 74）

假令瘦人，臍下有悸，吐涎沫而癲眩，此水也，五苓散主之．
（痰飲欬嗽病脉證并治31）

方意
消化管内あるいは体腔管外の停水を血管内に引き込み，利水作用を示すとともに，気の上衝を抑え，表邪を発散する．
利水滲湿，解表

適応病態
消化管内あるいは体腔管外に停水があり，気の上衝あるいは表証を伴うもの．
八綱：表裏・熱あるいは寒・実
気血津液：気逆，水滞
病位：太陽（膀胱），太陰（脾）

有効疾患 ❶ ④ ⑥ ⑩ ⑪ ⑬ ⑭ ⑮ ⑱ ㉓ ㉖ ㉘ ㉙

臨床所見
脈証：浮実，浮滑，浮数滑，実
舌証：舌辺縁紅色，浮腫状，乾燥～湿潤，白～白膩苔
腹証：腹力中等度，腹壁緊張良好，心下痞著明，臍下悸，振水音

柴陥湯　ツコ73

出典：傷寒類証活人書＜朱肱＞（宋時代）

方剤構成
柴胡　黄芩　半夏　生姜　大棗　人参　甘草
黄連　栝楼仁

＝柴胡　黄芩　半夏　生姜　大棗　人参　甘草
＋（黄連　半夏　栝楼仁）

＝小柴胡湯合小陥胸湯

＊方剤名初出　出典：医学入門＜李梴＞（明時代）

原典
其脉寸口浮，關尺皆沈或沈緊，名曰結胸也．治結胸，大率當下．仲景云，下之則和．然脉浮與大皆不可下，下之則死，尚宜發汗也．仲景云，結胸脉浮者，不可下，只可用小陥胸湯（正四十）．大抵脉浮是尚有表證，兼以小柴胡湯等（正二十九）先發表，表證罷，方用下結胸藥便安．
（傷寒類証活人書　巻第十　七十六　問心下緊滿，按之石硬而痛）

柴陥（著者註：柴陥湯）桂參（著者註：桂枝人参湯），痞結疎表且和中．
柴陥湯即小柴胡湯合小陥胸湯．治結膺痞氣初起有表，及水結痰結熱結等症．
（医学入門　三巻下　傷寒用藥賦）

方意
小柴胡湯の方意（胸脇部の実熱を清し，脾胃を調える）にして，抗炎症効果を強化している．
清熱利水

適応病態
小柴胡湯証(少陽病において胸脇部の実熱と脾胃の虚を呈するもの)にして,呼吸器・食道・胃の炎症による疼痛を伴うもの.

八綱：裏・熱・虚実錯雑(肝陽実,脾陽虚,心陽実)

気血津液：気虚,気滞

病位：少陽(胆)

有効疾患
❶ ⓯

臨床所見
脈証：浮緊,弦,滑数

舌証：軽度乾燥,厚白苔,黄苔

腹証：腹力充実,腹壁緊張良好,胸脇苦満著明,心下痞鞕著明,臍上悸著明

柴胡加竜骨牡蛎湯　12

出典：傷寒論＜張仲景＞(漢時代)

方剤構成
柴胡　黄芩　半夏　生姜　大棗　人参　桂枝　茯苓　竜骨　牡蛎

＝小柴胡湯－甘草＋(桂枝　茯苓　竜骨　牡蛎)

＊柴胡加竜骨牡蛎湯原方　　出典：同上

柴胡　黄芩　半夏　生姜　大棗　人参　桂枝　茯苓　竜骨　牡蛎＋鉛丹

原典
傷寒八九日,下之胸滿煩驚,小便不利,讝語,一身盡重,不可轉側者,柴胡加龍骨牡蠣湯主之.
(辨太陽病脈證并治中77, 107)

方意
小柴胡湯の方意(胸脇部の実熱を清し,脾胃を調える)にして,心を養い緊張を緩和する.

清熱安神,疏肝解鬱,補気健脾,止嘔化痰

適応病態
小柴胡湯証(少陽病において胸脇部の実熱と脾胃の虚を呈するもの)にして,交感神経の過緊張をきたしたもの.

八綱：裏・熱・実(肝陽実,心陽実)

気血津液：気滞,気逆,水滞

病位：少陽(胆),少陰(心)

有効疾患
❶ ❺ ❻ ⓫ ⓬ ㉙ ㉚ ㉜

臨床所見
脈証：緊実,弦,数

舌証：淡紅,舌尖赤発,白苔,黄苔

腹証：腹力充実膨満,腹壁緊張良好,両側胸脇苦満著明,心下痞,臍上悸著明

柴胡桂枝乾姜湯　11

出典：傷寒論・金匱要略＜張仲景＞(漢時代)

方剤構成
柴胡　黄芩　桂枝　栝楼根　乾姜　牡蛎　甘草

＝小柴胡湯－(半夏　生姜　大棗　人参)＋(桂枝　栝楼根　乾姜　牡蛎)

原典
傷寒五六日,已發汗而復下之,胸脇滿微結,小便不利,渇而不嘔,但頭汗出,往來寒熱,心煩者,此爲未解也.柴胡桂枝乾薑湯主之.
(辨太陽病脈證并治下20, 147)

治瘧寒多,微有熱,或但寒不熱.
(瘧病脈證并治8)

方意
少陽の邪を解し,津液不足を補い,心を養い緊張を緩和し,裏寒を温める.

寛胸化痰,和解散結,疏肝解鬱,温裏祛寒,安神,生津止汗,潤燥

適応病態
少陽の邪が停滞し,枯燥をきたし,さらに裏寒,気の上衝があるもの.

八綱：裏・寒熱錯雑・虚実錯雑(肝陽実,脾陽虚,心陰虚)

気血津液：気逆,気虚,津液不足

病位：少陽(胆),少陰(心)

有効疾患
❶ ❹ ❻ ❼ ❾ ❿ ⓫ ⓬ ㉙ ㉚ ㉛

臨床所見
脈証：浮弱,弦細,沈弦細

舌証：淡紅,軽度乾燥,薄白苔

腹証：腹力軟弱,腹直筋軟弱あるいは軽度緊張,軽度胸脇苦満,軽度心下痞,臍上悸,下部腹直筋軽度圧痛

柴胡桂枝湯　10

出典：傷寒論・金匱要略＜張仲景＞(漢時代)

方剤構成
柴胡　黄芩　半夏　生姜　大棗　人参　甘草　桂枝　芍薬

＝柴胡　黄芩　半夏　生姜　大棗　人参　甘草＋(桂枝　芍薬　生姜　大棗　甘草)

＝小柴胡湯合桂枝湯

原典

傷寒六七日，發熱微惡寒，支節煩疼，微嘔，心下支結，外證未去者，柴胡桂枝湯主之.
(辨太陽病脉證并治下19, 146)(辨可發汗病脉證并治45, 77)

治心腹卒中痛者.
(腹滿寒疝宿食病脉證治22)

發汗多，亡陽譫語者，不可下，與柴胡桂枝湯，和其榮衞，以通津液，後自愈.
(辨發汗後病脉證并治33, 112)

方意

小柴胡湯で少陽の邪を解し，桂枝湯で太陽の表邪を発散する.
表裏和解，解表，疏肝解鬱，補気健脾，和胃止嘔，化痰止咳

適応病態

小柴胡湯証（少陽病において胸脇部の実熱と脾胃の虚を呈するもの）にして表証を兼ねるもの，あるいは心下部の緊張疼痛するもの.
八綱：表寒・裏熱・虚実錯雑（肝陽実，脾陽虚）
気血津液：気逆，気虚
病位：太陽（膀胱），少陽（胆）

有効疾患 ❶ ❺ ❻ ⓬ ⓯ ⓰ ⓲ ⓳ ㉙ ㉛

臨床所見

脈証：浮，緊，弦弱
舌証：縮緬皺様，薄白苔
腹証：腹力中等度，腹壁緊張良好，中等度胸脇苦満，心下支結

柴胡清肝湯 ツ ⓒ 80

出典：一貫堂方＜森道伯＞（明治時代）

方剤構成

柴胡　黄芩　黄連　黄柏　山梔子　当帰　芍薬　川芎　地黄　薄荷　連翹　桔梗　牛蒡子　栝楼根　甘草

＝温清飲＋（柴胡　薄荷　連翹　桔梗　牛蒡子　栝楼根　甘草）

原典

小児の大部分は肺結核を経過するように，小児のほとんど全部はわれわれのいう柴胡清肝散証を呈するものである．小児の肺結核は症候不明のうちに経過する者が多いと同様に，柴胡清肝散証を呈する小児もそれほど顕著な症候を呈するわけではない．ただそのわずかの者が著明な徴候を現してくるのであって，そのような者は特に解毒証の強い小児である．ただし，その場合は結核性毒を意味するのである．ゆえに，このような小児は虚弱な者で，つねに風邪気味であり，気管支炎，扁桃炎を発病しやすく，肺門淋巴腺肥大と診断される小児が柴胡清肝散証に相当するのである．また，風邪のあと中耳炎を起こしやすく，アデノイドを起こし易い．

以上のような小児はたいてい青白い顔色か，または浅黒い者が多い．そして，体格はもちろんやせ型で，首が細く，胸が狭い．そのほか，顎下頚部淋巴腺腫大を認める者などは柴胡清肝散の投与を必要とするのである．

(漢方一貫堂医学　第一編　一貫堂医学の三大証分類ならびにその病理解説　題三章　三大証の病理解説　第三節　解毒証体質)

方意

温清飲の方意〔三焦（上焦・中焦・下焦）の実熱を解し，血虚を補う〕にして咽喉・頸部・耳の風熱を追う.
清熱祛痰

適応病態

小児期における一貫堂流の解毒証体質（四物黄連解毒を基礎とする薬方によって体質改善を図る一種の肝機能低下症）あるいは腺病質体質.
八綱：裏・熱・虚実錯雑（心陽実，肝陰虚）
気血津液：気逆，気滞，血熱，血虚，瘀血，津液不足
病位：陽明（大腸・胃），少陽（三焦），太陰（肺・脾），少陰（心），厥陰（肝）

有効疾患 ❸ ㉕

臨床所見

脈証：浮緊，浮緩，弦
舌証：紅色，乾湿中間，白～黄苔
腹証：腹力中等度，腹壁緊張良好，中等度胸脇苦満，腹直筋緊張良好，瘀血（回盲部深部抵抗圧痛）

柴朴湯 ツ ⓒ 96

出典：日本経験方

方剤構成

柴胡　黄芩　半夏　生姜　大棗　人参　甘草　厚朴　茯苓　紫蘇葉

＝柴胡　黄芩　半夏　生姜　大棗　人参　甘草

＋（半夏　厚朴　茯苓　生姜　紫蘇葉）
＝小柴胡湯合半夏厚朴湯

方意
小柴胡湯の方意（胸脇部の実熱を清し，脾胃を調える）と半夏厚朴湯の方意（水滞を散じ，止嘔し，咽中炙臠，咳嗽などを改善する）を兼ねる．
降気和解

適応病態
小柴胡湯証（少陽病において胸脇部の実熱と脾胃の虚を呈するもの）と半夏厚朴湯証（胃内停水があり，嘔吐して気滞を兼ねるもの）を有するもの．
八綱：裏・熱・虚実錯雑（肝陽実，脾陽虚）
気血津液：気虚，気逆，気滞，水滞
病位：陽明（胃），少陽（胆），太陰（脾）

有効疾患 ❷

臨床所見
脈証：弦，滑
舌証：胖大，厚白苔
腹証：腹力中等度，胸脇苦満，軽度心下痞，臍上悸，軽度振水音

柴苓湯 （さいれいとう） ツ 114

出典：太平恵民和剤局方用薬指南総論＜陳師文＞（元時代）

方剤構成
柴胡　黄芩　半夏　生姜　大棗　人参　甘草
沢瀉　茯苓　猪苓　白朮　桂枝
＝小柴胡湯合五苓散

＊柴苓湯別方　出典：仁斎直指方＜揚士瀛＞（元時代）
柴胡　黄芩　半夏　生姜　人参　甘草　沢瀉
茯苓　猪苓　白朮
＝小柴胡湯－大棗＋五苓散－桂枝

＊柴苓湯別方　出典：世医得効方＜危亦林＞（元時代）
柴胡　黄芩　半夏　生姜　大棗　人参　甘草
沢瀉　茯苓　猪苓　白朮　桂枝＋（麦門冬　地骨皮）

原典
和解證候者，傷寒傷風，往來寒熱，胸脇間痛乾嘔，及大便秘者，加與小柴胡湯一貼．病重者，再服半貼方効．或言渇者，或小便澁，兼服五苓散．
（太平恵民和剤局方用薬指南総論　巻中　論傷寒證候）
柴苓湯　分理陰陽，治瀉解熱．
（仁斎直指方　巻之十三　泄瀉　泄瀉證治　附諸方）

小柴胡湯與五苓散合和．治傷風，傷暑瘧，大効．每服薑三片，麥門冬二十粒去心，地骨皮少許煎，温服．
（世医得効方　巻第二　瘧瘧　通治）

方意
小柴胡湯の方意（胸脇部の実熱を清し，脾胃を調える）と五苓散の方意（消化管内あるいは体腔管外の停水を血管内に引き込み，利水作用を示すとともに気の上衝を抑え，表邪を発散する）を兼ねる．
表裏和解，疏肝解鬱，補気健脾，和胃止嘔，化痰止咳，清熱，利水止瀉，消腫

適応病態
小柴胡湯証（少陽病において胸脇部の実熱と脾胃の虚を呈するもの）と五苓散証（消化管内あるいは体腔管外に停水があり，気の上衝あるいは表証を伴うもの）を有するもの．
八綱：裏・熱・虚実錯雑（肝陽実，脾陽虚）
気血津液：気逆，気虚，水滞
病位：太陽（膀胱），少陽（胆）

有効疾患 ❶ ❸ ❿ ⓭ ⓯ ㉘

臨床所見
脈証：弦数，滑
舌証：淡紅色，湿潤，腫大，白膩苔，歯痕
腹証：腹力中等度，腹壁緊張中等度，胸脇苦満，心下痞，振水音，心下悸

三黄瀉心湯 （さんおうしゃしんとう） ツ ❶113 ❷13

出典：金匱要略＜張仲景＞（漢時代）

方剤構成
黄芩　黄連　大黄

原典
心氣不足，吐血，衄血，瀉心湯主之．亦治霍亂．
（驚悸吐衄下血胸滿瘀血病脉證治17）
婦人吐涎沫，醫反下之，心下即痞，當先治其吐涎沫，小青龍湯主之．涎沫止，乃治痞，瀉心湯主之．
（婦人雜病脉證并治7）

方意
主に上焦・中焦の実熱を解し，瀉下する．
清熱瀉下，瀉火，解毒，化湿，涼血止血

適応病態
主に上焦・中焦の実熱による炎症と充血を呈した状態で便秘傾向を伴うもの．

八綱：裏・熱・実（心陽実）
気血津液：気逆，血熱
病位：陽明（大腸・胃），少陽（三焦）

有効疾患 ③ ⑦ ⑧ ⑫ ⑭ ㉜

臨床所見
脈証：浮大数，浮弦数，滑
舌証：周辺紅色，舌尖点状発赤なし，軽度乾燥，厚白～厚黄苔
腹証：腹力充実，腹壁緊張著明，心下痞著明

酸棗仁湯　　103

出典：金匱要略＜張仲景＞（漢時代）

方剤構成
酸棗仁　知母　川芎　茯苓　甘草

原典
虚勞，虚煩不得眠，酸棗湯主之．
（血痺虚勞病脉證并治19）

方意
気を巡らし心を養い鎮静させるとともに虚熱を清する．
養血安神，清熱除煩

適応病態
虚労状態において煩躁と不眠を認めるもの．
八綱：裏・熱・虚（心陰虚）
気血津液：気虚，血虚
病位：少陽（胆），少陰（心・腎），厥陰（肝）

有効疾患 ㉜

臨床所見
脈証：弦細数
舌証：紅色，軽度乾燥，無苔
腹証：腹力軟弱，臍上悸

三物黄芩湯　　121

出典：金匱要略＜張仲景＞（漢時代）

方剤構成
黄芩　苦参　乾地黄

原典
治婦人在草蓐，自發露得風．四肢苦煩熱，頭痛者，與小柴胡湯．頭不痛，但煩者，此湯主之．
（婦人産後病脉證治12）

方意
血熱・血燥を治す．
祛風養血，滋陰清熱

適応病態
産後に血熱あるいは血虚による虚熱を生じたもの．
八綱：裏・熱・虚実錯雑（心・腎・肝陰虚）
気血津液：気滞，血虚，血熱，瘀血
病位：少陰（心・腎），厥陰（肝）

有効疾患 ㉕

臨床所見
脈証：細数
舌証：紅色，乾燥，無苔
腹証：腹力軟弱，腹壁緊張不良，軽度心下痞，小腹不仁

滋陰降火湯　　93

出典：万病回春＜龔廷賢＞（明時代）

方剤構成
当帰　芍薬　地黄　麦門冬　天門冬　陳皮　知母　黄柏　白朮　甘草
＝四物湯－川芎＋（麦門冬　天門冬　陳皮　知母　黄柏　白朮　甘草）

＊滋陰降火湯原方　出典：同上
当帰　芍薬　地黄　麦門冬　天門冬　陳皮　知母　黄柏　白朮　甘草＋（生姜　大棗）

原典
虚勞者，陰虚而相火動也．陰虚火動者，難治．虚勞不受補者，難治．
滋陰降火湯　治陰虚火動發熱欬嗽吐痰喘急盗汗口乾．此方與六味地黄丸相兼服之大補虚勞神効．
（万病回春　巻之四　虚勞）

方意
津液不足を補い，虚熱を清する．
滋陰瀉火，滋補肺腎，清熱

適応病態
腎あるいは肺の疾患により津液不足・虚熱を生じた状態．
八綱：裏・熱・虚（肺陰虚，肝陰虚）
気血津液：血虚，津液不足，陰虚
病位：太陰（肺・脾），少陰（心），厥陰（肝）

有効疾患 ①

臨床所見
脈証：沈数，細数
舌証：乾燥，無～薄白苔，鏡面舌
腹証：腹力軽度弱

滋陰至宝湯　ツ92

出典：古今医鑑＜龔信・龔廷賢＞（明時代）

方剤構成
柴胡　知母　地骨皮　薄荷　香附子　芍薬
麦門冬　貝母　陳皮　当帰　白朮　茯苓
甘草
＝逍遙散－生姜＋（知母　地骨皮　香附子
麦門冬　貝母　陳皮）

＊滋陰至宝湯原方　出典：同上
柴胡　知母　地骨皮　薄荷　香附子　芍薬
麦門冬　貝母　陳皮　当帰　白朮　茯苓
甘草＋生姜

原典
治婦人諸虚百損，五勞七傷，經脉不調，肢體
羸瘦．此藥專調經水，滋血脉，補虚勞，扶元氣，
健脾胃，養心肺，潤咽喉，清頭目，定心悸，
安神魂，退潮熱，除骨蒸，止喘嗽，化痰涎，
収盗汗，止泄瀉，開鬱氣，利胸膈，療腹痛，
解煩渇，散寒熱，袪體疼．大有奇效．不可盡述．
（古今医鑑　巻之十一　虚勞）

方　意
気血の虚を補い，気を巡らし，虚熱を清する．
滋潤止咳，疏肝解鬱，清熱，理気健脾，潤燥
化痰

適応病態
とくに婦人において気虚・血虚から津液不足・
気滞が生じ，主に肺において虚熱を呈するもの．
八綱：裏・熱・虚実錯雑（肺陰虚，肝陰虚，脾
陽虚）
気血津液：気滞，気虚，血虚，津液不足
病位：少陽（胆），太陰（脾），厥陰（肝）

有効疾患　❶

臨床所見
脈証：弦小数，弦細数
舌証：紅色，軽度乾燥，無～薄白苔
腹証：腹力中等度～軟弱，腹壁緊張軽度，軽度
胸脇苦満，心下悸

紫雲膏　ツ501

出典：春林軒膏方＜華岡青洲＞（江戸時代）

方剤構成
紫根　当帰　胡麻油　蜜蝋　豚脂

原典
治禿瘡乾枯白斑，爲痒，毛髪脱落，手足破裂皸

等之症．
（春林軒膏方）

方　意
肌を潤し，肉を平らかにする．
補血活血，清熱

適応病態
皮膚の乾燥・潰瘍・増殖性疾患・脱毛・白癬・
凍瘡・火傷など．
八綱：表・熱・虚実錯雑（肝陰虚，腎陰虚）
気血津液：血虚，血熱
病位：少陰（腎），厥陰（肝）

有効疾患　㉕

臨床所見
脈証：弱
舌証：淡白～淡紅色，軽度乾燥，無～薄白苔
腹証：腹力中等度～軟弱

四逆散　ツ35

出典：傷寒論＜張仲景＞（漢時代）

方剤構成
柴胡　芍薬　枳実　甘草
＝大柴胡湯－（黄芩　半夏　生姜　大棗　大黄）
＋甘草
＝小柴胡湯－（黄芩　半夏　生姜　大棗　人参）
＋（芍薬　枳実）

原典
少陰病，四逆，其人或欬，或悸，或小便不利，
或腹中痛，或泄利下重者，四逆散主之．
（辨少陰病脉證并治38, 318）

方　意
気滞を解除し，筋の過緊張を緩和する．
平肝理気，透邪解鬱，疏肝理脾

適応病態
傷寒において身体に熱があるが，四肢が厥冷
するもの．
胸脇部・心下に気滞が生じ，腹満・腹痛を呈
するもの．
八綱：裏・熱・虚実錯雑（肝陽実陰虚）
気血津液：気逆，気滞，血虚
病位：少陽（胆），少陰（腎）

有効疾患　❹ ❺ ❻ ❿ ⓫ ⓬ ⓯ ⓰ ⓱ ⓳ ㉙ ㉚ ㉛

臨床所見
脈証：沈緊遅，弦遅，弦数
舌証：淡紅色，軽度乾燥，薄白～黄苔

腹証：腹力中等度以上，腹壁緊張良好，中等度胸脇苦満，腹直筋緊張著明，心下痞

四君子湯 ●75

出典：聖済総録＜曹孝忠＞（宋時代）

方剤構成
人参　白朮　茯苓　甘草　生姜　大棗
＝人参湯－乾姜＋茯苓＋（生姜　大棗）

＊方剤名初出　出典：太平恵民和剤局方＜陳師文＞（宋時代）

人参　白朮　茯苓　甘草

原典
治胃中不和，氣逆乾嘔，飲食不下．順氣湯方．
（聖済総録　巻六十三　嘔吐門　乾嘔）
治營衞氣虚，藏府怯弱，心腹脹滿，全不思食，腸鳴泄瀉嘔噦吐逆．大宜服之．
（太平恵民和剤局方　巻之三　一切氣　附　脾胃積聚續添諸局經驗秘方）

方意
脾胃の虚を補う．
補気健脾，利水消腫，化痰

適応病態
脾胃が虚した状態．
八綱：裏・寒・虚（脾陽虚）
気血津液：気虚
病位：陽明（胃），太陰（肺・脾）

有効疾患 ❼ ⓯ ㉒

臨床所見
脈証：沈弱，沈緩，細弱
舌証：淡白色，湿潤，胖大，薄白苔
腹証：腹力軟弱，振水音著明

梔子柏皮湯 ●314

出典：傷寒論＜張仲景＞（漢時代）

方剤構成
山梔子　黄柏　甘草
＝黄連解毒湯－（黄芩　黄連）＋甘草

原典
傷寒，身黄發熱，梔子蘗皮湯主之．
（辨陽明病脉證并治83，261）

方意
肝・胆の実熱を清して，黄疸を解する．
清熱瀉火

適応病態
傷寒において発熱・黄疸を呈するもの．
八綱：裏・熱・実
気血津液：気滞，血熱
病位：陽明（胃）

有効疾患 ⑫ ㉕ ㉖

臨床所見
脈証：浮緊弱，数
舌証：軽度乾燥，薄白〜黄苔
腹証：腹力中等度〜軟弱，腹壁緊張軽度，軽度心下痞

七物降下湯 ●46

出典：修琴堂経験方＜大塚敬節＞（昭和時代）

方剤構成
当帰　川芎　芍薬　熟地黄　釣藤　黄耆　黄柏
＝四物湯＋（釣藤　黄耆　黄柏）

原典
疲れやすくて最低血圧の高いもの，尿中に蛋白を証明し，腎硬化症の疑のあるもの，腎炎のための高血圧など．
（症候による漢方治療の実際　40．高血圧症）

方意
気血の虚を補い，気の巡りの乱れを調える．
平肝養血，補血益気，熄風

適応病態
血虚と腎虚を伴った高血圧．
八綱：裏・寒・虚（肝陰虚，脾陽虚）
気血津液：気虚，血虚，瘀血
病位：太陰（肺・脾），少陰（心・腎），厥陰（肝）

有効疾患 ❺

臨床所見
脈証：沈細，弦細
舌証：淡白〜淡紅色，無苔
腹証：腹力軟弱，臍上悸，回盲部深部抵抗圧痛

四物湯 ●●●71

出典：仙授理傷続断秘方＜藺道人＞（唐時代）

方剤構成
当帰　川芎　芍薬　熟地黄

原典
凡傷重，腸内有瘀血者用此．
白芍薬　川當歸　熟地黄　川芎
上各等分，毎服三錢，水盞半，煎至七分，空心

熱腹．一方只用當歸，大黃二味．
(仙授理傷續斷秘方　醫治整理補接次第口訣)
調益營衞，滋養氣血．治衝任虛損，月水不調，臍腹疞痛，崩中漏下，血瘕塊硬，發歇疼痛，姙娠宿冷，將理失宜，胎動不安，血下不止，及產後乘虛，風寒內搏，惡露不下，結生瘕聚，少腹堅痛，時作寒熱．
(太平惠民和劑局方　巻之九　婦人諸疾 附 產圖)

方　意
血虚を補い，枯燥を滋潤する．
養血活血，調経

適応病態
血虚と血虚に伴う虚熱を呈するもの．
八綱：裏・寒・虚（肝陰虚，脾陽虚）
気血津液：血虚
病位：太陰（脾），少陰（心），厥陰（肝）

有効疾患　❼ ㉘ ㉛ ㉜

臨床所見
脈証：沈軟弱，弦細，弦細渋
舌証：淡白色，軽度乾燥，無〜薄白苔
腹証：腹力中等度〜軟弱，回盲部深部抵抗圧痛，臍上悸

炙甘草湯　ツ❸64

出典：傷寒論・金匱要略＜張仲景＞(漢時代)

方剤構成
桂枝　生姜　大棗　甘草　麦門冬　麻子仁　生地黃　人参　阿膠
＝桂枝湯−芍薬＋(麦門冬　麻子仁　生地黃　人参　阿膠)

原　典
傷寒脉結代，心動悸，炙甘草湯主之．
(辨太陽病脉證并治下50, 177)
治虛勞不足，汗出而悶，脉結悸，行動如常，不出百日，危急者十一日(著者註：千金翼方，二十一日トス)死．
(血痺虛勞病脉證并治21)
治肺痿涎唾多，心中温温液液者．
(肺痿肺癰欬嗽上氣病脉證治15)

方　意
津液不足を補い，心肺の急迫を緩和し，煩熱を清する．
益気通陽，滋陰補血

適応病態
傷寒において津液不足が生じ，動悸・煩熱をきたした状態．
八綱：裏・熱・虚（心・腎陰虚，脾陽虚＜陰虚）
気血津液：気虚，血虚，津液不足
病位：太陰（肺・脾），少陰（心・腎）

有効疾患　❻

臨床所見
脈証：弦弱，細弱，結代
舌証：紅色，軽度乾燥，無〜薄白苔
腹証：腹力軽度弱，心下痞，臍上悸，心下悸，小腹不仁

芍薬甘草湯　ツ❸❼68

出典：傷寒論＜張仲景＞(漢時代)

方剤構成
芍薬　甘草

原　典
傷寒脉浮，自汗出，小便數，心煩，微惡寒，脚攣急，反與桂枝，欲攻其表，此誤也．得之便厥，咽中乾，煩躁吐逆者，作甘草乾薑湯與之，以復其陽．若厥愈足温者，更作芍藥甘草湯與之，其脚即伸．若胃氣不和讝語者，少與調胃承氣湯．若重發汗，復加燒鍼者，四逆湯主之．
(辨太陽病脉證并治上29, 29)(辨發汗後病脉證并治13, 92)

方　意
筋の過緊張を緩和し，鎮痙・止痛する．
緩急鎮痙，止痛，平肝

適応病態
骨格筋・平滑筋の過緊張状態．
八綱：裏・熱・虚（肝陰虚）
気血津液：血虚
病位：陽明（胃），太陰（脾），厥陰（肝）

有効疾患　⑮

臨床所見
脈証：浮緊，弦
舌証：湿潤，無〜薄白苔
腹証：腹力中等度〜軽度弱，腹直筋緊張著明

芍薬甘草附子湯　三和生薬5

出典：傷寒論＜張仲景＞(漢時代)

方剤構成
芍薬　甘草　附子

197

[原典]
發汗病不解，反惡寒者，虛故也．芍藥甘草附子湯主之．
(辨太陽病脉證并治中38, 68)

[方意]
芍藥甘草湯の方意(筋の過緊張を緩和し，鎮痙・止痛する)にして寒を散ずる．
緩急鎮痙，止痛，平肝，散寒

[適応病態]
芍藥甘草湯証(骨格筋・平滑筋の過緊張状態)にしてかつ寒証であるもの．
八綱：裏・寒熱錯雑・虛(肝陰虛，腎陽虛)
気血津液：気逆，血虛，水滯
病位：陽明(胃)，太陰(脾)，少陰(腎)，厥陰(肝)

[有効疾患] ⑮

[臨床所見]
脈証：浮緊，弦
舌証：湿潤，無〜薄白苔
腹証：腹力中等度〜軽度弱，腹直筋緊張著明

十全大補湯 (じゅうぜんたいほとう) ツヨク48

出典：太平恵民和剤局方＜陳師文＞(宋時代)

[方剤構成]
当帰　川芎　芍藥　熟地黄　人参　白朮　茯苓　甘草　桂枝　黄耆
＝四物湯＋四君子湯−(生姜　大棗)＋(桂枝　黄耆)
＝八珍湯＋(桂枝　黄耆)

＊十全大補湯原方　出典：同上
当帰　川芎　芍藥　熟地黄　人参　白朮　茯苓　甘草　桂枝　黄耆＋(生姜　大棗)

[原典]
治男子婦人諸不足，五勞七傷，不進飲食，久病虛損，時發潮熱，氣攻骨脊，拘急疼痛，夜夢遺精，面色萎黄，脚膝無力，壹切病後，氣不如舊，憂愁思慮，傷動氣血，喘嗽中滿，脾腎氣弱，五心煩悶．並皆治之．此藥性温不熱，平補有效．養氣育神，醒脾，止渴，順正，辟邪，温煖脾胃，其效不可具述．
(太平恵民和剤局方　巻之五　補虛損　附　骨蒸　呉直閣増諸家名方)

[方意]
気血・表裏すべての虛を補う．
温補気血

[適応病態]
気血・表裏すべて虛した状態．
八綱：表裏錯雑・寒熱錯雑・虛(脾陽虛陰虛，肝陰虛)
気血津液：気虛，血虛
病位：太陰(肺・脾)，少陰(心・腎)，厥陰(肝)

[有効疾患] ❺ ❼ ⑩ ⑪ ⑳ ㉒ ㉓ ㉔ ㉚

[臨床所見]
脈証：沈弱，沈微，沈細
舌証：淡白色，湿潤，弾力性低下，無〜薄白苔
腹証：腹力軟弱，心下痞，臍上悸

十味敗毒湯 (じゅうみはいどくとう) ツヨク6

出典：瘍科方筌＜華岡青洲＞(江戸時代)・勿誤藥室方函口訣(浅田宗伯)明治時代

[方剤構成]
荊芥　防風　独活　樸樕　桔梗　川芎　生姜　茯苓　柴胡　甘草

＊十味敗毒湯原方　出典：瘍科方筌＜華岡青洲＞(江戸時代)
荊芥　防風　羌活　桜皮　桔梗　川芎　生姜　茯苓　柴胡　甘草

[原典]
治癰疽，及諸般瘡腫，起增(著者註：憎トスル寫本アリ)，寒壮熱焮痛者家方．
(瘍科方筌　癰疽門)
治諸疔瘡，發熱惡寒，頭痛焮腫疼痛者．
(瘍科方筌　疔瘡門)
治癰疽，及諸瘡腫，初起增寒壮熱，疼痛．
柴胡　獨活　桔梗　川芎　甘草　荊芥　防風　櫻皮　茯苓　生薑
右十味．今以樸樕代櫻皮．
此ノ方ハ青洲ノ荊防敗毒散ヲ取捨シタル者ニテ，荊散ヨリハ其ノ力優ナリトス．
(勿誤藥室方函口訣)

[方意]
癰疽・瘡腫の初期に対して消炎・解毒する．
解表解毒，祛風利水，清熱

[適応病態]
癰疽・瘡腫の初期．
八綱：表・熱・実
気血津液：血熱，水滯
病位：太陽(膀胱)

漢方方剤概説

|有効疾患| ㉔ ㉕
|臨床所見|
脈証：浮実，浮緊，数
舌証：淡紅色，軽度乾燥，白苔
腹証：腹力中等度，腹壁緊張良好，中等度胸脇苦満，心下痞

潤腸湯 <small>じゅんちょうとう</small> ㊿51

出典：万病回春＜龔廷賢＞（明時代）

|方剤構成|
大黄　枳実　厚朴　麻子仁　杏仁　桃仁　当帰　地黄　黄芩　甘草
＝大承気湯－芒消＋（麻子仁　杏仁　桃仁　当帰　地黄　黄芩　甘草）

|原典|
治大便閉結不通．
（万病回春 巻之四 大便閉）

|方意|
腸内の熱を清し，燥便を潤し，腸管の蠕動運動を強化する．
滋陰補血，潤腸通便

|適応病態|
血虚あるいは津液不足により硬便・便秘をきたしたもの．
八綱：裏・熱・虚実錯雑（脾陰虚）
気血津液：気滞，血虚，血熱，津液不足
病位：陽明（胃・大腸），太陰（脾），厥陰（肝）

|有効疾患| ⑰

|臨床所見|
脈証：沈細数
舌証：紅色，乾燥，薄白苔，鏡面舌
腹証：腹力軽度弱，腹壁緊張亢進～不良，便塊触知

小建中湯 <small>しょうけんちゅうとう</small> ㊂㊥99

出典：傷寒論・金匱要略＜張仲景＞（漢時代）

|方剤構成|
桂枝　芍薬　生姜　大棗　甘草　膠飴
＝桂枝加芍薬湯＋膠飴

|原典|
虛勞裏急，悸，衄，腹中痛，夢失精，四肢痠疼，手足煩熱，咽乾口燥，小建中湯主之．
（血痹虛勞病脈證并治15）
傷寒二三日，心中悸而煩者，小建中湯主之．
（辨太陽病脈證并治中72，102）
傷寒，陽脉濇，陰脉弦，法當腹中急痛，先與小建中湯．不差者，小柴胡湯主之．
（辨太陽病脈證并治中70，100）
婦人腹中痛，小建中湯主之．
（婦人雜病脈證并治18）
男子黃，小便自利，當與虛勞小建中湯．
（黃疸病脉證并治22）

|方意|
桂枝加芍薬湯の方意（裏を温め，筋緊張を緩和し，腸管蠕動を正常化する）にして，著しい脾胃の虚を補う．
温中補虚，緩急止痛

|適応病態|
桂枝加芍薬湯証（太陰病で裏に寒があり，腹痛・腹満をきたすもの）にして虚労の甚だしいもの．
八綱：裏・寒・虚（脾陽虚）
気血津液：気虚，血虚
病位：陽明（胃），太陰（脾）

|有効疾患| ❶ ❺ ❽ ⓫ ⓯ ⓰ ⓱ ⓲ ⓳ ㉚ ㉛

|臨床所見|
脈証：緊，弦弱，沈弦，浮弱，浮濇，軟弦
舌証：淡白色，無～薄白苔
腹証：腹力軽度弱，腹直筋緊張強，臍傍左側抵抗圧痛

小柴胡湯 <small>しょうさいことう</small> ㊂㊥㊆9

出典：傷寒論・金匱要略＜張仲景＞（漢時代）

|方剤構成|
柴胡　黄芩　半夏　生姜　大棗　人参　甘草

|原典|
傷寒五六日中風，往來寒熱，胸脇苦滿，嘿嘿不欲飲食，心煩喜嘔，或胸中煩而不嘔，或渴，或腹中痛，或脇下痞鞕，或心下悸，小便不利，或不渴，身有微熱，或欬者，小柴胡湯主之．
（辨太陽病脈證并治中66，96）
傷寒四五日，身熱，惡風，頸項強，脇下滿，手足溫而渴者，小柴胡湯主之．
（辨太陽病脈證并治中69，99）
傷寒，陽脉濇，陰脉弦，法當腹中急痛，先與小建中湯．不差者，小柴胡湯主之．
（辨太陽病脈證并治中70，100）
陽明病，發潮熱，大便溏，小便自可，胸脇滿不去者，與小柴胡湯．

199

(辨陽明病脈證并治51，229)
産婦鬱冒，其脉微弱，嘔不能食，大便反堅，但頭汗出．所以然者，血虛而厥，厥而必冒，冒家欲解，必大汗出．以血虛下厥，孤陽上出，故頭汗出．所以産婦喜汗出者，亡陰血虛，陽氣獨盛，故當汗出，陰陽乃復．大便堅，嘔不能食，小柴胡湯主之．
(婦人産後病脈證治2)
治婦人在草蓐，自發露得風．四肢苦煩熱，頭痛者，與小柴胡湯．頭不痛，但煩者，此湯（著者註：三物黄芩湯）主之．
(婦人産後病脈證治12)
婦人中風七八日，續來寒熱，發作有時，經水適斷，此爲熱入血室．其血必結，故使如瘧狀，發作有時，小柴胡湯主之．
(婦人雜病脈證并治1)

方意
胸脇部の実熱を清し，脾胃を調える．
疏肝解鬱，補気健脾，和胃止嘔，化痰止咳，清熱透表

適応病態
少陽病において胸脇部の実熱と脾胃の虚を呈するもの．
八綱：裏・寒熱錯雑・虚実錯雑（肝陽実，脾陽虚）
気血津液：気逆，気虚
病位：少陽（胆）

有効疾患
❶ ❷ ❹ ❼ ❾ ⑮ ㉙ ㉚

臨床所見
脈証：緊実，弦
舌証：紅色，湿潤，白苔
腹証：腹力中等度，腹壁緊張良好，右胸脇苦満著明，心下痞著明

小柴胡湯加桔梗石膏　　🟠109
出典：日本経験方

方剤構成
柴胡　黄芩　半夏　生姜　大棗　人参　甘草　桔梗　石膏

方意
小柴胡湯の方意（胸脇部の実熱を清し，脾胃を調える）にして，消炎作用が強化されている．
清熱消腫

適応病態
小柴胡湯証（少陽病において胸脇部の実熱と脾胃の虚を呈するもの）にして実熱のより強いもの．
八綱：裏・寒熱錯雑・虚実錯雑（肝陽実，脾陽虚）
気血津液：気逆，気虚
病位：少陽（胆），太陰（肺）

有効疾患
❶ ❹

臨床所見
脈証：弦，数
舌証：紅色，薄白苔
腹証：腹力中等度，腹壁緊張良好，右胸脇苦満著明，心下痞著明

小青竜湯　　🟠🟢🟠19
出典：傷寒論・金匱要略＜張仲景＞（漢時代）

方剤構成
麻黄　甘草　桂枝　芍薬　半夏　乾姜　細辛　五味子
＝麻黄湯－杏仁＋（芍薬　半夏　乾姜　細辛　五味子）

原典
傷寒表不解，心下有水氣，乾嘔發熱而欬，或渴，或利，或噎，或小便不利，少腹滿，或喘者，小青龍湯主之．
(辨太陽病脉證并治中10，40)
病溢飲者，當發其汗，大青龍湯主之，小青龍湯亦主之．
(痰飲欬嗽病脉證并治23)
欬逆倚息，不得臥，小青龍湯主之．
(痰飲欬嗽病脉證并治36)
婦人吐涎沫，醫反下之，心下即痞，當先治其吐涎沫，小青龍湯主之．涎沫止，乃治痞，瀉心湯主之．
(婦人雜病脉證并治7)

方意
裏を温め，水滞を散じ，表邪を解する．
温肺化痰，辛温解表，平喘止咳，利水

適応病態
元来心下・胸中に水滞と寒があり，表邪を受けた状態．
八綱：表裏・寒・虚実錯雑（肺陽虚）
気血津液：気虚，水滞
病位：太陽（膀胱）

有効疾患
❶ ❷ ❹ ㉗

臨床所見
脈証：浮，浮緊，弦

舌証：湿潤，軽度浮腫状，白苔
腹証：腹力中等度～軽度弱，腹壁緊張良好，心下痞著明，上部腹直筋攣急，振水音

小半夏加茯苓湯（しょうはんげかぶくりょうとう） ⓣⓀ 21

出典：金匱要略＜張仲景＞（漢時代）

方剤構成
半夏　生姜　茯苓

原 典
卒嘔吐，心下痞，膈間有水，眩悸者，半夏加茯苓湯主之．
（痰飲欬嗽病脉證并治30）

先渇後嘔，爲水停心下，此屬飲家，小半夏茯苓湯主之．
（痰飲欬嗽病脉證并治42）

方 意
水滞を散じ，止嘔する．
和胃降逆，化痰利水

適応病態
胃内停水があり，嘔吐するもの．
八綱：裏・寒・虚実錯雑（脾陽虚）
気血津液：気虚，気逆，水滞
病位：太陽（膀胱），陽明（胃）

有効疾患　❶ ⓯ ⓲

臨床所見
脈証：弦，緊，滑，沈軟
舌証：湿潤，白苔著明，白膩苔
腹証：腹力中等度～軽度弱，腹壁緊張良好，心下痞著明，心下悸，振水音

消風散（しょうふうさん） ⓣ◯ 22

出典：外科正宗＜陳実功＞（明時代）

方剤構成
荊芥　防風　牛蒡子　蒼朮　蝉退　苦参　知母
木通　当帰　地黄　石膏　胡麻　甘草
＝白虎湯－粳米＋（荊芥　防風　牛蒡子　蒼朮　蝉退　苦参　木通　当帰　地黄　胡麻）

原 典
治風仔浸淫血脉，致生瘡疥，瘙痒不絶．及大人小兒，風熱，癮疹遍身，雲片斑點，乍有乍無，並効．
（外科正宗　巻之四　疥瘡論第七十八）

方 意
瘡疥に対して血熱，湿熱を清し，血燥を潤し，解毒止痒する．
祛風涼血，疏風，清熱化湿，養血潤燥

適応病態
瘙痒が強い実熱の瘡疥．
八綱：表・熱・虚実錯雑
気血津液：血熱，瘀血，血虚，水滞
病位：太陽（膀胱），太陰（肺）

有効疾患　㉕

臨床所見
脈証：浮実数，洪実
舌証：紅色，白苔著明，微黄苔
腹証：腹力充実，腹壁緊張良好

升麻葛根湯（しょうまかっこんとう） ⓣ 101

出典：万病回春＜龔廷賢＞（明時代）

方剤構成
葛根　升麻　芍薬　生姜　甘草
＝葛根湯－（麻黄　桂枝　大棗）＋升麻
＊升麻葛根湯原方　出典：小児斑疹備急方論＜薫汲＞（宋時代）
葛根　升麻　芍薬　甘草

原 典
升麻散　治療疹疱未出，疑貳之間，身熱與傷寒温疫相似，及瘡子已出發熱，并可服之方．
升麻　芍藥　葛根　剉，炒　甘草　炙　各一兩
上爲細末，每二歳兒服二錢，水一盞，煎至五分，去滓温服，不以時，日三夜一服．
（小児斑疹備急方論　藥方）

治傷寒，頭痛，時疫，増寒，壯熱，肢體痛，發熱，惡寒，鼻乾，不得睡．兼治寒暄不時，人多病疫，乍煖脱衣．及瘡疹已發，未發，疑似之間宜服．
（万病回春　巻之二　傷寒　附　傷風）

方 意
実熱を清し，解毒し，未だ出現しない発疹を透疹させる．
透疹解表

適応病態
瘡疹が未だ出現しない時期の感染症，あるいは疫病で心神喪失の状態．
八綱：表・熱・実
気血津液：気逆
病位：陽明（胃）

有効疾患　❹

臨床所見
脈証：浮数
舌証：紅色，湿潤，薄白苔
腹証：腹力中等度

四苓湯 （しれいとう） 大杉製薬140

出典：内外傷弁惑論＜李杲（東垣）＞（元時代）

方剤構成
沢瀉　茯苓　猪苓　白朮

＊方剤名初出　出典：丹渓心法＜朱震亨＞（元時代）

原典
治傷冷食不惡寒者，腹中亦不覺寒惟覺夯悶身重飮食不化者，或小便不利，煎去桂五苓散，依前斟酌服之．
（内外傷弁惑論　巻之二　随時要藥）
四苓散　五苓散去桂皮是．
（中略）
以上數方治脾腎肝虚泄瀉之劑
（丹渓心法　巻之七　濕門　泄瀉）

方意
消化管内あるいは体腔管外の停水を血管内に引き込み，利水作用を示す．
健脾利水

適応病態
消化管内あるいは体腔管外に停水があるもの．
八綱：裏・寒・虚
気血津液：気虚，水滞
病位：太陰（脾）

有効疾患 ❹ ❻

臨床所見
脈証：滑
舌証：白〜白膩苔
腹証：腹力中等度，腹壁緊張良好，心下痞著明，臍下悸，振水音

辛夷清肺湯 （しんいせいはいとう） ❷❸❷104

出典：勿誤藥室方函口訣＜浅田宗伯＞（明治時代）

方剤構成
辛夷　枇杷葉　麦門冬　知母　百合　升麻
石膏　黄芩　山梔子

＊辛夷清肺湯原方　出典：外科正宗＜陳実功＞（明時代）

辛夷　枇杷葉　麦門冬　知母　百合　升麻
石膏　黄芩　山梔子＋甘草

原典
治肺熱鼻内瘜肉．初如榴子，日後漸大，閉塞孔竅，氣不宜通者，服之．
（外科正宗　巻之四　鼻痔第五十七）

方意
肺あるいは鼻の実熱を清し，腫脹を解する．
瀉火通竅，清熱解毒，生津，止咳化痰

適応病態
肺あるいは鼻の実熱により炎症性の粘膜肥厚をきたしたもの．
八綱：裏・熱・虚実錯雑（肺陽実陰虚）
気血津液：血熱，津液不足
病位：太陰（肺）

有効疾患 ❶ ❸

臨床所見
脈証：浮，洪大，細数
舌証：紅色，乾燥，白〜黄苔
腹証：腹力中等度，腹壁緊張良好，軽度心下痞

参蘇飲 （じんそいん） ❷66

出典：太平恵民和剤局方＜陳師文＞（宋時代）

方剤構成
人参　茯苓　甘草　半夏　陳皮　生姜　大棗
紫蘇葉　葛根　前胡　桔梗　木香　枳実
＝六君子湯－白朮＋（紫蘇葉　葛根　前胡　桔梗　木香　枳実）

＊参蘇飲別方　出典：三因極一病証方論＜陳言＞（金時代）

人参　茯苓　甘草　半夏　陳皮　生姜　大棗
紫蘇葉　前胡　桔梗　木香　枳実

原典
治痰飮停積胸中，中脘閉，嘔吐痰涎眩暈嘈煩忪悸噦逆，及痰氣中人，停留關節，手脚軰曳，口眼喎邪，半身不遂，食已即嘔頭疼發熱，狀如傷寒．
（三因極一病証方論　巻之十三　痰飲治法）
治感冒發熱頭疼．或因痰飮凝節，兼以爲熱，並宜服之．若因感冒發熱，亦如服養胃湯法，以被葢臥，連進數服，微汗卽癒．尚壹本作面有餘熱，更宜徐徐服之．自然平治．因痰飮發熱，但連日頻進此藥，以熱退爲期．不可預止．雖有前胡乾葛，但能解肌耳．既有枳殼橘紅輩，自能寛中，快膈，不致傷脾．兼大治中脘痞滿嘔逆惡心．開胃進食，無以踰此．毋以性凉爲疑．

壹切發熱皆能取效．不必拘其所因也．小兒室女亦宜服之．

(太平惠民和剤局方　巻之二　傷寒　附　中暑　淳祐新添方)

> 方　意

脾胃の虚を補い，津液と気を巡らし，表邪を発散する．
補気解表，祛痰止咳

> 適応病態

平素，脾胃が虚弱で気滞のものが，表邪を受け，咳嗽を伴う場合．
八綱：表熱・裏寒・虚実錯雑（脾陽虚）
気血津液：気虚，気滞，水滞
病位：太陰（肺・脾）

> 有効疾患　❶

> 臨床所見

脈証：浮弱，浮緩
舌証：乾湿中間，薄白～白膩苔
腹証：腹力軽度弱，軽度胸脇苦満，振水音

神秘湯（しんぴとう）　⑦⑦⑦85

出典：勿誤薬室方函口訣＜浅田宗伯＞（明治時代）

> 方剤構成

麻黄　杏仁　甘草　厚朴　紫蘇葉　陳皮　柴胡
＝麻黄湯－桂枝＋（厚朴　紫蘇葉　陳皮　柴胡）
＊神秘湯原方　　出典：外台秘要方＜王燾＞（唐時代）
麻黄　杏仁　紫蘇葉　陳皮　柴胡

> 原　典

備急療久欬奔喘坐臥不得并喉裏呀聲氣絶方．
〔著者註：方剤名（神秘湯）ナシ〕
(外台秘要方　巻第九　欬嗽　久欬坐臥不得方二首)

> 方　意

気滞を散じ，止咳する．
降気解表，止咳平喘，疏肝解鬱，理気化痰

> 適応病態

咳嗽が長期化し，気滞を伴うもの．
八綱：表寒・裏熱・実（肝陽実）
気血津液：気滞
病位：陽明（胃），少陽（胆），太陰（肺・脾）

> 有効疾患　❷

> 臨床所見

脈証：弦，数
舌証：淡紅色，白苔
腹証：腹力中等度，軽度胸脇苦満

真武湯（しんぶとう）　⑦⑦⑦30

出典：傷寒論＜張仲景＞（漢時代）

> 方剤構成

附子　芍薬　白朮　茯苓　生姜

> 原　典

少陰病，二三日不已，至四五日，腹痛，小便不利，四肢沈重疼痛，自下利者，此爲有水氣．其人或欬，或小便利，或下利，或嘔者，眞武湯主之．
(辨少陰病證并治36，316)

太陽病發汗，汗出不解，其人仍發熱，心下悸，頭眩，身瞤動，振振欲擗 一作僻，地者，眞武湯主之．
(辨太陽病脉證并治中52，82)

> 方　意

脾胃・腎の虚を補い，裏を温め，津液を巡らす．
温腎，温陽利水

> 適応病態

脾胃・腎の虚弱により全体的な機能低下をきたし，裏寒・水滞を呈するもの．
八綱：裏・寒・虚実錯雑（腎陽虚）
気血津液：気虚，水滞
病位：少陰（腎）

> 有効疾患　❶ ❸ ⑮ ⑯ ⑱

> 臨床所見

脈証：浮弱，沈微遅
舌証：湿潤，胖大，無～薄白苔，地図状舌
腹証：腹力軟弱，軽度腹直筋緊張，臍上悸，振水音，表層圧痛，臍左外側圧痛

清上防風湯（せいじょうぼうふうとう）　⑦58

出典：古今医鑑＜龔信・龔廷賢＞（明時代）

> 方剤構成

黄芩　黄連　山梔子　薄荷　連翹　荊芥　防風
白芷　桔梗　川芎　枳実　甘草
＝黄連解毒湯－黄柏＋（薄荷　連翹　荊芥　防風　白芷　桔梗　川芎　枳実　甘草）
清上防風湯原方　　出典：同上
黄芩　黄連　山梔子　薄荷　連翹　荊芥　防風
白芷　桔梗　川芎　枳実　甘草＋竹瀝

> 原　典

清上焦火，治頭面瘡癤風熱毒．
(古今医鑑　巻之九　面病)

> 方　意

上焦の実熱を清し，解毒，発散させる．

祛風解表，清熱解毒，止痛
適応病態
上焦の実熱により頭部・顔面に皮疹が生じたもの．
八綱：表裏・熱・実（心陽実）
気血津液：気逆，気滞，血熱，瘀血
病位：陽明（大腸・胃），少陽（三焦）
有効疾患 ❹ ㉔
臨床所見
脈証：浮緊数
舌証：紅色，乾湿中間，黄苔
腹証：腹力中等度

清暑益気湯　　　136

出典：医学六要＜張三錫＞（明時代）
方剤構成
人参　白朮　甘草　当帰　黄耆　陳皮　麦門冬
五味子　黄柏
＝補中益気湯－（生姜　大棗　升麻　柴胡）＋
（麦門冬　五味子　黄柏）

＊清暑益気湯原方　出典：同上
人参　白朮　甘草　当帰　黄耆　陳皮　麦門冬
五味子　黄柏＋（生姜　大棗）

＊清暑益気湯別方　出典：脾胃論＜李杲（東垣）＞
（元時代）
人参　白朮　甘草　当帰　黄耆　陳皮　麦門冬
五味子　黄柏＋（生姜　大棗）＋（升麻　葛根
沢瀉　蒼朮　神麹　青皮）
原典
夏月無病，只宜服補剤，以陽氣盡發于外，體内虚也．惟法脉散加芪，朮，陳皮，炒黄蘗，煎湯妙，切忌發泄．
近製清暑益氣湯　人參　白朮　麥門冬　五味子　陳皮　甘草炙　黄蘗炒　黄芪蜜炙　當歸身　髄人加減，薑棗煎．
（医学六要　治法彙四巻　暑門）
方意
脾胃の虚・津液不足を補い，虚熱を清する．
清暑益気，養陰生津
適応病態
暑熱により脾胃の虚と津液不足をきたし，虚熱が生じた状態．
八綱：裏・寒熱錯雑（熱＞寒）・虚（脾陽虚）
気血津液：気虚，津液不足

病位：陽明（胃），太陰（脾）
有効疾患 ❿
臨床所見
脈証：浮弱，細軟
舌証：紅色，乾燥，薄黄～微黄膩苔
腹証：腹力軟弱，軽度心下痞

清心蓮子飲　　　111

出典：太平恵民和剤局方＜陳師文＞（宋時代）
方剤構成
人参　茯苓　甘草　蓮肉　黄芩　黄耆　麦門冬
地骨皮　車前子
＝四君子湯－（白朮　生姜　大棗）＋（蓮肉
黄芩　黄耆　麦門冬　地骨皮　車前子）
原典
治心中蓄積，時常煩躁，因而思慮勞力憂愁抑鬱，是致小便白濁或有沙膜．夜夢走泄，遺瀝澁痛，便赤如血，或因酒色過度上盛下虚，心火炎上，肺金受剋，口舌乾燥，漸成消渇，睡臥不安，四肢倦怠，男子五淋，婦人帯下赤白，及病後氣不收斂，陽浮於外，五心煩熱．藥性温平不冷不熱，常服清心養神，秘精補虚，滋潤腸胃，調順氣血．
（太平恵民和剤局方　巻之五　治痼冷　附　消渇　寶慶新増方）
方意
脾胃・腎の虚を補い，心の虚熱を清する．
益気滋陰，清心火，止淋渇
適応病態
元来，脾胃が虚したものが，腎虚をもとに泌尿器機能が低下するとともに心に虚熱が生じた状態．
八綱：裏・寒熱錯雑・虚実錯雑（脾陽虚，腎陰虚，心陰虚）
気血津液：気虚，気逆，津液不足
病位：少陽（胆），太陰（脾），少陰（心・腎）
有効疾患 ❼ ❿ ⓫ ⓬ ⓭
臨床所見
脈証：浮弱細，沈弱細数
舌証：紅色，乾燥，無苔
腹証：腹力軟弱，臍上悸

清肺湯　　　90

出典：一貫堂方＜森道伯＞（明治時代）

方剤構成
麦門冬　天門冬　貝母　桑白皮　桔梗　陳皮
杏仁　五味子　竹筎　黄芩　山梔子　茯苓
当帰　生姜　大棗　甘草

＊清肺湯原方　　出典：万病回春＜龔廷賢＞(明時代)

麦門冬　天門冬　貝母　桑白皮　桔梗　陳皮
杏仁　五味子　黄芩　山梔子　茯苓　当帰
生姜　大棗　甘草

原典
痰嗽者，嗽動便有痰聲．痰出嗽止．是也．嗽而
痰多者，是脾虚也．
肺脹嗽者，嗽則喘滿氣急也．喘急不得眠者，
難治．
久嗽不止，成勞怯，若久嗽聲啞，或喉生瘡者，
是火傷肺金也．倶難治之．若氣血衰敗，聲啞，
失音者，亦難治也．已上三條，倶宜後方．
清肺湯　治一切欬嗽上焦痰盛．

(万病回春　巻之二　欬嗽)

方意
肺の熱痰を清して去痰する．
滋潤瀉肺，清肺止咳，祛痰

適応病態
肺の実熱と湿により，多量の粘稠痰をきたした
状態．
八綱：裏・熱・虚実錯雑(肺陽実・陰虚)
気血津液：気滞，気逆，津液不足
病位：太陰(肺・脾)

有効疾患　❶

臨床所見
脈証：細数
舌証：紅色，乾燥，薄黄苔
腹証：腹力中等度～軽度弱，心下痞鞕

川芎茶調散　🅣124
出典：太平恵民和剤局方＜陳師文＞(宋時代)

方剤構成
川芎　荊芥　防風　薄荷　香附子　白芷　羌活
細茶　甘草

原典
治丈夫婦人，諸風上攻，頭目昏重，偏正頭疼，
鼻塞聲重，傷風壯熱，肢體煩疼，肌肉蠕動，
膈熱痰盛，婦人血風攻疰，太陽穴疼．但是感風氣，
悉皆治之．

(太平恵民和剤局方　巻之二　傷寒　附　中暑　呉直閣
増諸家名方)

方意
表邪を発散して頭痛を解する．
疏風止痛

適応病態
外感病初期において頭痛の強いもの．
八綱：表・寒・実
気血津液：気逆，気滞
病位：太陽(膀胱)，陽明(胃)，少陽(胆)

有効疾患　❶　❹　㉙

臨床所見
脈証：浮滑
舌証：湿潤，薄白苔
腹証：腹力中等度

疎経活血湯　🅣53
出典：万病回春＜龔廷賢＞(明時代)

方剤構成
当帰　川芎　芍薬　熟地黄　白朮　茯苓　甘草
防風　羌活　牛膝　威霊仙　白芷　防已　桃仁
竜胆　生姜　陳皮

＝四物湯＋(白朮　茯苓　甘草　防風　羌活
牛膝　威霊仙　白芷　防已　桃仁　竜胆　生姜
陳皮)

＊疎経活血湯別方　　出典：古今医鑑＜龔信・龔廷賢＞
(明時代)

当帰　川芎　芍薬　熟地黄　白朮　茯苓　甘草
防風　羌活　牛膝　威霊仙　白芷　防已　桃仁
竜胆　陳皮

原典
遍身走痛，日輕夜重者，是血虚也．
疎經活血湯　治遍身走痛，如刺左足痛尤甚．
左屬血．多因酒色損傷，筋脉虚空，被風寒，
濕熱感於内，熱包於濕則痛傷筋絡．是以昼輕
夜重．宜以疎經活血行濕．此非白虎歷節風也．

(万病回春　巻之五　痛風)

方意
筋絡中の瘀血を巡らし，風湿を去る．
通経補血，祛風湿，活血化瘀

適応病態
血虚・瘀血・水滞・風寒により筋肉痛・関節痛・
神経痛をきたすもの．
八綱：裏・寒・虚実錯雑
気血津液：血虚，瘀血，水滞

病位：太陽（膀胱），陽明（胃），太陰（脾），少陰（心・腎），厥陰（肝）

有効疾患 ㉘

臨床所見
脈証：沈細
舌証：淡紅色，湿潤，無～薄白苔
腹証：腹力中等度～軽度弱，小腹硬満

大黄甘草湯（だいおうかんぞうとう） ツ84

出典：金匱要略＜張仲景＞（漢時代）

方剤構成
大黄　甘草

原典
食已即吐者，大黄甘草湯主之．外臺方又治吐水．
（嘔吐噦下利病脈證治17）

方意
瀉下・消炎により，胃中の鬱熱を解する．
瀉下消痞

適応病態
胃中に鬱熱があり，嘔吐するもの．
八綱：裏・熱・実
気血津液：気逆
病位：陽明（胃）

有効疾患 ⑰

臨床所見
脈証：沈微緊，沈遅
舌証：乾湿中間，白苔
腹証：腹力中等度，心下痞

大黄牡丹皮湯（だいおうぼたんぴとう） ツ㋙33

出典：金匱要略＜張仲景＞（漢時代）

方剤構成
大黄　芒消　牡丹皮　桃仁　冬瓜子
＝調胃承気湯－甘草＋（牡丹皮　桃仁　冬瓜子）

原典
腸癰者，少腹腫痞，按之即痛，如淋，小便自調，時時發熱，自汗出，復惡寒．其脉遲緊者，膿未成，可下之，當有血．脉洪數者，膿已成，不可下也，大黄牡丹湯主之．
（瘡癰腸癰浸淫病脉證并治4）

方意
腸癰を消炎・解毒・瀉下し，血を巡らす．
祛瘀消腫，清熱瀉下，活血消癰

適応病態
腸内に実熱があり，化膿性炎症（腸癰）を呈するもの．
八綱：裏・熱・実
気血津液：瘀血，血熱
病位：陽明（胃・大腸），厥陰（肝）

有効疾患 ⑮ ⑱ ㉔

臨床所見
脈証：沈緊遅，弦緊，弦数
舌証：紅色，軽度乾燥，白～薄黄～微黄膩苔
腹証：腹力充実～中等度，腹壁緊張良好，回盲部抵抗圧痛，小腹硬満

大建中湯（だいけんちゅうとう） ツ㋙100

出典：金匱要略＜張仲景＞（漢時代）

方剤構成
蜀椒　乾姜　人参　膠飴

原典
心胸中大寒痛，嘔不能飲食，腹中寒，上衝皮起，出見有頭足，上下痛而不可觸近，大建中湯主之．
（腹滿寒疝宿食病脉證治14）

方意
脾胃の虚を補い，裏を温め，急迫を鎮める．
温中補虚，降逆止痛

適応病態
脾胃の虚と裏の著しい寒により，発作性腸管蠕動亢進に伴い激しい腹痛をきたすもの．
八綱：裏・寒・虚（脾陽虚）
気血津液：気虚，血虚
病位：陽明（胃），太陰（脾）

有効疾患 ⑮ ⑯ ⑰ ⑱ ⑲ ㉓

臨床所見
脈証：弦弱，緊弱，沈遅
舌証：淡白色，湿潤，白滑苔，地図状舌，亀裂
腹証：腹力軟弱，腹壁緊張不良，腸管蠕動触知，鼓腸，腹直筋表層圧痛著明

大柴胡湯（だいさいことう） ツ㋙8

出典：傷寒論・金匱要略＜張仲景＞（漢時代）

方剤構成
柴胡　黄芩　半夏　生姜　大棗　枳実　芍薬　大黄
＝小柴胡湯－（人参　甘草）＋（枳実　芍薬　大黄）

原 典

太陽病，過經十餘日，反二三下之．後四五日，柴胡證仍在者，先與小柴胡．嘔不止，心下急，_{一云嘔止小安}鬱鬱微煩者，爲未解也，與大柴胡湯下之則愈．
(辨太陽病脉證幷治中73, 103)

傷寒十餘日，熱結在裏，復往來寒熱者，與大柴胡湯．但結胸無大熱者，此爲水結在胸脇也．但頭微汗出者，大陷胸湯主之．
(辨太陽病脉證幷治下9, 136)

病人煩熱，汗出則解．又如瘧狀，日晡所發熱者，屬陽明也．脉實者，可下之．宜大柴胡，大承氣湯．
(辨可下病脉證幷治28, 197)

傷寒發熱，汗出不解，心中痞鞕，嘔吐而下利者，大柴胡湯主之．
(辨太陽病脉證幷治下38, 165)

少陰病，下利清水，色純青，心下必痛，口乾燥者，可下之，宜大柴胡，大承氣湯．
(辨可下病脉證幷治6, 175)

按之心下滿痛者，此爲實也，當下之，宜大柴胡湯．
(腹滿寒疝宿食病脉證治12)

腹滿不減，減不足言，當下之，宜大柴胡，大承氣湯．
(辨可下病脉證幷治15, 184)

傷寒後脉沈．沈者，内實也，下之解，宜大柴胡湯．
(辨可下病脉證幷治16, 185)

陽明病，發熱，汗多者，急下之，宜大柴胡湯．
(辨可下病脉證幷治3, 172)

傷寒六七日，目中不了了，睛不和，無表裏證，大便難，身微熱者，此爲實也．急下之，宜大承氣，大柴胡湯．
(辨可下病脉證幷治17, 186)

太陽病，未解，脉陰陽俱停，_{一作微}，必先振慄，汗出而解．但陰脉微，_{一作尺脉實}，者，下之而解．宜大柴胡湯．
(辨可下病脉證幷治18, 187)

病人無表裏證，發熱七八日，雖脉浮數者，可下之．宜大柴胡湯．
(辨可下病脉證幷治21, 190)

方 意

邪実を瀉下・清熱し，胸脇部の過緊張を緩和する．
瀉下熱結，疏肝解鬱，理気止嘔，清熱，化痰止咳

適応病態

少陽病あるいは陽明病において邪実が極めて強いもの．
八綱：裏・熱・実(肝陽実)
気血津液：気逆，気滞
病位：陽明(胃)，少陽(胆)

有効疾患
❶ ❹ ❻ ❼ ❾ ❿ ⓫ ⓬ ⓭ ⓮ ⓯ ⓱
㉙ ㉚ ㉛

臨床所見
脈証：緊実，沈実，弦
舌証：厚白苔，厚黄苔
腹証：腹力充実膨満，腹壁緊張良好，両側胸脇苦満著明，胸脇部浮腫，心下硬満，心下急

大柴胡湯去大黄 ●319

出典：傷寒論＜張仲景＞(漢時代)

方剤構成
柴胡　黄芩　半夏　生姜　大棗　枳実　芍薬

方 意
大柴胡湯の方意(邪実を瀉下・清熱し，胸脇部の過緊張を緩和する)にして，瀉下しない．
疏肝解鬱，理気止嘔，化痰止咳，清熱

適応病態
大柴胡湯証(少陽病あるいは陽明病において邪実が極めて強いもの)にして，邪実の瀉下を要しないもの．
八綱：裏・熱・実(肝陽実)
気血津液：気逆，気滞
病位：陽明(胃)，少陽(胆)

有効疾患
⓫ ⓮ ⓯

臨床所見
脈証：緊実，沈実，弦
舌証：厚白苔
腹証：腹力充実膨満，腹壁緊張良好，両側胸脇苦満著明，胸脇部浮腫，心下硬満

大承気湯 ツ ●133

出典：傷寒論・金匱要略＜張仲景＞(漢時代)

方剤構成
大黄　芒消　枳実　厚朴
＝調胃承気湯－甘草＋(枳実　厚朴)

原 典
陽明病，脉遲，雖汗出不惡寒者，其身必重，短氣腹滿而喘，有潮熱者，此外欲解，可攻裏也．

手足濈然汗出者，此大便已鞕也．大承氣湯主之．
若汗多，微發熱惡寒者，外未解也．其熱不潮，
未可與承氣湯．若腹大滿不通者，可與小承氣湯，
微和胃氣，勿令至大泄下．大承氣湯．
(辨陽明病脉證幷治30, 208)

陽明病，潮熱，大便微鞕者，可與大承氣湯．
不鞕者，不可與之．若不大便六七日，恐有燥屎，
欲知之法，少與小承氣湯，湯入腹中，轉失氣者，
此有燥屎也，乃可攻之．若不轉失氣者，此但初
頭鞕，後必溏，不可攻之，攻之必脹滿不能食也．
欲飲水者，與水則噦．其後發熱者，必大便復鞕
而少也，以小承氣湯和之．不轉失氣者，愼不可
攻也．小承氣湯．
(辨陽明病脉證幷治31, 209)

傷寒若吐若下後不解，不大便五六日，上至十餘
日，日晡所發潮熱，不惡寒，獨語如見鬼狀．若
劇者，發則不識人，循衣摸牀，惕而不安，一云
順衣妄撮怵惕不安，微喘直視，脉弦者生，濇者死．
微者，但發熱讝語者，大承氣湯主之．若一服利，
則止後服．
(辨陽明病脉證幷治34, 212)

陽明病，讝語，有潮熱，反不能食者，胃中必有
燥屎五六枚也．若能食者，但鞕耳．宜大承氣湯
下之．
(辨陽明病脉證幷治37, 215)

汗，汗一作臥，出讝語者，以有燥屎在胃中，此爲
風也．須下者，過經乃可下之．下之若早，語言
必亂，以表虛裏實故也．下之愈，宜大承氣湯．
(辨陽明病脉證幷治39, 217)

發汗不解，腹滿痛者，急下之，宜大承氣湯．
(辨陽明病脉證幷治76, 254)

二陽併病，太陽證罷，但發潮熱，手足漐漐汗出，
大便難而讝語者，下之則愈，宜大承氣湯．
(辨陽明病脉證幷治42, 220) (辨可下病脉證幷治44, 213)

陽明病，下之，心中懊憹而煩，胃中有燥屎者，
可攻．腹微滿，初頭鞕，後必溏，不可攻之．若
有燥屎者，宜大承氣湯．
(辨陽明病脉證幷治60, 238) (辨發汗吐下後病脉證幷治42, 257)

病人小便不利，大便乍難乍易，時有微熱，喘冒
一作怫鬱 不能臥者，有燥屎也，宜大承氣湯．
(辨陽明病脉證幷治64, 242)

得病二三日，脉弱，無太陽柴胡證，煩躁，心下鞕．

至四五日，雖能食，以小承氣湯，少少與微和之，
令小安．至六日，與承氣湯一升．若不大便六七日，
小便少者，雖不受食，一云不大便 但初頭鞕，後
必溏，未定成鞕，攻之必溏．須小便利，屎定鞕，
乃可攻之，宜大承氣湯．
(辨陽明病脉證幷治73, 251)

大下後，六七日不大便，煩不解，腹滿痛者，
此有燥屎也．所以然者，本有宿食故也，宜大承
氣湯．
(辨陽明病脉證幷治63, 241)

腹滿不減，減不足言，當下之，宜大承氣湯．
(辨陽明病脉證幷治77, 255)

問曰，人病有宿食，何以別之．師曰，寸口脉浮
而大，按之反濇，尺中亦微而濇，故知有宿食，
大承氣湯主之．
(腹滿寒疝宿食病脉證治24)

陽明少陽合病，必下利．其脉不負者，爲順也．
負者，失也．互相剋賊，名爲負也．脉滑而數者，
有宿食也，當下之，宜大承氣湯．
(辨陽明病脉證幷治78, 256)

下利，脉遲而滑者，內實也．利未欲止，當下之，
宜大承氣湯．
(辨可下病脉證幷治8, 177)

少陰病，下利清水，色純青，心下必痛，口乾燥者，
可下之，宜大柴胡，大承氣湯．
(辨可下病脉證幷治6, 175)

下利不欲食者，以有宿食故也，當下之，宜大承
氣湯．
(辨可下病脉證幷治11, 180)

下利，脉反滑，當有所去，下乃愈，宜大承氣湯．
(辨可下病脉證幷治14, 183)

下利差，至其年月日時復發者，以病不盡故也，
當下之，宜大承氣湯．
(辨可下病脉證幷治12, 181)

下利，三部脉皆平，按之心下鞕者，急下之，
宜大承氣湯．
(辨可下病脉證幷治7, 176)

少陰病，得之二三日，口燥咽乾者，急下之，
宜大承氣湯．
(辨少陰病脉證幷治40, 320)

少陰病，六七日，腹脹不大便者，急下之，
宜大承氣湯．
(辨少陰病脉證幷治42, 322)

傷寒六七日，目中不了了，睛不和，無表裏證，

大便難，身微熱者，此爲實也．急下之，宜大承氣湯．
(辨陽明病脉證并治74, 252)

陽明病，發熱，汗多者，急下之，宜大承氣湯．
(辨陽明病脉證并治75, 253)

病人煩熱，汗出則解．又如瘧狀，日晡所發熱者，屬陽明也．脉實者，宜下之．脉浮虛者，宜發汗．下之與大承氣湯，發汗宜桂枝湯．
(辨陽明病脉證并治62, 240)

痓爲病，一本痓字上有剛字　胸滿口噤，臥不著席，脚攣急，必齘齒，可與大承氣湯．
(痓濕暍病證14)

脉雙弦而遲者，必心下鞕．脉大而緊者，陽中有陰也，可下之，宜大承氣湯．
(辨可下病脉證并治19, 188)

産後七八日，無太陽證，少腹堅痛，此惡露不盡，不大便，煩躁發熱，切脉微實，再倍發熱，日晡時煩躁者，不食，食則讝語，至夜即愈，宜大承氣湯主之．熱在裏，結在膀胱也．
(婦人産後病脉證治7)

病解能食，七八日更發熱者，此爲胃實，大承氣湯主之．
(婦人産後病脉證治3)

方意
実熱を瀉下し，気を巡らす．
瀉下清熱

適応病態
陽明病において腹部が充実膨満し，便秘するもの．
痓病において心神不安定のもの．
産後において讝語あるいは発熱のあるもの．
八綱：裏・熱・実
気血津液：気滞，気逆
病位：陽明（大腸・胃）

有効疾患　❶　❹　❽　⓯　⓱

臨床所見
脈証：緊実，沈緊実遅
舌証：紅色，乾燥，厚白〜厚黄〜黒苔
腹証：腹力充実，腹壁緊張強，心窩部軽度空虚，心下痞，心下痞鞕

大防風湯　　📖97
出典：是斎百一選方＜王璆＞(宋時代)

方剤構成
当帰　川芎　芍薬　熟地黄　人参　白朮　甘草
乾姜　大棗　黄耆　防風　羌活　牛膝　杜仲　附子

＝四物湯＋四君子湯－茯苓－生姜＋乾姜＋
（黄耆　防風　羌活　牛膝　杜仲　附子）
＝十全大補湯－（生姜　茯苓　桂枝）＋乾姜＋
（大棗　防風　羌活　牛膝　杜仲　附子）

原典
袪風順氣，活血脉，壯筋骨，除寒濕，逐冷氣．善法寺僧如眞師孫遂良，紹熙壬子年患痢之后，足覆痠弱，遂成鶴膝風，兩膝腫大而痛，髀脛枯腊，但存皮骨而已，拘攣跧臥，不能屈伸，待人抱持而后能起，如此數月，分爲廢人．淮東越德遠參議之甥，李廿七官人恵以此方，服之，氣血流暢，肌肉漸生，遂能良行，不終劑平復如故，眞奇方也．
(是斎百一選方　巻之三　第四門　中風　癱瘓　風痹　暗風　痛風　手麻　足弱　寒濕痺　臂腿骨痛　鶴膝風)

方意
気血の虚を補い，筋骨を強壮し，諸風を去り，疼痛を緩和する．
補虚止痛，袪風湿，散寒，補気血，益肝腎

適応病態
気血両虚が慢性に経過し，下肢の運動麻痺・疼痛をきたしたもの．
八綱：表裏・寒・虚（脾陽虚，腎陽虚，肝陰虚）
気血津液：気虚，血虚，瘀血，水滞
病位：太陽（膀胱），太陰（脾），少陰（心・腎），厥陰（肝）

有効疾患　❿　⓫　㉘

臨床所見
脈証：沈細弱
舌証：淡紅色，無〜薄白苔
腹証：腹力軟弱

竹茹温胆湯　　📖91
出典：勿誤薬室方函口訣＜浅田宗伯＞(明治時代)

方剤構成
半夏　生姜　茯苓　陳皮　甘草　竹茹　枳実
柴胡　麦門冬　桔梗　香附子　人参　黄連
＝二陳湯＋（竹茹　枳実　柴胡　麦門冬　桔梗　香附子　人参　黄連）
＝温胆湯＋（柴胡　麦門冬　桔梗　香附子　人参　黄連）

＊竹茹温胆湯原方　出典：扶寿精方＜呉旻＞(明時代)
半夏　生姜　茯苓　陳皮　甘草　竹茹　枳実

柴胡　麦門冬　桔梗　香附子　人参　黄連＋大棗

＊竹筎温胆湯別方　出典：万病回春＜龔廷賢＞（明時代）

半夏　生姜　茯苓　陳皮　甘草　竹筎　枳実
柴胡　桔梗　香附子　人参　黄連＋大棗

原典
治傷寒日數過多．其熱不退．夢寐不寧．心惊恍惚．煩躁多痰．
（扶寿精方　傷寒　續添）

方意
水滞・気滞を解するとともに，肺の熱を清する．
清熱解鬱，祛痰，和胃降逆，滋陰益気

適応病態
病後あるいは元来，胃内停水・気滞があって虚煩し，肺の炎症が残存するもの．
八綱：裏・熱・虚実錯雑（脾陽虚，肝陰虚，心陰虚）
気血津液：気逆，気滞，津液不足
病位：少陽（三焦・胆），少陰（心），太陰（脾）

有効疾患 ❶

臨床所見
脈証：弦滑，弦滑数
舌証：湿潤，白膩～黄膩苔
腹証：腹力中等度，軽度胸脇苦満，心下痞

治打撲一方　ツ89

出典：一本堂医事説約＜香川修庵＞（江戸時代）

方剤構成
桂枝　甘草　川芎　川骨　丁子　樸樕　大黄

原典
日久者加附．
（一本堂医事説約　巻之二（坤）　打撲）

方意
瘀血を散じ，止痛する．
祛瘀止痛

適応病態
打撲による比較的急性の外傷性瘀血を呈するもの．
八綱：表裏・熱・実
気血津液：気滞，瘀血
病位：太陽（膀胱），厥陰（肝）

有効疾患 ㉘

臨床所見
脈証：沈渋，弦
舌証：帯紫色，乾燥中間，薄白苔
腹証：腹力中等度

治頭瘡一方　ツ59

出典：勿誤薬室方函口訣＜浅田宗伯＞（明治時代）

方剤構成
荊芥　防風　連翹　蒼朮　忍冬　川芎　紅花　甘草　大黄

原典
一名大芎黄湯．
此方ハ頭瘡ノミナラズ凡テ上部頭面ノ發瘡ニ用ユ．清上防風湯ハ清熱ヲ主トシ此方ハ解毒ヲ主トスルナリ．
（勿誤薬室方函口訣）

方意
上焦の皮膚の炎症を消炎・解毒する．
祛風燥湿

適応病態
とくに小児の頭部・顔面に生じる分泌・瘙痒・痂皮を特徴とする皮疹．
八綱：表・熱・実
気血津液：気逆，瘀血
病位：少陰（心），厥陰（肝）

有効疾患 ㉕

臨床所見
脈証：浮実，沈実
舌証：紅色，乾燥，薄白苔
腹証：腹力中等度

調胃承気湯　ツ74

出典：傷寒論＜張仲景＞（漢時代）

方剤構成
大黄　芒消　甘草
＝大黄甘草湯＋芒消

原典
發汗後惡寒者，虛故也．不惡寒但熱者，實也，當和胃氣，與調胃承氣湯．玉函云與小承気湯
（辨太陽病脉證并治中40，70）
傷寒脉浮，自汗出，小便數，心煩，微惡寒，脚攣急，反與桂枝，欲攻其表，此誤也．得之便厥，咽中乾，煩躁吐逆者，作甘草乾薑湯與之，以復其陽．若厥愈足温者，更作芍藥甘草湯與之，

其脚即伸．若胃氣不和讝語者，少與調胃承氣湯．
若重發汗，復加燒鍼者，四逆湯主之．
(辨太陽病脉證并治上29, 29)
傷寒十三日，過經讝語者，以有熱也，當以湯下之．
若小便利者，大便當鞕，而反下利，脉調和者，
知醫以丸藥下之，非其治也．若自下利者，脉當
微厥，今反和者，此爲内實也，調胃承氣湯主之．
(辨太陽病脉證并治中75, 105)
太陽病，過經十餘日，心下溫溫欲吐，而胸中痛，
大便反溏，腹微滿，鬱鬱微煩．先此時自極吐下者，
與調胃承氣湯．若不爾者，不可與．但欲嘔，
胸中痛微溏者，此非柴胡湯證，以嘔故知極吐下也．
調胃承氣湯．
(辨太陽病脉證并治中93, 123)
傷寒吐後，腹脹滿者，與調胃承氣湯．
(辨陽明病脉證并治71, 249)
陽明病，不吐不下，心煩者，可與調胃承氣湯．
(辨陽明病脉證并治29, 207)
太陽病未解，脉陰陽俱停，一作微 必先振慄汗
出而解．但陽脉微者，先汗出而解．但陰脉微
一作尺脉實 者，下之而解．若欲下之，宜調胃承
氣湯．
(辨太陽病脉證并治中64, 94)

方意
大黃甘草湯の方意（瀉下・消炎により，胃中の鬱熱を解する）にして，清熱・瀉下を強化している．
消痞瀉下，清熱

適応病態
大黃甘草湯証（胃中に鬱熱があり，嘔吐するもの）に比し，さらに清熱・瀉下を要する状態．
八綱：裏・熱・実
気血津液：気逆，気滞
病位：太陽（膀胱），陽明（大腸・胃）

有効疾患
① ④ ⑰

臨床所見
脈証：沈実
舌証：乾燥，厚白～厚黄苔
腹証：腹力中等度～軽度弱，腹壁比較的厚く緊張，心下痞鞕

釣藤散（ちょうとうさん） ●47
出典：普済本事方＜許叔微＞（金時代）

方剤構成
石膏　人参　甘草　半夏　陳皮　茯苓　生姜
麦門冬　釣藤　菊花　防風
＝白虎加人参湯－（知母　粳米）＋二陳湯＋
（麦門冬　釣藤　菊花　防風）

原典
治肝厥頭暈，清頭目．
(普済本事方　巻之二　頭痛頭暈方)

方意
脾胃を調え，水を巡らし，上焦の気を巡らし，鎮静する．
平肝熄風，瀉火，補気健脾，化痰潜陽，明目

適応病態
元来，水滞があり，眩暈・頭痛・視力減退をきたしたもの．
八綱：裏・熱・虚実錯雑（肝陽実，脾陽虚）
気血津液：気逆，気虚，瘀血，水滞
病位：陽明（胃），太陰（脾），少陰（心），厥陰（肝）

有効疾患
⑫ ㉙ ㉚ ㉛ ㉜

臨床所見
脈証：弦軟数
舌証：淡紅色，白～白膩苔
腹証：腹力軟弱，軽度心下痞，臍上悸

腸癰湯（ちょうようとう） ●320
出典：備急千金要方＜孫思邈＞（唐時代）

方剤構成
薏苡仁　牡丹皮　桃仁　冬瓜子
＝大黃牡丹皮湯－（大黃　芒消）＋薏苡仁
＊腸癰湯原方　出典：集験方＜姚僧垣＞（南北朝時代）
薏苡仁　牡丹皮　李仁　冬瓜子

原典
治腸癰湯方．
姚氏不用桃人用李人，崔氏有芒消二兩云，
腹中疒疼煩毒不安，或脹滿不思飲食小便澀．
此病多是腸癰．人多不識，婦人產後虛熱者，
多成斯病縱，非癰疽．疑是便服此藥無他損也．
(備急千金要方　巻第二十三　痔漏　妬乳乳癰附　腸癰第二)

方意
大黃牡丹皮湯の方意（腸癰を消炎・解毒・瀉下し，血を巡らす）にして，消炎作用を軽くし，利水作用を強化している．

祛瘀消腫，清熱排膿

適応病態
腸癰において大黄牡丹皮湯証（腸内に実熱があり，化膿性炎症（腸癰）を呈するもの）に比し，炎症は軽く，浮腫が強い．
八綱：裏・熱・実
気血津液：瘀血，血熱
病位：陽明（大腸・胃），厥陰（肝）

有効疾患 ⑮ ⑱

臨床所見
脈証：沈弦弱遅，数
舌証：舌尖小紅～紅色，軽度乾燥，白～黄苔
腹証：腹力中等度，腹壁緊張中等度，瘀血（回盲部抵抗圧痛）

猪苓湯　ツ ③ ⑦40

出典：傷寒論・金匱要略＜張仲景＞（漢時代）

方剤構成
沢瀉　茯苓　猪苓　阿膠　滑石
＝五苓散－（白朮　桂枝）＋（阿膠　滑石）

原典
若脉浮發熱，渴欲飲水，小便不利者，猪苓湯主之．
（辨陽明病脉證并治45，223）
陽明病，汗出多而渴者，不可與猪苓湯．以汗多胃中燥，猪苓湯復利其小便故也．
（辨陽明病脉證并治46，224）
少陰病，下利六七日，欬而嘔渴，心煩不得眠者，猪苓湯主之．
（辨少陰病脉證并治39，319）
夫諸病在藏，欲攻之，當隨其所得而攻之，如渴者，與猪苓湯，餘皆倣此．
（臟腑經絡先後病脉證17）

方意
下焦の熱を清し，利水する．
清熱利水，養陰止血

適応病態
下焦の熱によって気と水が巡らず，気の上衝・小便不利・淋瀝・下痢をきたすもの．
八綱：裏・熱・実
気血津液：水滞
病位：太陽（膀胱），陽明（胃）

有効疾患 ⑦ ⑩

臨床所見
脈証：浮緊，浮数，浮滑，沈実
舌証：紅色，軽度乾燥，白～黄膩苔
腹証：腹力軟弱，腹壁緊張良好～普通，軽度心下痞，小腹拘急

猪苓湯合四物湯　ツ 112

出典：瘍科秘録＜本間棗軒＞（江戸時代）

方剤構成
沢瀉　茯苓　猪苓　阿膠　滑石　当帰　川芎
芍薬　地黄

原典
血淋モ別ニ治法ノ易リタル事ナシ．黄連阿膠湯，龍膽瀉肝湯，八正散，猪苓湯ヲ撰用スベシ．多ク血ノ出ルニハ犀角地黄湯，八味丸，四物猪苓合方ヲ撰用スベシ．
（瘍科秘録　巻之八　淋　淋漏）

方意
猪苓湯の方意（下焦の熱を清し，利水する）にして血の虚を補う．
利水補血

適応病態
猪苓湯証（下焦の熱によって気と水が巡らず，気の上衝・小便不利・淋瀝・下痢をきたすもの）にして血虚のもの．
八綱：裏・熱・虚実錯雑
気血津液：血虚，水滞
病位：太陽（膀胱），陽明（胃），太陰（脾）・少陰（心），厥陰（肝）

有効疾患 ⑦ ⑩

臨床所見
脈証：浮数，浮滑
舌証：紅色，軽度乾燥，白～黄膩苔
腹証：腹力軟弱，腹壁緊張良好～普通，軽度心下痞，小腹拘急

通導散　ツ ③105

出典：仙授理傷続断秘方＜藺道人＞（唐時代）

方剤構成
大黄　芒消　枳実　厚朴　甘草　当帰　紅花
蘇木　木通　陳皮
＝大承気湯＋（甘草　当帰　紅花　蘇木　木通　陳皮）

原典

大成湯　一名大承氣湯　應傷損極重，大小便不通者，方服此，可加木通煎．如未通，加朴硝．俟大小便通，方可服損藥．損藥不可用酒煎，愈不通矣．然亦須量人肥弱用，如孕婦，小兒莫服．
大黃　四兩　川芒硝　甘草　陳皮　紅花　當歸　蘇木　木通　各二兩　枳殼　四兩　厚朴　少許
上件㕮咀，每服二錢，水盞半，煎至一沸，去渣溫服，不拘時．此乃專治男子傷重，瘀血不散，腹肚膨脹，大小便不通，上攻心腹，悶乱至死者，急將此藥通下瘀血后，方可服損藥．
(仙授理傷續斷秘方　醫治整理補接次第口訣)

折傷者，多有瘀血凝滯也．宜先用童便黃酒各一鐘，和而溫服．最能散瘀，消滯，効．
通導散　治跌撲，傷損，極重，大小便不通，乃瘀血不散，肚腹膨脹，上攻心腹，悶乱，至死者．先服此藥，打下死血瘀血，然後方可服補損藥．不可用酒煎，愈不通矣．亦量人虛實而用．
(万病回春　巻之八　折傷)

方意

気血を巡らし，瀉下することにより，重症の瘀血を散ずる．
祛瘀瀉下

適応病態

跌撲損傷により生じた瘀血が重症化し，気の上衝を伴うもの．
八綱：裏・熱・実
気血津液：気滞，瘀血
病位：陽明（大腸・胃），厥陰（肝）

有効疾患 ⑰

臨床所見

脈証：沈緊遅，沈渋，沈弦
舌証：舌尖端紫紅色点状，白苔，舌裏面静脈怒張，歯齦部紫藍色，歯齦部周辺血管拡張
腹証：腹力中等度，腹壁緊張良好，腹直筋緊張良好，十二指腸周辺部抵抗鈍圧痛，瘀血（回盲部および反対側抵抗鈍圧痛，小腹硬満，小腹急結）

桃核承気湯　●●●61
とうかくじょうきとう

出典：傷寒論＜張仲景＞（漢時代）

方剤構成

大黃　芒消　甘草　桃仁　桂枝
＝調胃承氣湯＋（桃仁　桂枝）

原典

太陽病不解，熱結膀胱，其人如狂，血自下，下者愈．其外不解者，尚未可攻，當先解其外．外解已，但少腹急結者，乃可攻之，宜桃核承氣湯．
(辨太陽病脈證并治中76, 106)

產後七八日，無太陽證，少腹堅痛，此惡露不盡，不大便，煩躁發熱，切脉微實，再倍發熱，日晡時煩躁者不食，食則讝語，至夜即愈，宜大承氣湯主之．熱在裏，結在膀胱也．
(婦人產後病脉證治7)

方意

気の上衝を鎮め，瀉下して瘀血を散ずる．
清熱瀉下，破血逐瘀

適応病態

実熱の瘀血に気の上衝を伴うもの．
八綱：裏・熱・実
気血津液：気逆，瘀血
病位：太陽（膀胱），陽明（大腸・胃）

有効疾患 ⑧ ⑨ ⑭ ⑰ ㉓ ㉚

臨床所見

脈証：沈緊実遅，沈実，沈濇
舌証：紅〜紫色，軽度乾燥，白〜黄苔
腹証：腹力充実〜中等度，腹壁緊張良好，小腹急結，小腹硬満

当帰飲子　●86
とうきいんし

出典：奇効良方＜董宿原＞（明時代）

方剤構成

当帰　川芎　芍薬　熟地黃　荊芥　防風　蒺藜子　黃耆　何首烏　甘草
＝四物湯＋（荊芥　防風　蒺藜子　黃耆　何首烏　甘草）

＊当帰飲子原方　出典：厳氏済生方＜厳用和＞（元時代）

当帰　川芎　芍薬　熟地黃　荊芥　防風　蒺藜子　黃耆　何首烏　甘草＋生姜

原典

治瘡疥風癬．濕毒燥痒．
(奇効良方　巻之五十四　瘡癘門　附論　瘡科通治方)

治心血凝滯，內蘊風熱，發見皮膚遍身瘡疥，或腫，或痒，或膿水浸溢，或發赤疹瘖㾦瘤．
(厳氏済生方　巻之六　瘡疥論治)

方意

血の虚を補い，瘙痒を鎮静する．

補血止痒，潤燥

適応病態

血虚をもとに皮膚の枯燥・瘙痒をきたすもの．

八綱：表裏・熱・虚

気血津液：血虚，瘀血，津液不足

病位：太陰（脾），少陰（心・腎），厥陰（肝）

有効疾患 ㉕

臨床所見

脈証：沈細，沈弱

舌証：暗紅色，軽度乾燥，無苔

腹証：腹力軟弱

当帰建中湯 ツ123
出典：金匱要略＜張仲景＞（漢時代）

方剤構成

桂枝　芍薬　生姜　大棗　甘草　当帰　±（膠飴）
＝桂枝加芍薬湯＋当帰　±（膠飴）
＝小建中湯（＋膠飴の場合）＋当帰

原典

治婦人産後，虛羸不足，腹中刺痛不止，吸吸少氣，或苦少腹中急摩痛（著者註：千金方ハ中急摩ヲ拘急トス）引腰背，不能食飲．產後一月，日得服四五劑爲善，令人強壯宜．
（婦人產後病脉證治13）

方意

桂枝加芍薬湯の方意（裏を温め，筋緊張を緩和し，腸管蠕動を正常化する）にして，血を調える．
調経，緩急止痛，温補気血

適応病態

桂枝加芍薬湯証（太陰病で裏に寒があり，腹痛・腹満をきたすもの）にして血証を伴うもの．

八綱：裏・寒・虚（脾陽虚）

気血津液：気虚，血虚，瘀血

病位：陽明（胃），太陰（脾），厥陰（肝）

有効疾患 ⑯ ⑲ ㉑ ㉔ ㉚

臨床所見

脈証：沈弱，弦細

舌証：淡紅色，湿潤，無〜薄白苔

腹証：腹力中等度〜軽度弱，腹直筋緊張強，瘀血

当帰四逆加呉茱萸生姜湯 ツコク38
出典：傷寒論＜張仲景＞（漢時代）

方剤構成

桂枝　芍薬　生姜　大棗　甘草　当帰　細辛　呉茱萸　木通
＝桂枝湯＋（当帰　細辛　呉茱萸　木通）
＝当帰　桂枝　芍薬　大棗　甘草　細辛　木通　呉茱萸　生姜
＝当帰四逆湯＋（呉茱萸　生姜）

原典

手足厥寒，脉細欲絶者，當歸四逆湯主之．
（辨厥陰病脉證并治26，351）
若其人內有久寒者，宜當歸四逆加呉茱萸生薑湯．
（辨厥陰病脉證并治27，352）

方意

裏を温め，鎮痛し，血行を改善する．
温経散寒，養血通脈，調経

適応病態

裏寒により手足厥冷し，表邪があるものという当帰四逆湯証にして，裏寒が強く胸満・嘔吐・腹痛を伴うもの．

八綱：裏・寒・虚（脾陽虚，肝陰虚）

気血津液：気虚，気逆，血虚，水滞

病位：太陰（脾），厥陰（肝）

有効疾患 ⑮

臨床所見

脈証：沈細微，細弱

舌証：淡白色，湿潤，無〜薄白苔

腹証：腹力軟弱，腹直筋緊張良好，瘀血

当帰芍薬散 ツコク23
出典：金匱要略＜張仲景＞（漢時代）

方剤構成

当帰　川芎　芍薬　白朮　沢瀉　茯苓
＝四物湯－地黄＋四苓湯－猪苓

原典

婦人懷姙，腹中㽲痛，當歸芍藥散主之．
（婦人姙娠病脉證并治5）
婦人腹中諸疾痛，當歸芍藥散主之．
（婦人雜病脉證并治17）

方意

血の虚を補い，利水する．
補血利水，活血，健脾，調経止痛

適応病態

血虚・瘀血・水滞をもとに貧血・腹痛を主徴とするもの．

八綱：裏・寒・虚（肝陰虚，脾陽虚）
気血津液：血虚，瘀血，水滞
病位：太陰（脾），厥陰（肝）

有効疾患 ❻ ❼ ❿ ㉑ ㉒ ㉓ ㉘ ㉚

臨床所見
脈証：沈軟弱，沈弦弱，軟滑，軟細
舌証：淡白〜淡紅色，湿潤，軽度浮腫，無〜薄白苔
腹証：腹力軟弱，下腹部膨満表層圧痛，腹直筋緊張良好，臍上悸，振水音

当帰芍薬散加附子 三和生薬29
とうきしゃくやくさんかぶし

出典：日本経験方

方剤構成
当帰　川芎　芍薬　白朮　沢瀉　茯苓　附子
＝四物湯－地黄＋四苓湯－猪苓＋附子

方意
血の虚を補い，利水し，寒を去る．
補血利水，活血，健脾，調経止痛，温陽

適応病態
血虚・瘀血・水滞をもとに裏寒が強くなり，貧血・腹痛を主徴とするもの．
八綱：裏・寒・虚（肝陰虚，脾陽虚）
気血津液：血虚，瘀血，水滞
病位：太陰（脾），厥陰（肝）

有効疾患 ❼ ㉒

臨床所見
脈証：沈軟弱，沈弦弱，軟滑，軟細
舌証：淡白〜淡紅色，湿潤，軽度浮腫，無〜薄白苔
腹証：腹力軟弱，下腹部膨満表層圧痛，腹直筋緊張良好，臍上悸，振水音

当帰湯 ♥102
とうきとう

出典：小品方＜陳延之＞（南北朝時代）

方剤構成
当帰　黄耆　桂枝　芍薬　甘草　蜀椒　乾姜
人参　半夏　厚朴
＝桂枝湯去生姜大棗＋大建中湯去膠飴＋（当帰　黄耆　半夏　厚朴）

原典
主心腹絞痛諸虚冷満方．
（小品方　巻第一　調三焦諸方）
治心腹絞痛諸虚冷氣満痛．

（備急千金要方　巻第十三　心藏　心腹痛第六）

方意
気血を補い巡らし，寒を温め，疼痛を鎮静する．
温補気血，通陽，理気化痰

適応病態
主に裏に虚寒が長期間あり，気血両虚，気滞を伴って痙攣性疼痛をきたすもの．
八綱：裏・寒・虚実錯雑（脾陽虚）
気血津液：気滞，気虚，血
病位：太陰（脾），厥陰（肝）

有効疾患 ❻ ❿ ⓫ ㉒

臨床所見
脈証：沈細弱
舌証：淡白色，湿潤，無〜薄白苔
腹証：腹力軟弱，腹直筋緊張良，心下痞鞕

二朮湯 ♥88
にじゅつとう

出典：丹渓心法＜朱震亨＞（元時代）・万病回春＜龔廷賢＞（明時代）

方剤構成
半夏　生姜　茯苓　陳皮　甘草　白朮　蒼朮
香附子　羌活　威霊仙　天南星　黄芩
＝二陳湯＋（白朮　蒼朮　香附子　羌活　威霊仙　天南星　黄芩）

＊二朮湯別方　出典：丹渓心法＜朱震亨＞（元時代）
半夏　生姜　茯苓　陳皮　甘草　白朮　蒼朮
香附子　威霊仙　天南星　黄芩　±（羌活）

原典
臂痛方　蒼朮一錢半　半夏　南星　白朮　酒芩
（著者註：酒炒黄芩）炒　香附各一錢　陳皮　茯苓各半錢　威霊仙三錢　甘草少許　別本加羌活一錢
右㕮咀作一服入生薑二三片
（丹渓心法　巻之四　痛風十三　附肢節痛　肩背痛）
臂痛者，因濕痰横行經絡也．
二朮湯　治痰飲雙臂痛者．又治手臂痛．是上焦濕痰，横行經絡中，作痛也．
（万病回春　巻之五　臂痛）

方意
水滞を散じ，鎮痛する．
祛湿止痛，化痰利水

適応病態
元来，水滞があり，上焦において筋・関節の湿による疼痛をきたすもの．
八綱：表裏・熱＞寒・実

215

気血津液：気滞，水滞
病位：少陽（三焦），太陰（脾）

有効疾患 ㉙

臨床所見
脈証：滑
舌証：乾湿中間，白膩苔
腹証：腹力中等度

二陳湯 （にちんとう） ⓣ81

出典：万病回春＜龔廷賢＞（明時代）

方剤構成
半夏　生姜　茯苓　陳皮　甘草
＝小半夏加茯苓湯＋（陳皮　甘草）

＊二陳湯原方　出典：太平恵民和剤局方＜陳師文＞
（宋時代）
半夏　生姜　茯苓　橘紅　甘草　烏梅

原典
二陳湯　治一切痰飲化爲百病．此藥主之．
（万病回春 巻之二 痰飲）
治痰飲爲患，或嘔吐悪心，或頭眩心悸，或中脘不快，或發爲寒熱，或因食生冷脾胃不和．
（太平恵民和剤局方 巻之四 痰飲 附 欬嗽 紹興續添方）

方意
小半夏加茯苓湯の方意（水滞を散じ，止嘔する）にして，脾胃の虚を補い，気を巡らす．
祛痰理気

適応病態
胃内停水により嘔吐・悪心を生じる．
小半夏加茯苓湯証（胃内停水があり，嘔吐するもの）にして，脾胃の虚，気滞を伴う．
八綱：裏・寒・虚実錯雑（脾陽虚）
気血津液：気虚，気逆，気滞，水滞
病位：陽明（胃），太陰（脾）

有効疾患 ⑮

臨床所見
脈証：沈滑
舌証：湿潤，白膩苔
腹証：腹力中等度，心下痞，振水音

女神散 （にょしんさん） ⓣ67

出典：勿誤薬室方函口訣＜浅田宗伯＞（明治時代）

方剤構成
人参　白朮　甘草　黄芩　黄連　当帰　川芎

桂枝　香附子　檳榔子　木香　丁香　大黄
＝人参湯－乾姜＋（黄芩　黄連　当帰　川芎
桂枝　香附子　檳榔子　木香　丁香　大黄）
＝苓桂朮甘湯－茯苓＋（人参　黄芩　黄連　当帰
川芎　桂枝　香附子　檳榔子　木香　丁香
大黄）

原典
治血証上衝眩暈，及産前後通治之劑．
此方ハ元安榮湯ト名ヅケテ軍中七氣ヲ治スル方ナリ．餘家婦人血症ニ用ヒテ特徴アルヲ以テ今ノ名トス．世ニ稱スル實母散，婦王湯，清心湯，皆一類ノ藥ナリ．
（勿誤薬室方函口訣）

方意
脾胃を補いながら気血を巡らし，清熱する．
降気養血，理気活血，清心火

適応病態
気逆・気滞・血熱・瘀血が混在し，上衝と眩暈を主徴とするもの．
八綱：裏・熱・虚実錯雑（心陽実，肝陰虚）
気血津液：気虚，気滞，気逆，瘀血，血虚
病位：少陽（胆），太陰（脾），少陰（心），厥陰（肝）

有効疾患 ㉚

臨床所見
脈証：沈，沈数，細数
舌証：先端紅色，白苔
腹証：腹力中等度，腹壁緊張良，心下痞，小腹硬満

人参湯 （にんじんとう） ⓣⓚⓞ32

出典：傷寒論・金匱要略＜張仲景＞（漢時代）

方剤構成
人参　白朮　乾姜　甘草

原典
霍亂，頭痛，發熱，身疼痛，熱多欲飲水者，五苓散主之．寒多不用水者，理中丸主之．
（辨霍亂病脉證并治5，386）
大病差後，喜唾，久不了了，胸上有寒，當以丸藥温之，宜理中丸．
（辨陰陽易差後勞復病脉證并治5，396）
胸痺，心中痞留，氣結在胸，胸滿，脇下逆搶心，枳實薤白桂枝湯主之，人參湯亦主之．
（胸痺心痛短氣病脉證治5）

方　意
脾胃の虚を補い，裏寒を温める．
温中散寒，補気健脾，温陽
適応病態
脾胃が虚弱で，裏寒の甚だしいもの．
八綱：裏・寒・虚実錯雑（脾陽虚）
気血津液：気虚，水滞
病位：太陰（脾）
有効疾患　❶ ⓯ ⓰ ⓲ ⓳ ㉒
臨床所見
脈証：沈弦細，沈弱細，沈遅
舌証：湿潤，薄白苔，唾液著明
腹証：腹力軟弱，腹壁緊張良，心下痞鞕著明，臍上悸，振水音

人参養栄湯　　ツ❸ク108
にんじんようえいとう

出典：三因極一病証方論＜陳言＞（金時代）
方剤構成
当帰　芍薬　熟地黄　人参　白朮　茯苓　甘草
桂枝　黄耆　陳皮　遠志　五味子
＝四物湯－川芎＋四君子湯－（生姜　大棗）＋
（陳皮　遠志　五味子）
＝十全大補湯－川芎＋（陳皮　遠志　五味子）
＊方剤名初出　出典：太平恵民和剤局方＜陳師文＞
（宋時代）
原　典
養榮湯　治積勞虛損，四肢沈滯，骨肉酸疼，
吸吸少氣，行動喘啜，少便拘急，腰背強痛，
心虛驚悸，咽乾脣燥，飮食无味，陰陽衰弱，
悲憂慘戚，多臥少起久者，積年急者，百日漸至
瘦削，五臓氣竭，難可振復．又治肺與大腸倶虛，
欬嗽下利喘乏少氣嘔吐痰涎．
（三因極一病証方論　巻之十三　虚損證治）
治積勞虛損，四肢沈滯，骨肉酸疼，吸吸少氣，
行動喘啜，少腹拘急，腰背強痛，心虛驚悸，
咽乾脣燥，飮食無味，陰陽衰弱，悲憂慘戚，
多臥少起，久者積年，急者百日，漸至瘦削，
五藏氣竭，難可振復．又治肺與大腸倶虛，
咳嗽下利喘乏少氣嘔吐痰涎．
（太平恵民和剤局方　巻之五　治痼冷　附　消渇　淳祐新添方）
方　意
十全大補湯の方意（気血・表裏すべての虚を補う）にして，心を養い，気鬱を散じ，収斂する．

温補気血，養心安神，止咳
適応病態
十全大補湯証（気血・表裏すべて虚した状態）にして，心神不定，咳嗽を伴うもの．
八綱：裏・寒・虚実錯雑（脾陽虚，肺陽虚，心陰虚）
気血津液：気虚・気滞・血虚
病位：太陰（肺・脾），少陰（心）
有効疾患　❺ ❼ ❿ ⓫ ⓴ ㉒ ㉓ ㉛ ㉜
臨床所見
脈証：浮弱，沈細弱
舌証：淡白色，軽度乾燥～湿潤，無～薄白苔
腹証：腹力軟弱，下部腹直筋緊張良好，心下悸

排膿散合排膿湯（排膿散及湯）　ツ❸122
はいのうさんごうはいのうとう　　はいのうさんきゅうとう

出典：吉益東洞経験方＜吉益東洞＞（江戸時代）
方剤構成
桔梗　甘草　生姜　大棗　枳実　芍薬
＝（桔梗　枳実　芍薬）＋（桔梗　甘草　生姜　大棗）
＝排膿散＋排膿湯
原　典
排膿散（著者註：条文なし）
（金匱要略　瘡癰腸癰浸淫病脉證并治7）
排膿湯（著者註：条文なし）
（金匱要略　瘡癰腸癰浸淫病脉證并治8）
方　意
急性化膿性炎症に対して，消炎・鎮痛・排膿する．
排膿消腫，清熱解毒，祛痰，和胃
適応病態
急性化膿性炎症．全期間に適応される．
八綱：表・熱・虚実錯雑
気血津液：気虚，気逆
病位：少陽（胆），太陰（肺・脾），厥陰（肝）
有効疾患　❸ ⓴ ㉔ ㉕
臨床所見
脈証：数
舌証：淡紅色，舌尖軽度発赤，軽度乾燥，白～薄黄苔
腹証：腹力中等度

麦門冬湯　　ツ❸29
ばくもんどうとう

出典：金匱要略＜張仲景＞（漢時代）

方剤構成
麦門冬　半夏　人参　大棗　粳米　甘草

原典
大逆上氣，咽喉不利，止逆下氣者，麥門冬湯主之．
(肺痿肺癰欬嗽上氣病脉證治10)

方意
肺・咽喉を潤し，鎮咳する．
滋養肺胃，降逆和胃

適応病態
気の上逆によって，主に乾燥性咳嗽を呈するもの．
八綱：裏・熱・虚実錯雑(肺陽虚＜陰虚)
気血津液：気虚，気逆，津液不足
病位：陽明(胃)，太陰(肺)

有効疾患 ❶ ❹

臨床所見
脈証：浮弱，弱，沈細数
舌証：紅色，軽度乾燥，薄白苔
腹証：腹力軟弱，心下痞

八味地黄丸 (八味丸)　ツコ❼
はちみじおうがん　はちみがん

出典：金匱要略＜張仲景＞(漢時代)

方剤構成
熟地黄　山薬　山茱萸　茯苓　沢瀉　牡丹皮
桂枝　附子
＝六味丸＋(桂枝　附子)

原典
虚勞腰痛，少腹拘急，小便不利者，八味腎氣丸主之．
(血痺虛勞病脉證并治17)

夫短氣有微飲，當從小便去之，苓桂朮甘湯主之，腎氣丸亦主之．
(痰飲欬嗽病脉證并治17)

問曰，婦人病，飲食如故，煩熱不得臥，而反倚息者何也．
師曰，此名轉胞，不得溺也．以胞系了戾，故致此病，但利小便則愈．宜腎氣丸主之．
(婦人雜病脉證并治19)

男子消渴，小便反多，以飲一斗，小便一斗，腎氣丸主之．
(消渴小便利淋病脉證并治3)

方意
腎虚を補い，裏寒を温める．
温腎滋潤，温補腎陽

適応病態
腎虚にして主に裏寒を呈するもの．
八綱：裏・寒・虚(腎陽虚)
気血津液：気虚，血虚，津液不足
病位：太陰(脾)，少陰(腎)

有効疾患 ❻ ❼ ❿ ⓫ ⓭

臨床所見
脈証：沈緊，尺脈弱
舌証：淡白色，湿潤，無～薄白～白滑苔，鏡面舌，亀裂，剥離様紅，光沢
腹証：腹力中等度，小腹不仁(下腹部全体軟弱，白線部軟弱著明)，小腹拘急(白線部軟弱)

半夏厚朴湯　ツコ❶⓰
はんげこうぼくとう

出典：金匱要略＜張仲景＞(漢時代)

方剤構成
半夏　厚朴　茯苓　生姜　紫蘇葉
＝小半夏加茯苓湯＋(厚朴　紫蘇葉)

原典
婦人咽中如有炙臠，半夏厚朴湯主之．千金作胸滿，心下堅，咽中怗怗如有炙肉，吐之不出，呑之不下．
(婦人雜病脉證并治5)

方意
水滞を散じ，止嘔し，咽中炙臠，咳嗽などを改善する．
理気解鬱，和胃降逆，化痰止咳，散結，利水

適応病態
胃内停水があり，嘔吐して気滞を兼ねるもの．
八綱：裏・寒・実
気血津液：気逆，気滞，水滞
病位：陽明(胃)，太陰(脾)

有効疾患 ❷ ❻ ❾ ⓮ ⓰ ㉙ ㉚

臨床所見
脈証：沈弱，沈弱弦，浮弱，滑
舌証：軽度腫脹，薄～厚白苔，舌周辺歯痕
腹証：腹力軽度弱，腹直筋緊張普通，心下痞，心下悸，振水音

半夏瀉心湯　ツコ⓮
はんげしゃしんとう

出典：傷寒論・金匱要略＜張仲景＞(漢時代)

方剤構成
黄芩　黄連　乾姜　人参　半夏　大棗　甘草
＝乾参芩連湯＋(半夏　大棗　甘草)

原典

傷寒五六日，嘔而發熱者，柴胡湯證具，而以他藥下之，柴胡證仍在者，復與柴胡湯．此雖已下之，不爲逆，必蒸蒸而振，却發熱汗出而解．若心下滿而鞕痛者，此爲結胸也，大陷胸湯主之．但滿而不痛者，此爲痞，柴胡不中與之，宜半夏瀉心湯．
(辨太陽病脉證并治下22, 149)

嘔而腸鳴，心下痞者，半夏瀉心湯主之．
(嘔吐噦下利病脉證治10)

方意

心下の実熱を清し，胃内停水をさばき，気の升降を調える．
和胃降逆，消痞，止瀉

適応病態

熱邪と水邪が心下で痞えて，気が上下に動揺するもの．
八綱：裏・熱・実（心陽実）
気血津液：気逆，水滞
病位：太陰（脾），少陰（心）

有効疾患 ④ ⑮ ⑯ ㉛

臨床所見

脈証：緊実，弦実，沈緊
舌証：白苔著明，芝刺
腹証：腹力中等度，腹壁緊張良好，心下痞著明，軽度振水音，グル音

半夏白朮天麻湯 ツ⬜⬜ 37

出典：勿誤薬室方函口訣＜浅田宗伯＞（明治時代）

方剤構成

半夏　白朮　茯苓　人参　陳皮　生姜　天麻
麦芽　神麹　黄耆　黄柏　沢瀉　乾姜
＝六君子湯−（大棗　甘草）＋（天麻　麦芽　神麹　黄耆　黄柏　沢瀉　乾姜）

＊半夏白朮天麻湯原方　出典：脾胃論＜李杲（東垣）＞（元時代）

半夏　白朮　茯苓　人参　陳皮　天麻　麦芽　神麹　黄耆　黄柏　沢瀉　乾姜

原典

范天騭之内，素有脾胃之證．時顯煩躁，胸中不利，大便不通，初冬出外而晩歸．爲寒氣，怫鬱悶亂大作．火不得伸故也．醫疑有熱．治以疎風丸．大便行而病不減．又疑藥力小，復加至七八十丸，下兩行．前證仍不減，復添吐逆．食不能停．痰唾稠黏，湧出不止．眼黑，頭旋，惡心煩悶．氣短促上喘，無力不欲言．心神顛倒，兀兀不止．目不敢開．如在風雲中．頭苦痛如裂，身重如山．四肢厥冷，不得安臥．予謂前證，乃胃氣已損，復下兩次，則重傷其胃而痰厥頭痛作矣．製半夏白朮天麻湯主之而愈．
(脾胃論　巻之三　調理脾胃治驗)

方意

脾胃の虚寒を改善し，腎・膀胱の熱を清して胃内停水を尿として排除し，消化吸収を高め，気の動揺を鎮静する．
祛痰鎮暈，平肝熄風，補気健脾，利水消食

適応病態

平素脾胃が虚弱で，諸因により胃内停水が動揺して上逆するもの．
八綱：裏・寒・虚実錯雑（脾陽虚）
気血津液：気虚，気滞，水滞
病位：太陰（脾）

有効疾患 ⑤ ⑫

臨床所見

脈証：沈弱，沈弱弦，沈滑，弦滑
舌証：淡白色，軽度湿潤，薄白苔，白膩苔
腹証：腹力軟弱，軽度心下痞，振水音，臍上悸

白虎加人参湯 ツ⬜⬜ 34

出典：傷寒論・金匱要略＜張仲景＞（漢時代）

方剤構成

知母　粳米　甘草　石膏　人参
＝麻杏甘石湯−（麻黄　杏仁）＋（知母　粳米）＋人参
＝白虎湯＋人参

原典

傷寒若吐若下後，七八日不解，熱結在裏，表裏俱熱，時時惡風，大渇，舌上乾燥而煩，欲飲水數升者，白虎加人參湯主之．
(辨太陽病脉證并治下41, 168)

傷寒無大熱，口燥渇，心煩，背微惡寒者，白虎加人參湯主之．
(辨太陽病脉證并治下42, 169)

傷寒脉浮，發熱，無汗，其表不解，不可與白虎湯．渇欲飲水，無表證者，白虎加人參湯主之．
(辨太陽病脉證并治下43, 170)

若渇欲飲水，口乾舌燥者，白虎加人參湯主之．
(辨陽明病脈證并治44, 222)

服桂枝湯，大汗出後，大煩渇不解，脈洪大者，白虎加人参湯主之．
（辨太陽病脈證并治上26，26）
太陽中熱者，暍是也，汗出悪寒，身熱而渇，白虎加人参湯主之．
（痙濕暍病脈證27）

方意
肌肉の熱を清し，津液不足を補い，身熱・悪熱・煩躁を治す．
清熱瀉火，益気，生津止渇

適応病態
肌肉の間の熱が甚だしく，津液不足が著しい状態．
八綱：裏・熱・虚実錯雑
気血津液：気虚，血熱，津液不足
病位：陽明（胃），太陰（脾）

有効疾患 ❶ ❹ ❽ ⓫ ⓭ ⓯ ㉕

臨床所見
脈証：洪大，滑数
舌証：乾燥著明，白苔著明，黄苔
腹証：腹力中等度，腹壁緊張中等度，軽度心下痞

茯苓飲　ツ ❻69
出典：金匱要略＜張仲景＞（漢時代）

方剤構成
人参　白朮　生姜　茯苓　陳皮　枳実
＝人参湯－（乾姜　甘草）＋（生姜　茯苓　陳皮　枳実）
＝四君子湯－（甘草　大棗）＋（陳皮　枳実）

原典
治心胸中有停痰宿水，自吐出水後，心胸間虚，氣滿不能食，消痰氣，令能食．
（痰飲欬嗽病證并治32）

方意
胸中胃内の停水を去り，虚した気の痞えを巡らす．
健脾化飲，理気化痰

適応病態
脾胃が虚して，胃内停水が気とともに胸膈の間に満ち溢れるもの．
八綱：裏・寒・虚実錯雑（脾陽虚）
気血津液：気虚，気滞，水滞
病位：少陽（胆），太陰（脾）

有効疾患 ⓰ ⓱

臨床所見
脈証：沈弱，沈遅，軟滑
舌証：薄白苔，膨潤
腹証：腹力軟弱，上腹部腹直筋緊張良，下腹部腹直筋緊張不良，軽度心下痞，振水音，臍上悸，鼓音

茯苓飲合半夏厚朴湯　ツ 116
出典：日本経験方

方剤構成
人参　白朮　生姜　茯苓　陳皮　枳実　半夏　厚朴　（茯苓　生姜）　紫蘇葉

方意
胸中胃内の停水を去り，虚した気の強い痞えを十分に巡らす．
降気化痰

適応病態
脾胃が虚して，胃内停水が気とともに胸膈の間に満ち溢れ，気滞も強いもの．
八綱：裏・寒・虚実錯雑（脾陽虚）
気血津液：気虚，気滞，気逆，水滞
病位：陽明（胃），少陽（胆），太陰（脾）

有効疾患 ⓰ ㉒

臨床所見
脈証：沈弱，沈遅
舌証：薄白苔，膨潤
腹証：腹力中等度〜軽度弱，上腹部腹直筋緊張良，下腹部腹直筋緊張不良，軽度心下痞，振水音，臍上悸

附子理中湯　ツ 410
出典：千金翼方＜孫思邈＞（唐時代）

方剤構成
人参　白朮　乾姜　甘草　附子
＊方剤名初出　出典：太平恵民和剤局方＜陳師文＞（宋時代）

原典
理中圓　主霍亂臨時方．
（中略）
若體冷微汗，腹中寒，取附子一枚炮去皮四破，以水貳升，煑一升和一圓服．
（千金翼方　巻第十八　雑病上　霍亂第一）
附子理中圓　治脾胃冷弱，心腹絞痛，嘔吐泄利，

霍亂轉筋，體冷微汗，手足厥寒，心下逆滿，腹中雷鳴，嘔噦不止，飲食不進．及壹切沈寒痼冷並皆治之．
（太平恵民和剤局方　巻之五　治痼冷　附　消渇）

方意
脾胃の虚を補い，著しい裏寒を温める．
温中散寒，補気健脾，温陽

適応病態
脾胃が虚弱で，人参湯証に比しさらに裏寒の甚だしいもの．
八綱：裏・寒・虚実錯雑（脾陽虚・腎陽虚）
気血津液：気虚，水滞
病位：太陰（脾），少陰（腎）

有効疾患　⑮

臨床所見
脈証：沈弦細，沈弱細，沈遅
舌証：湿潤，薄白苔，唾液著明
腹証：腹力軟弱，腹壁緊張良，心下痞鞕著明，臍上悸，振水音

平胃散（へいいさん）　ツ⓪79

出典：簡要済衆方＜周応＞（宋時代）

方剤構成
生姜　大棗　甘草　厚朴　蒼朮　陳皮
＝桂枝湯－（桂枝　芍薬）＋（厚朴　蒼朮　陳皮）

平胃散別方　出典：博済方＜王袞＞（宋時代）
生姜　大棗　甘草　厚朴　蒼朮　陳皮＋（人参　茯苓）

原典
治胃氣不和，調氣進食，平胃散方．
蒼朮四兩去黑皮擣爲麄末炒黄色　厚朴三兩去麄皮塗生薑汁炙令香熟　陳橘皮二兩洗令净焙乾　令甘草一兩炙黄
右件藥四味，擣羅爲散，每服二錢．水一中盞，入生薑二片棗二枚，同煎至六分去滓．食前温服．
〔簡要済衆方　論脾藏病候（医方類聚　巻之十　五藏門七　に記載）〕
脾胃不和，不思飲食，心腹脇肋脹滿刺痛，口苦無味，胸滿短氣，嘔噦惡心，噫氣呑酸，面色萎黄，肌體瘦弱，怠惰嗜臥，體重節痛．常多自利，或發霍亂，及五噎八痞，膈氣飜胃，並宜服之．
（太平恵民和剤局方　巻之三　一切氣　附　脾胃積聚）

方意
気滞を改善することにより消化管運動を整え，宿食停滞を改善する．

燥湿運脾，行気和胃

適応病態
胃に宿食と水が停滞し，消化障害をきたして心下部不快，痞満を訴えるもの．
八綱：裏・寒熱錯雑・実
気血津液：気滞，水滞
病位：陽明（胃），太陰（脾）

有効疾患　⑮　⑯

臨床所見
脈証：沈緊，軟濡緩
舌証：淡白色，湿潤，軽度腫脹，白膩苔
腹証：腹力中等度〜軽度弱，腹壁緊張良好，軽度心下痞，振水音

防已黄耆湯（ぼういおうぎとう）　ツ⓪⓪20

出典：金匱要略＜張仲景＞（漢時代）

方剤構成
防已　黄耆　白朮　甘草　生姜　大棗

原典
風濕脉浮，身重，汗出惡風者，防已黄耆湯主之．
（痙濕暍病脉證23）
風水脉浮，身重汗出惡風者，防已黄耆湯主之．腹痛加芍藥．
（水氣病脉證并治22）
治風水脉浮，爲在表，其人或頭汗出，表無他病，病者但下重，從腰以上爲和，腰以下當腫及陰，難以屈伸．
（水氣病脉證并治33）

方意
表虚を補い，水滞を巡らす．
祛風湿，補気健脾，利水消腫，固表，止痛

適応病態
表が虚すとともに水滞を伴い，特に下焦で気血の巡りが悪化するもの．
八綱：表裏・寒・虚実錯雑
気血津液：気虚，水滞
病位：太陽（膀胱），太陰（脾）

有効疾患　⑥　⑩　⑪　⑬　⑭　⑳　㉖　㉘

臨床所見
脈証：沈浮弱，緩弱，浮軟
舌証：淡白色，湿潤，腫脹，緊張弱，無〜薄白苔
腹証：腹力軟弱，膨満

防風通聖散　ツコク62

出典：黄帝素問宣明論方＜劉完素＞（金時代）

方剤構成

大黄　芒消　甘草　麻黄　石膏　生姜　白朮
当帰　川芎　芍薬　薄荷　連翹　荊芥　防風
黄芩　山梔子　滑石　桔梗

＝調胃承気湯合越婢加朮湯去大棗合四物湯去地黄＋（薄荷　連翹　荊芥　防風　黄芩　山梔子　滑石　桔梗）

原典

風寒熱諸疾之始生也，人之藏府皆風之起，謂火熱陽之本也．謂曲直動搖，風之用也．眩運嘔吐，謂風熱之甚也．夫風熱怫鬱，風大生於熱以熱爲本．而風爲標風言風者，即風熱病也．氣壅滯，筋脉拘倦，肢體焦痿，頭目昏眩，腰脊強痛，耳鳴鼻塞，口苦舌乾，咽嗌不利，胸膈痞悶，咳嘔喘滿，涕唾稠粘，腸胃燥熱結，便溺淋閉，或夜臥寢汗，咬牙睡語，筋惕驚悸，或腸胃怫鬱，結水液不能浸潤於周身而但爲小便多出者，或濕熱內鬱而時有汗洩者，或因亡液而成燥淋閉者，或因腸胃燥鬱，水液不能宜行於外，反以停濕而泄，或燥濕往來而時結時泄者，或表之鬱和正氣衛氣是也．與邪熱，相合并入於裏陽極似陰而戰煩渴者表氣寒，故裏熱甚則渴，或虛氣久不已者經言，邪熱與衛氣并入於裏，則寒戰也，并出之於表，則發熱大，則病作離，則病已，或風熱走注疼痛麻痺者，或腎水真陰衰虛心火邪熱暴甚而僵仆，或卒中久不語，或一切暴瘖而不語，語不出聲，或暗風癇者，或洗頭風，或破傷，或中風諸潮搐并小兒諸疳積熱，或驚風積熱傷寒疫癘而能辨者，或熱甚怫結而反出不快者，或熱黑陷將死，或大人小兒風熱瘡疥及久不愈者，或頭生屑，徧身黑鬱紫赤白斑駁，或面鼻生紫赤風刺癮疹，俗呼爲肺風者，或成風癘，世傳爲大風疾者，或腸風痔漏并解酒過熱毒，兼解利諸邪，所傷．及調理傷寒未發汗，頭項身體疼痛者，并兩感諸證．兼治產後血液損虛，以致陰氣衰殘陽氣鬱甚，爲諸熱證，腹滿澀痛煩渴喘悶譫妄驚狂，或熱極生風而熱燥鬱舌強口噤，筋惕肉瞤，一切風熱燥鬱而惡物不下，腹滿撮痛而昏者惡物過多而不吐者不宜服之，兼消除大小瘡及惡毒．兼治墮馬打撲傷損疼痛，或因而熱結大小便澁滯不通，或腰腹急痛腹滿喘悶者．

(黄帝内経素問宣明論方　巻之三　風論)

方意

三焦・表裏・内外の実邪を発表・攻下・清熱和解により排除するとともに，気血を補い，解毒して中庸に導く．

清熱解毒，瀉下，利水，疏風解表

適応病態

三焦・表裏・内外にすべて病邪が充実しているもの．

八綱：裏・熱・虚実錯雑
気血津液：気逆，血虚，血熱，水滞
病位：太陽（膀胱），陽明（胃）

有効疾患 13 14 24

臨床所見

脈証：緊実，滑数，弦数
舌証：紅色，白～黄～厚黄～黄膩苔
腹証：腹力充実，腹壁緊張強硬膨満

補中益気湯　ツコク41

出典：内外傷弁惑論＜李杲（東垣）＞（元時代）

方剤構成

人参　白朮　甘草　生姜　大棗　当帰　黄耆
陳皮　升麻　柴胡

＝四君子湯－茯苓＋（当帰　黄耆　陳皮　升麻　柴胡）

＊補中益気湯原方　出典：同上

人参　白朮　甘草　当帰　黄耆　陳皮　升麻
柴胡

原典

古之至人，窮於陰陽之化，究乎生死之際．所著內經悉言，人以胃氣，爲本．蓋人受水穀之氣，以生．所謂清氣營氣衛氣春升之氣，皆胃氣之別稱也．夫胃爲水穀之海．飲食入胃，遊溢精氣，上輸于脾．脾氣散精，上歸于肺，通調水道，下輸膀胱．水精四布，五經並行，合于四時五臟陰陽揆度，以爲常也．苟飲食失節，寒溫不適，則脾胃乃傷，喜怒憂怒，勞役過度而損耗元氣．既脾胃虛衰，元氣不足而心獨盛．心火者陰火也．起于下焦，其系繫于心．心不主令，相火代之．相火下焦包絡之心，元氣之賊也．火與元氣，不能兩立．一勝則一負．脾胃氣虛，則下流于腎肝．陰火得以乘其土位．故脾胃之證始得之，則氣高而喘，身熱而煩．其脉洪大而頭痛，或渴不止．皮膚不任風寒而生寒熱．蓋陰火上衝，則氣高而喘，身煩熱爲頭痛，爲渴而脉洪大．

脾胃之氣下流, 使穀氣不得升浮, 是生長之令不行, 則無陽以護, 其榮衞, 不任風寒, 乃生寒熱. 皆脾胃之氣不足所致也. 然而與外感風寒所得之證, 頗同而理異. 內傷脾胃, 乃傷其氣. 外感風寒, 乃傷其形. 傷外爲有餘. 有餘者瀉之. 傷內爲不足. 不足者補之. 汗之下之吐之尅之, 皆瀉也. 溫之和之調之養之, 皆補也. 內傷不足之病, 苟誤認作外感有餘之病而反瀉之, 則虛其虛也. 難經云, 實實虛虛, 損不足而益有餘, 如此死者, 醫殺之耳. 然則奈何. 曰, 惟當以甘溫之劑, 補其中, 升其陽, 甘寒以瀉其火, 則愈. 內經曰, 勞者溫之, 損者溫之. 蓋溫能除大熱. 大忌苦寒之藥瀉胃土耳. 今立補中益氣湯.

(弁惑論 巻之一 飲食勞倦論)

方意
脾胃の虚・血虚を補い, 気の落ち込みを引き上げ, 肌表を固め, 熱を清する.
補気健脾, 升陽挙陥, 固表

適応病態
脾胃の虚を主体として, 表虚・血虚・虚熱を伴うもの.
八綱：裏・寒・虚(脾陽虚)
気血津液：気虚, 血虚
病位：陽明(胃), 太陰(脾)

有効疾患　❶ ❺ ❽ ❾ ❿ ⓫ ⓱ ⓲ ⓳ ⓴ ㉑ ㉒ ㉓ ㉕ ㉙ ㉚ ㉛

臨床所見
脈証：散, 微弱, 軟弱, 濇, 浮弱大, 芤, 洪大
舌証：淡紅〜淡白色, 薄白苔, 唾液著明
腹証：腹力軟弱, 軽度胸脇苦満, 臍上悸, 振水音

麻黄湯 <small>まおうとう</small>　ツ ヨ ク 27

出典：傷寒論・金匱要略＜張仲景＞(漢時代)

方剤構成
麻黄　杏仁　甘草　桂枝

原典
太陽病, 頭痛發熱, 身疼腰痛, 骨節疼痛, 惡風無汗而喘者, 麻黄湯主之.
(辨太陽病脉證并治中 5, 35)

脉浮而緊, 浮則爲風, 緊則爲寒, 風則傷衞, 寒則傷榮, 榮衞俱病, 骨節煩疼, 可發其汗, 宜麻黄湯.
(辨可發汗病脉證并治 13, 45)

脉浮者, 病在表, 可發汗, 宜麻黄湯.
(辨太陽病脉證并治中 21, 51)

脉浮而數者, 可發汗, 宜麻黄湯.
(辨太陽病脉證并治中 22, 52)

太陽病, 脉浮緊, 無汗發熱, 身疼痛, 八九日不解, 表證仍在, 此當發其汗. 服藥已微除, 其人發煩目瞑, 劇者必衄, 衄乃解. 所以然者, 陽氣重故也. 麻黄湯主之.
(辨太陽病脉證并治中 16, 46)

傷寒脉浮緊, 不發汗, 因致衄者, 麻黄湯主之.
(辨太陽病脉證并治中 25, 55)

太陽病, 十日以去, 脉浮細而嗜臥者, 外已解也. 設胸滿脇痛者, 與小柴胡湯. 脉但浮者, 與麻黄湯.
(辨太陽病脉證并治中 7, 37)

太陽與陽明合病, 喘而胸滿者, 不可下, 宜麻黄湯.
(辨太陽病脉證并治中 6, 36)

陽明病, 脉浮, 無汗而喘者, 發汗則愈, 宜麻黄湯.
(辨陽明病脉證并治 57, 235)

脉但浮, 無餘證者, 與麻黄湯. 若不尿, 腹滿加噦者, 不治. 麻黄湯.
(辨陽明病脉證并治 54, 232)

陽明中風, 脉弦浮大, 而短氣, 腹都滿, 脇下及心痛, 久按之氣不通, 鼻乾不得汗, 嗜臥, 一身及目悉黄, 小便難, 有潮熱, 時時噦, 耳前後腫, 刺之小差, 外不解. 過十日, 脉續浮者, 與小柴胡湯. 脉但浮, 無餘證者, 與麻黄湯. 不溺, 腹滿加噦者, 不治.
(辨可發汗病脉證并治 38, 70)

救卒死客忤死. 還魂湯主之. 方. 千金方云. 主卒忤鬼擊飛尸. 諸奄忽. 氣絶無復覺. 或已無脉. 口噤拗不開. 去齒下湯. 湯下口不下者. 分病人髮左右. 捉搯肩引之. 藥下. 復增取一升. 須臾立甦.
麻黄三兩去節一方四兩　杏仁七十箇去皮尖　甘草一兩炙. 千金. 用桂心二兩.
右三味. 以水八升. 煮取三升. 去滓. 分令咽之. 通治諸感忤.
又方.
韮根一把　烏梅二十枚　呉茱萸半升炒.
右三味. 以水一斗煮之. 以病人櫛内中. 三沸. 櫛浮者生. 沈者死. 煮取三升. 去滓. 分飮之.
(雜療方 12)

方意
表を温め, 発汗することにより太陽病の実邪を発散させる. また, 鎮欬・平喘する.
辛温止咳, 発汗解表, 宣肺平喘

適応病態
太陽病の表実証．
八綱：表・寒・実
気血津液：気逆
病位：太陽（膀胱）
有効疾患
① ③ ④ ㉔
臨床所見
脈証：浮実，浮緊
舌証：淡紅色，乾燥気味，白苔
腹証：腹力充実

麻黄附子細辛湯　ツコノ127
出典：傷寒論＜張仲景＞（漢時代）
方剤構成
麻黄　附子　細辛
原典
少陰病，始得之，反發熱，脉沈者，麻黄細辛附子湯主之．
（辨少陰病脉證并治21，301）
方意
表裏の寒を温め，表の邪と水を緩く発散する．
助陽解表
適応病態
少陰病でかつ表証を持ち，表裏ともに寒であるもの．
八綱：表裏・寒・虚（肺陽虚，腎陽虚）
気血津液：気虚
病位：少陰（腎）
有効疾患
① ③ ④ ㉔ ㉗
臨床所見
脈証：浮弱，沈弱，沈細，遅
舌証：淡白色，湿潤，薄白苔
腹証：腹力軟弱

麻杏甘石湯　ツコ55
出典：傷寒論・金匱要略＜張仲景＞（漢時代）
方剤構成
麻黄　杏仁　甘草　石膏
原典
發汗後，不可更行桂枝湯．汗出而喘，無大熱者，可與麻黄杏仁甘草石膏湯．
（辨太陽病脉治中33，63）（辨發汗後病脉證并治17，96）
下後，不可更行桂枝湯．若汗出而喘，無大熱者，可與麻黄杏子甘草石膏湯．
（辨太陽病脉并治下35，162）
水之爲病，其脉沈小，屬少陰，浮者爲風，無水虚脹者爲氣，水發其汗即已，脉沈者，宜麻黄附子湯．浮者宜杏子湯．
麻黄附子湯方
麻黄三兩　甘草二兩　附子一枚炮
右三味，以水七升，先煮麻黄，去上沫，内諸藥，煮取二升半，溫服八分，日三服．
杏子湯方　未見恐是麻黄杏仁甘草石膏湯
（水氣病脉證并治26）
方意
肺に迫った水邪と熱邪を去り，喘咳を治す．
清肺平喘，止咳
適応病態
発汗により表邪を発散しようとしたが，発汗とともに裏水と熱邪が肺に迫り喘するもの．
八綱：表裏・熱・実（肺陽実）
気血津液：気逆
病位：陽明（大腸・胃），太陰（肺）
有効疾患
① ② ④ ㉑
臨床所見
脈証：浮実，浮数，散大，浮滑数
舌証：乾燥，白〜黄苔
腹証：腹力充実，腹壁緊張良好，腹直筋緊張良

麻杏薏甘湯　ツコノ78
出典：金匱要略＜張仲景＞（漢時代）
方剤構成
麻黄　杏仁　甘草　薏苡仁
原典
病者一身盡疼，發熱，日晡所劇者，名風濕．此病傷於汗出當風，或久傷取冷所致也．可與麻黄杏仁薏苡甘草湯．
（痙濕暍病脉證22）
方意
表邪を発散し，表裏の湿を利水する．
祛風湿，解表
適応病態
表の寒邪により表裏に水滞をきたしたもの．
八綱：表裏・寒・実
気血津液：水滞
病位：太陽（膀胱）
有効疾患
④ ㉖ ㉘

臨床所見
脈証：浮緊，沈緊
舌証：薄白苔
腹証：腹力充実，腹壁緊張良好

麻子仁丸 (ましにんがん)　ツ 126

出典：傷寒論・金匱要略＜張仲景＞（漢時代）

方剤構成
大黄　枳実　厚朴　麻子仁　杏仁　芍薬
＝大承気湯－芒消＋（麻子仁　杏仁　芍薬）

原典
趺陽脉浮而濇，浮則胃氣強，濇則小便數．浮濇
相搏，大便則鞕，其脾爲約，麻子仁丸主之．
(辨陽明病脉證并治69, 247)

趺陽脉浮而濇，浮則胃氣強，濇則小便數．浮濇
相搏，大便則堅，其脾爲約，麻子仁丸主之．
(五臓風寒積聚病脉證并治15)

方意
胃腸内の熱を清し，燥便を潤し，通便する．
潤腸泄熱，行気通便

適応病態
小便数となり，腸内の津液が不足して大便が
硬くなるもの．
八綱：裏・熱・虚実錯雑（脾陰虚）
気血津液：気滞，津液不足
病位：陽明（大腸・胃）

有効疾患 ⑰

臨床所見
脈証：浮弱，浮濇，沈弱，沈細
舌証：軽度乾燥，無〜白苔
腹証：腹力軽度弱，腹壁緊張弱，軽度心下痞

木防已湯 (もくぼういとう)　ツ 36

出典：金匱要略＜張仲景＞（漢時代）

方剤構成
防已　石膏　桂枝　人参

原典
膈間支飮，其人喘滿，心下痞堅，面色黧黒，
其脉沈緊，得之數十日，醫吐下之不愈，木防已
湯主之．虛者卽愈，實者三日復發．復與不愈者，
宜木防已湯去石膏加茯苓芒消湯主之．
(痰飮欬嗽病脉證并治24)

方意
胸膈の水滞を利水し，動悸・口渇などを鎮める．

逐水瀉火，益気

適応病態
胸膈に水滞があり，喘満するもの．
八綱：裏・熱・虚実錯雑
気血津液：気虚，水滞
病位：太陽（膀胱），陽明（胃），太陰（肺）

有効疾患 ❷ ❻

臨床所見
脈証：散大，浮大，沈緊
舌証：暗紫色，軽度乾燥，黄苔
腹証：腹力中等度，上腹部硬満，心下痞堅，
鬱血性肝腫脾腫

薏苡仁湯 (よくいにんとう)　ツ 52

出典：勿誤薬室方函口訣＜浅田宗伯＞（明治時代）

方剤構成
麻黄　甘草　桂枝　当帰　芍薬　蒼朮　薏苡仁
＝麻黄湯－杏仁＋（当帰　芍薬　蒼朮　薏苡仁）

＊薏苡仁湯原方　出典：奇効良方＜董宿原＞（明時代）
麻黄　甘草　桂枝　当帰　芍薬　蒼朮　薏苡仁
＋生姜

原典
治中風手足流注疼痛，麻痺不仁，難以屈伸．
(奇効良方 巻之二　風証通治方)（著者註：風証通治方
前二五臓正治方，肝臓中風，心臓中風，脾臓中風，肺臓
中風，腎臓中風ノ項目混入アリ）

身體煩疼，項背拘急，或重或痛，擧體艱難，
手足冷痺，腰腿沈重無力者，蠲痺湯．痛痺，
四肢拘倦，浮腫痛着，故寒氣盛者爲痛痺，川芎
茯苓湯．骨節疼痛，皮膚不仁，肌肉重着，及四
肢緩縱不仁者，附子湯．寒濕痺痛，薏苡仁湯．
(明医指掌 巻七　痺症　六　寒痺)

方意
寒邪を発散し，水滞を利し，鎮痛し，血行を改
善する．
除痺補益，祛風湿，活血止痙

適応病態
肌肉・関節の水滞により寒痺をきたしたもの．
八綱：表・寒・虚実錯雑
気血津液：血虚，水滞
病位：太陽（膀胱），太陰（脾），厥陰（肝）

有効疾患 ㉖ ㉘

臨床所見
脈証：浮滑，弦

225

舌証：乾湿中間，白膩苔
腹証：腹力充実，腹壁緊張良好

抑肝散 ㋑54
出典：保嬰金鏡録＜薛己＞（明時代）

方剤構成
柴胡　甘草　白朮　茯苓　当帰　川芎　釣藤
＝加味逍遙散－（芍薬　生姜　薄荷　牡丹皮　山梔子）＋（川芎　釣藤）

原典
治肝經虛熱發搐，或發熱咬牙，或驚悸寒熱，或木乘土而嘔吐痰涎，腹膨少食，睡臥不安．
愚製
（保嬰金鏡録）

治肝經虛熱發搐，或痰熱咬牙，或驚悸寒熱，或木乘土而嘔吐痰涎，腹脹少食，睡臥不安．
（保嬰撮要　巻一　肝臟）

方意
興奮を鎮静するとともに，脾胃を調え，栄養状態を改善する．
平肝熄風，疏肝解鬱，気血双補

適応病態
肝気の不調により精神興奮をきたし，貧血・脾胃虚弱の状態となり，虚熱を呈するもの．
八綱：裏・熱・虚実錯雑（肝陰虚，脾陽虚）
気血津液：気虚，気逆，気滞，血虚
病位：太陰（脾），厥陰（肝）

有効疾患　❺ ⓫ ⓬ ㉚ ㉛ ㉜

臨床所見
脈証：弦
舌証：紅色，乾湿中間，白苔
腹証：腹力中等度，腹直筋緊張（特に左側上部），心下痞，振水音

抑肝散加陳皮半夏 ㋑㋴㋲83
出典：日本経験方

方剤構成
柴胡　甘草　白朮　茯苓　当帰　川芎　釣藤　陳皮　半夏

方意
抑肝散の方意（興奮を鎮静するとともに，脾胃を調え，栄養状態を改善する）にして，水滞を利する．
平肝熄風，疏肝解鬱，気血双補，和胃降逆，

化痰

適応病態
抑肝散証（肝気の不調により精神興奮をきたし，貧血・脾胃虚弱の状態となり，虚熱を呈するもの）にして水滞の強いもの．
八綱：裏・寒熱錯雑・虚実錯雑（肝陰虚，脾陽虚）
気血津液：気虚，気逆，気滞，血虚，水滞
病位：太陰（脾），厥陰（肝）

有効疾患　❺ ⓬ ㉚ ㉛ ㉜

臨床所見
脈証：弦弱
舌証：紅色，乾湿中間，薄白苔，白膩苔
腹証：腹力軟弱，腹直筋緊張，軽度胸脇苦満，臍上悸著明，振水音

六君子湯 ㋑㋳㋴43
出典：永類鈐方＜李仲南＞（元時代）

方剤構成
人参　白朮　茯苓　甘草　陳皮　半夏　生姜　大棗
＝四君子湯＋（陳皮　半夏）
＝四君子湯合二陳湯

＊六君子湯原方　出典：世医得效方＜危亦林＞（元時代）
人参　白朮　茯苓　甘草　陳皮　半夏

原典
四君子湯　治脾胃不調，不思飲食．
人參　甘草炙　茯苓　白朮各等分
㕮咀，水煎．一方，加橘紅，名異功散．又方，加陳皮，半夏，名六君子湯．
（永類鈐方　巻第九　和剤局集要方上　脾胃）

治痰挾氣虛發矣．
（医学正伝　巻之三　呃逆門）

治脾胃虛弱，飲食少思，或久患瘧痢，若覺內熱，或飲食難化，作酸，屬虛火．須加炮薑，其功甚速．
即前方（著者註：四君子湯）加半夏陳皮．
（万病回春　巻之四　補益）

方意
脾胃の虚を補い，胃内停水を去る．
補気健脾，理気化痰，止嘔

適応病態
脾胃が虚して水滞をきたした状態．
八綱：裏・寒・虚実錯雑（脾陽虚）
気血津液：気虚，気逆，気滞，水滞
病位：陽明（胃），太陰（肺・脾）

有効疾患 ❼ ❽ ❾ ⓫ ⓮ ⓰ ⓴ ㉑ ㉒ ㉓ ㉘

臨床所見
脈証：緩弱，沈弱，滑弱
舌証：湿潤，薄白〜白膩苔
腹証：腹力軟弱，軽度心下痞，振水音，臍上悸

立効散 （りっこうさん） 📖110

出典：蘭室秘蔵＜李杲（東垣）＞（元時代）

方剤構成
細辛　升麻　防風　竜胆　甘草

原典
治牙齒痛不可忍，及頭腦項背，微惡寒飲，大惡熱飲．其脉上中下三部陽虛陰盛．是五臟内盛，六腑陽道脉微小，小便滑數．
（蘭室秘蔵　巻之三　口齒咽喉門　口齒論）

方意
歯牙に関係する炎症を消炎・鎮痛する．
清熱止痛

適応病態
歯牙の疼痛する状態．
八綱：表・寒熱錯雑・実
気血津液：気逆
病位：陽明（大腸・胃），少陰（腎），厥陰（肝）

有効疾患 ❹ ㉙

臨床所見
脈証：沈緊
舌証：淡紅色，無〜薄白苔
腹証：腹力中等度

竜胆瀉肝湯 （りゅうたんしゃかんとう） ①📖76 ②📘76

出典：①保嬰粋要・女科撮要＜薛己＞（明時代）
　　　②一貫堂方＜森道伯＞（明治時代）

方剤構成
①竜胆　黄芩　山梔子　車前子　沢瀉　木通
　当帰　地黄　甘草

＊竜胆瀉肝湯原方　出典：蘭室秘蔵＜李杲（東垣）＞（元時代）

竜胆　車前子　沢瀉　木通　当帰　地黄
柴胡

②竜胆　黄芩　山梔子　車前子　沢瀉　木通
　当帰　地黄　甘草　川芎　芍薬　黄連　黄柏
　連翹　薄荷　防風

原典
①治肝經濕熱，玉莖患瘡，或便毒懸癰囊癰腫痛，或潰爛作痛小便澁滯，或睾囊懸掛．
（保嬰粋要　附方并註）
治肝經濕熱，下部腫䘌作痛，小便澁滯，陰挺如菌，或出物如蟲等症．
（女科撮要　巻上　附方并註）

②竜胆瀉肝湯証は，同じく解毒証体質でも結核性疾患とは比較的無関係である．たまには壮年期の肺尖カタル，腎臓結核，睾丸結核，結核性痔漏，女性の軽症腹膜炎等に応用されることもあるが，概して婦人病や泌尿生殖器病，花柳病などに運用される．しかも処方構成の上から言って，下焦，すなわち臍部より下の疾病によく用いられる．

竜胆瀉肝湯は元来下疳（梅毒潰瘍）の処方であるが，これを四物黄連解毒剤加減と変方したものがわれわれの用いるところのものである．泌尿生殖器病は肝臓の解毒作用を必須とし，腹診上著明な肝経の緊張ないし肝臓腫大を認めるものである．そして，ただ泌尿生殖器病に限らず，肝経の緊張を来す疾患で，つぎに述べる竜胆瀉肝湯証の固有証ともいうべきものを呈するものに竜胆瀉肝湯を応用するのである．

竜胆瀉肝湯証の者はやはり解毒証体質であるから同様に皮膚の色が浅黒い．であるから，青年期以後の男女で，皮膚の色の浅黒い者は多少にかかわらず竜胆瀉肝湯証を持っているものと認めてさしつかえない．
（漢方一貫堂医学　第一編　一貫堂医学の三大証分類ならびにその病理解説　第三章　三大証の病理解説　第三節　解毒証体質）

方意
①下焦の炎症に対して利水しつつ，消炎・鎮痛する．
②温清飲の方意にして，清熱し，血虚を補い，解毒し，下焦の慢性化した諸炎症を改善する．
清下焦湿熱，清肝瀉火

適応病態
①下焦の急性・亜急性の諸炎症．
②青年・壮年期における一貫堂流の解毒証体質（四物黄連解毒を基礎とする薬方によって体質改善をはかる一種の肝機能低下症）あるいは腺病質体質で，下焦に慢性炎症をきたしたもの．
八綱：裏・熱・実（心陽実，肝陽実）
気血津液：血熱，水滞

病位：少陽（胆），厥陰（肝）
有効疾患 ❼ ⓬
臨床所見
脈証：浮緊，沈緊，弦数，沈滑，弦滑数
舌証：舌先端辺縁紅紫色，乾燥，白〜黄膩苔
腹証：腹力充実，腹直筋緊張良好，腹直筋外側辺縁過敏，小腹拘急，瘀血

苓甘姜味辛夏仁湯　　ツ🈁119
出典：金匱要略＜張仲景＞（漢時代）
方剤構成
茯苓　甘草　乾姜　五味子　細辛　半夏　杏仁
＝小青竜湯－（麻黄　桂枝　芍薬）＋（茯苓　杏仁）
原典
青龍湯下已，多唾口燥，寸脉沈，尺脉微，手足厥逆，氣從小腹上衝胸咽，手足痺，其面翕然熱如醉狀，因復下流陰股，小便難，時復冒者，與茯苓桂枝五味甘草湯，治其氣衝．（桂苓五味甘草湯）
（痰飲欬嗽病脉證并治37）
衝氣即低，而反更欬，胸滿者，用桂苓五味甘草湯，去桂加乾薑細辛，以治其欬滿．（苓甘五味薑辛湯）
（痰飲欬嗽病脉證并治38）
欬滿即止，而更復渴，衝氣復發者，以細辛乾薑爲熱藥也．服之當遂渴，而渴反止者，爲支飲也．支飲者，法當冒，冒者必嘔，嘔者復内半夏，以去其水．（桂苓五味甘草去桂加乾薑細辛半夏湯）
（痰飲欬嗽病脉證并治39）
水去嘔止，其人形腫者，加杏仁主之．其證應内麻黄，以其人遂痺，故不内之．若逆而内之者必厥．所以然者，以其人血虚，麻黄發其陽故也．（苓甘五味加薑辛半夏杏仁湯）
（痰飲欬嗽病脉證并治40）
若面熱如醉，此爲胃熱，上衝熏其面，加大黄以利之．（苓甘薑味辛夏仁黄湯）
（痰飲欬嗽病脉證并治41）
方意
裏寒を温め，水滞を利し，鎮咳・去痰する．
温肺化痰，平喘止咳
適応病態
裏水・裏寒で表証がなく，喘鳴・咳嗽・水腫などを発するもの．
八綱：裏・寒・虚実錯雑（肺陽虚）
気血津液：気虚，気逆，水滞

病位：太陰（肺・脾）
有効疾患 ❶ ❷ ❸ ❹ ❻ ㉗
臨床所見
脈証：沈弱，沈弦，滑
舌証：淡白色，湿潤，無〜薄白苔
腹証：腹力軟弱，軽度心下痞，臍上悸，振水音

苓姜朮甘湯　　ツ🈁118
出典：金匱要略＜張仲景＞（漢時代）
方剤構成
茯苓　乾姜　白朮　甘草
原典
腎著之病，其人身體重，腰中冷，如坐水中，形如水狀，反不渴，小便自利，飲食如故，病屬下焦，身勞汗出，衣　一作裏　裏冷濕，久久得之，腰以下冷痛，腹重如帶五千錢，甘薑苓朮湯主之．
（五臟風寒積聚病脉證并治16）
方意
下焦の裏寒を温め，利水する．
袪湿散寒，止痛
適応病態
下焦に裏寒・裏水があり，腰痛・腰冷などをきたすもの．
八綱：裏・寒・虚実錯雑（腎陽虚）
気血津液：気虚，水滞
病位：太陰（脾），少陰（腎）
有効疾患 ⓫
臨床所見
脈証：沈細，沈微
舌証：淡白色，軽度湿潤，無〜薄白苔
腹証：腹力軟弱，臍上悸，振水音

苓桂朮甘湯　　ツ🈁ク39
出典：傷寒論・金匱要略＜張仲景＞（漢時代）
方剤構成
茯苓　桂枝　白朮　甘草
原典
傷寒若吐若下後，心下逆滿，氣上衝胸，起則頭眩，脉沈緊，發汗則動經，身爲振振搖者，茯苓桂枝白朮甘草湯主之．
（辨太陽病脉證并治中37，67）
心下有痰飲，胸脇支滿，目眩，苓桂朮甘湯主之．
（痰飲欬嗽病脉證并治16）
夫短氣有微飲，當從小便去之，苓桂朮甘湯主之，

腎氣丸亦主之．
(痰飲欬嗽病脉證并治17)

方意
胃内と上部の水滞を去り，気の上逆を鎮静する．
温化痰飲，健脾利湿

適応病態
脾胃が虚して生じた胃内停水が気の上逆により上部で動揺するもの．
八綱：裏・寒・虚実錯雑（脾陽虚）
気血津液：気虚，気逆，水滞
病位：太陰（脾）

有効疾患 ❺

臨床所見
脈証：弦滑，沈緊
舌証：淡白〜淡紅色，軽度膨潤，薄白滑苔
腹証：腹力軽度弱，腹壁緊張良好，臍上悸，軽度心下痞，振水音

六味丸（六味腎気丸） ツ❼87

出典：小児薬証直訣＜銭乙＞（宋時代）

方剤構成
熟地黄　山薬　山茱萸　茯苓　沢瀉　牡丹皮

＝八味丸－（桂枝　附子）

原典
地黄圓　補肝腎虚　治肝疳白膜遮睛瀉血失音身瘦瘡疥，又治胃怯不言解頤小兒長大不能行者．專服取効．
(小児薬証直訣　巻之五　藥方)

方意
腎虚を補い，裏の虚熱を清する．
滋補肝腎，清虚熱

適応病態
腎虚にして血虚，津液不足のため，虚熱を呈する状態．
八綱：裏・熱・虚（腎陰虚，肝陰虚）
気血津液：気虚，血虚，津液不足
病位：少陰（腎），厥陰（肝）

有効疾患 ❻ ❼ ❿ ⓫ ⓬ ⓭ ㉕ ㉗ ㉚ ㉛

臨床所見
脈証：沈数，沈細数，弦細数
舌証：紅〜暗紅色，舌体乾燥，無〜薄白苔
腹証：腹力中等度〜軟弱，小腹不仁，小腹拘急

付録① 基本生薬による漢方方剤分類

I 桂枝剤・桂枝湯類

桂枝湯
桂枝　芍薬　生姜　大棗　甘草

桂枝加葛根湯
葛根　桂枝　芍薬　生姜　大棗　甘草

桂枝加黄耆湯
桂枝　芍薬　生姜　大棗　甘草　黄耆

桂枝加朮附湯
桂枝　芍薬　生姜　大棗　甘草　蒼朮　附子

桂枝加苓朮附湯
桂枝　芍薬　生姜　大棗　甘草　茯苓　蒼朮　附子

桂枝加厚朴杏仁湯
桂枝　芍薬　生姜　大棗　甘草　厚朴　杏仁

桂麻各半湯
麻黄　杏仁　甘草　桂枝　芍薬　生姜　大棗

葛根湯
麻黄　葛根　桂枝　芍薬　生姜　大棗　甘草
＝桂枝湯＋（麻黄　葛根）

葛根加朮附湯
麻黄　葛根　桂枝　芍薬　生姜　大棗　甘草　蒼朮　附子

葛根湯加川芎辛夷
麻黄　葛根　桂枝　芍薬　生姜　大棗　甘草　川芎　辛夷

桂枝加竜骨牡蛎湯
桂枝　芍薬　生姜　大棗　甘草　竜骨　牡蛎

桂枝加芍薬湯
桂枝　芍薬　生姜　大棗　甘草

桂枝加芍薬大黄湯
桂枝　芍薬　生姜　大棗　甘草　大黄

小建中湯
桂枝　芍薬　生姜　大棗　甘草　膠飴
＝桂枝加芍薬湯＋膠飴

黄耆建中湯
桂枝　芍薬　生姜　大棗　甘草　膠飴　黄耆
＝桂枝加芍薬湯＋（膠飴　黄耆）
＝小建中湯＋黄耆

当帰建中湯
桂枝　芍薬　生姜　大棗　甘草　（膠飴）　当帰
＝桂枝加芍薬湯＋当帰
＝（小建中湯）＋当帰

五積散
桂枝　芍薬　生姜　大棗　甘草　麻黄　白芷　当帰　川芎　桔梗　陳皮　半夏　茯苓　蒼朮　厚朴　枳実±（乾姜）
＝桂枝湯＋（麻黄　白芷　当帰　川芎　桔梗　陳皮　半夏　茯苓　蒼朮　厚朴　枳実）±（乾姜）

炙甘草湯
桂枝　生姜　大棗　甘草　麦門冬　麻子仁　地黄　人参　阿膠
＝桂枝湯－芍薬＋（麦門冬　麻子仁　地黄　人参　阿膠）

当帰四逆加呉茱萸生姜湯
桂枝　芍薬　生姜　大棗　甘草　当帰　細辛　呉茱萸　木通
＝桂枝湯＋（当帰　細辛　呉茱萸　木通）
＝当帰　桂枝　芍薬　大棗　甘草　細辛　木通　呉茱萸　生姜

付録①

＝当帰四逆湯＋（呉茱萸　生姜）

当帰湯
当帰　黄耆　桂枝　芍薬　甘草　蜀椒　乾姜　人参　半夏　厚朴
＝桂枝湯去生姜大棗＋大建中湯去膠飴＋（当帰　黄耆　半夏　厚朴）

桂芍知母湯
附子　芍薬　白朮　生姜　麻黄　甘草　桂枝　浜防風　知母
＝真武湯－茯苓＋麻黄湯－杏仁＋（浜防風　知母）
＝桂麻各半湯－（杏仁　大棗）＋（附子　白朮　浜防風　知母）

柴胡桂枝湯
柴胡　黄芩　半夏　生姜　大棗　人参　甘草　桂枝　芍薬
＝小柴胡湯合桂枝湯

II 麻黄剤

麻黄湯
麻黄　杏仁　甘草　桂枝

小青竜湯
麻黄　甘草　桂枝　芍薬　半夏　乾姜　細辛　五味子
＝麻黄湯－杏仁＋（芍薬　半夏　乾姜　細辛　五味子）

神秘湯
麻黄　杏仁　甘草　厚朴　紫蘇葉　陳皮　柴胡
＝麻黄湯－桂枝＋（厚朴　紫蘇葉　陳皮　柴胡）

麻杏薏甘湯
麻黄　杏仁　甘草　薏苡仁

薏苡仁湯
麻黄　甘草　桂枝　当帰　芍薬　蒼朮　薏苡仁
＝麻黄湯－杏仁＋（当帰　芍薬　蒼朮　薏苡仁）
＊原方
麻黄　甘草　桂枝　当帰　芍薬　蒼朮　薏苡仁＋生姜

桂麻各半湯
麻黄　杏仁　甘草　桂枝　芍薬　生姜　大棗

葛根湯
麻黄　葛根　桂枝　芍薬　生姜　大棗　甘草
＝桂枝湯＋（麻黄　葛根）

葛根加朮附湯
麻黄　葛根　桂枝　芍薬　生姜　大棗　甘草　蒼朮　附子

葛根湯加川芎辛夷
麻黄　葛根　桂枝　芍薬　生姜　大棗　甘草　川芎　辛夷

麻黄附子細辛湯
麻黄　附子　細辛

麻杏甘石湯
麻黄　杏仁　甘草　石膏

五虎湯
麻黄　杏仁　甘草　石膏　桑白皮
＝麻杏甘石湯＋桑白皮
＊原方
麻黄　杏仁　甘草　石膏　桑白皮＋（細茶　葱白　生姜）

越婢加朮湯
麻黄　甘草　石膏　生姜　大棗　白朮
＝麻杏甘石湯－杏仁＋（生姜　大棗）＋白朮
＝越婢湯＋白朮

防風通聖散
大黄　芒消　甘草　麻黄　石膏　生姜　白朮　当帰　川芎　芍薬　薄荷　連翹　荊芥　防風　黄芩　梔子　滑石　桔梗
＝調胃承気湯合越婢加朮湯去大棗合四物湯去地黄＋（薄荷　連翹　荊芥　防風　黄芩　梔子　滑石　桔梗）

五積散
桂枝　芍薬　生姜　大棗　甘草　麻黄　白芷　当帰　川芎　桔梗　陳皮　半夏　茯苓　蒼朮

乾姜　厚朴　枳実±(乾姜)
＝桂枝湯＋(麻黄　白芷　当帰　川芎　桔梗
陳皮　半夏　茯苓　蒼朮　乾姜　厚朴　枳実)
±(乾姜)

桂芍知母湯
附子　芍薬　白朮　生姜　麻黄　甘草　桂枝
防風　知母
＝真武湯－茯苓＋麻黄湯－杏仁＋(浜防風　知母)
＝桂麻各半湯－(杏仁　大棗)＋(附子　白朮
浜防風　知母)

Ⅲ 柴胡剤

小柴胡湯
柴胡　黄芩　半夏　生姜　大棗　人参　甘草

小柴胡湯加桔梗石膏
柴胡　黄芩　半夏　生姜　大棗　人参　甘草
桔梗　石膏

大柴胡湯
柴胡　黄芩　半夏　生姜　大棗　枳実　芍薬
大黄
＝小柴胡湯－(人参　甘草)＋(枳実　芍薬　大黄)

大柴胡湯去大黄
柴胡　黄芩　半夏　生姜　大棗　枳実　芍薬

柴胡加竜骨牡蛎湯
柴胡　黄芩　半夏　生姜　大棗　人参　桂枝
茯苓　竜骨　牡蛎
＝小柴胡湯－甘草＋(桂枝　茯苓　竜骨　牡蛎)
＊原方
柴胡　黄芩　半夏　生姜　大棗　人参　桂枝
茯苓　竜骨　牡蛎＋鉛丹

柴胡桂枝湯
柴胡　黄芩　半夏　生姜　大棗　人参　甘草
桂枝　芍薬
＝小柴胡湯合桂枝湯

柴胡桂枝乾姜湯
柴胡　黄芩　桂枝　栝楼根　乾姜　牡蛎　甘草

＝小柴胡湯－(半夏　生姜　大棗　人参)＋(桂
枝　栝楼根　乾姜　牡蛎)

四逆散
柴胡　芍薬　枳実　甘草
＝大柴胡湯－(黄芩　半夏　生姜　大棗　大黄)
＋甘草
＝小柴胡湯－(黄芩　半夏　生姜　大棗　人参)
＋(芍薬　枳実)

柴陥湯
柴胡　黄芩　半夏　生姜　大棗　人参　甘草
黄連　栝楼仁
＝小柴胡湯合小陥胸湯

柴朴湯
柴胡　黄芩　半夏　生姜　大棗　人参　甘草
厚朴　茯苓　紫蘇葉
＝小柴胡湯合半夏厚朴湯

柴苓湯
柴胡　黄芩　半夏　生姜　大棗　人参　甘草
沢瀉　茯苓　猪苓　白朮　桂枝
＝小柴胡湯合五苓散
＊別方
柴胡　黄芩　半夏　生姜　大棗　人参　甘草
沢瀉　茯苓　猪苓　白朮　桂枝＋(麦門冬　地
骨皮)

乙字湯
柴胡　黄芩　升麻　当帰　甘草　大黄
＊原方
柴胡　黄芩　升麻　大棗　生姜　甘草　大黄

加味逍遙散
柴胡　芍薬　甘草　白朮　茯苓　当帰　生姜
薄荷　牡丹皮　梔子
＝四逆散－枳実＋(白朮　茯苓　当帰　生姜
薄荷　牡丹皮　梔子)
＝逍遙散＋(牡丹皮　梔子)
＊原方
柴胡　芍薬　甘草　白朮　茯苓　当帰　牡丹皮
梔子

付録①

抑肝散
柴胡　甘草　白朮　茯苓　当帰　川芎　釣藤
＝加味逍遙散−（芍薬　生姜　薄荷　牡丹皮　梔子）＋（川芎　釣藤）

抑肝散加陳皮半夏
柴胡　甘草　白朮　茯苓　当帰　川芎　釣藤　陳皮　半夏

加味帰脾湯
人参　白朮　茯苓　甘草　生姜　大棗　酸棗仁　竜眼　遠志　当帰　黄耆　木香　柴胡　梔子±（牡丹皮）
＝帰脾湯＋（柴胡　梔子）±（牡丹皮）
＊別方
人参　白朮　茯苓　甘草　生姜　大棗　酸棗仁　竜眼　遠志　当帰　黄耆　木香　柴胡　梔子

補中益気湯
人参　白朮　甘草　生姜　大棗　当帰　黄耆　陳皮　升麻　柴胡
＝四君子湯−茯苓＋（当帰　黄耆　陳皮　升麻　柴胡）
＊原方
人参　白朮　甘草　当帰　黄耆　陳皮　升麻　柴胡

荊芥連翹湯
柴胡　黄芩　黄連　黄柏　梔子　当帰　芍薬　川芎　地黄　薄荷　連翹　荊芥　防風　白芷　桔梗　枳実　甘草
＝温清飲＋（柴胡　薄荷　連翹　荊芥　防風　白芷　桔梗　枳殻　甘草）
＝清上防風湯合四物湯＋（柴胡　黄柏）

柴胡清肝湯
柴胡　黄芩　黄連　黄柏　梔子　当帰　芍薬　川芎　地黄　薄荷　連翹　桔梗　牛蒡子　栝楼根　甘草
＝温清飲＋（柴胡　薄荷　連翹　桔梗　牛蒡子　栝楼根　甘草）

滋陰至宝湯
柴胡　知母　地骨皮　薄荷　香附子　芍薬　麦門冬　貝母　陳皮　当帰　白朮　茯苓　甘草
＝逍遙散−生姜＋（知母　地骨皮　香附子　麦門冬　貝母　陳皮）
＊原方
柴胡　知母　地骨皮　薄荷　香附子　芍薬　麦門冬　貝母　陳皮　当帰　白朮　茯苓　甘草＋生姜

神秘湯
麻黄　杏仁　甘草　厚朴　紫蘇葉　陳皮　柴胡
＝麻黄湯−桂枝＋（厚朴　紫蘇葉　陳皮　柴胡）

Ⅳ 陥胸剤

柴陥湯
柴胡　黄芩　半夏　生姜　大棗　人参　甘草　黄連　栝楼仁
＝小柴胡湯合小陥胸湯

木防已湯
防已　石膏　桂枝　人参

防已黄耆湯
防已　黄耆　白朮　甘草　生姜　大棗

Ⅴ 芩連剤・瀉心湯類

三黄瀉心湯
黄芩　黄連　大黄

黄連解毒湯
黄芩　黄連　黄柏　梔子

半夏瀉心湯
黄芩　黄連　乾姜　人参　半夏　大棗　甘草
＝乾参芩連湯＋（半夏　大棗　甘草）

黄連湯
黄連　乾姜　人参　半夏　大棗　甘草　桂枝
＝半夏瀉心湯−黄芩＋桂枝

黄芩湯
黄芩　芍薬　大棗　甘草
＝桂枝湯−（桂枝　生姜）＋黄芩

清上防風湯
黄芩　黄連　梔子　薄荷　連翹　荊芥　防風
白芷　桔梗　川芎　枳実　甘草
＝黄連解毒湯−黄柏＋（薄荷　連翹　荊芥　防風　白芷　桔梗　川芎　枳実　甘草）

温清飲
黄芩　黄連　黄柏　梔子　当帰　川芎　芍薬
地黄
＝黄連解毒湯合四物湯

荊芥連翹湯
柴胡　黄芩　黄連　黄柏　梔子　当帰　芍薬
川芎　地黄　薄荷　連翹　荊芥　防風　白芷
桔梗　枳実　甘草
＝温清飲＋（柴胡　薄荷　連翹　荊芥　防風　白芷　桔梗　枳実　甘草）
＝清上防風湯合四物湯＋（柴胡　黄柏）

柴胡清肝湯
柴胡　黄芩　黄連　黄柏　梔子　当帰　芍薬
川芎　地黄　薄荷　連翹　桔梗　牛蒡子　栝楼根　甘草
＝温清飲＋（柴胡　薄荷　連翹　桔梗　牛蒡子　栝楼根　甘草）

三物黄芩湯
黄芩　苦参　乾地黄

女神散
人参　白朮　甘草　黄芩　黄連　当帰　川芎　桂枝　香附子　檳榔子　木香　丁香　大黄
＝人参湯−乾姜＋（黄芩　黄連　当帰　川芎　桂枝　香附子　檳榔子　木香　丁香　大黄）
＝苓桂朮甘湯−茯苓＋（人参　黄芩　黄連　当帰　川芎　桂枝　香附子　檳榔子　木香　丁香　大黄）

辛夷清肺湯
辛夷　枇杷葉　麦門冬　知母　百合　升麻　石膏　黄芩　梔子
＊原方
辛夷　枇杷葉　麦門冬　知母　百合　升麻　石膏　黄芩　梔子＋甘草

清肺湯
麦門冬　天門冬　貝母　桑白皮　桔梗　陳皮
杏仁　五味子　竹筎　黄芩　梔子　茯苓　当帰
生姜　大棗　甘草
＊原方
麦門冬　天門冬　貝母　桑白皮　桔梗　陳皮
杏仁　五味子　黄芩　梔子　茯苓　当帰　生姜
大棗　甘草

五淋散
①黄芩　梔子　芍薬　甘草　茯苓　当帰
②黄芩　梔子　芍薬　甘草　茯苓　当帰　地黄
沢瀉　木通　車前子　滑石
＝黄連解毒湯−（黄連　黄柏）＋（芍薬　甘草　茯苓　当帰）＋（地黄　沢瀉　木通　車前子　滑石）
＊別方
梔子　芍薬　甘草　茯苓　当帰

竜胆瀉肝湯
竜胆　黄芩　梔子　車前子　沢瀉　木通　当帰
地黄　甘草

Ⅵ 梔子剤

茵蔯蒿湯
茵蔯蒿　梔子　大黄

梔子柏皮湯
梔子　黄柏　甘草
＝黄連解毒湯−（黄芩　黄連）＋甘草

防風通聖散
大黄　芒消　甘草　麻黄　石膏　生姜　白朮
当帰　川芎　芍薬　薄荷　連翹　荊芥　防風
黄芩　梔子　滑石　桔梗
＝調胃承気湯合越婢加朮湯去大棗合四物湯去地黄＋（薄荷　連翹　荊芥　防風　黄芩　梔子　滑石　桔梗）

辛夷清肺湯
辛夷　枇杷葉　麦門冬　知母　百合　升麻　石膏　黄芩　梔子
＊原方
辛夷　枇杷葉　麦門冬　知母　百合　升麻　石

付録①

膏　黄芩　梔子＋甘草

Ⅶ 大黄剤・承気湯類

大黄甘草湯
大黄　甘草

調胃承気湯
大黄　芒消　甘草
＝大黄甘草湯＋芒消

大承気湯
大黄　芒消　枳実　厚朴
＝調胃承気湯－甘草＋（枳実　厚朴）

桃核承気湯
大黄　芒消　甘草　桃仁　桂枝
＝調胃承気湯＋（桃仁　桂枝）

大黄牡丹皮湯
大黄　芒消　牡丹皮　桃仁　冬瓜子
＝調胃承気湯－甘草＋（牡丹皮　桃仁　冬瓜子）

通導散
大黄　芒消　枳実　厚朴　甘草　当帰　紅花
蘇木　木通　陳皮
＝大承気湯＋（甘草　当帰　紅花　蘇木　木通
陳皮）

防風通聖散
大黄　芒消　甘草　麻黄　石膏　生姜　白朮
当帰　川芎　芍薬　薄荷　連翹　荊芥　防風
黄芩　梔子　滑石　桔梗
＝調胃承気湯合越婢加朮湯去大棗合四物湯去地黄
＋（薄荷　連翹　荊芥　防風　黄芩　梔子　滑
石　桔梗）

潤腸湯
大黄　枳実　厚朴　麻子仁　杏仁　桃仁　当帰
地黄　黄芩　甘草
＝大承気湯－芒消＋（麻子仁　杏仁　桃仁　当
帰　地黄　黄芩　甘草）

麻子仁丸
大黄　枳実　厚朴　麻子仁　杏仁　芍薬
＝大承気湯－芒消＋（麻子仁　杏仁　芍薬）

Ⅷ 石膏剤

桔梗石膏
桔梗　石膏

白虎加人参湯
知母　粳米　甘草　石膏　人参
＝麻杏甘石湯－（麻黄　杏仁）＋（知母　粳米）
＋人参
＝白虎湯＋人参

麻杏甘石湯
麻黄　杏仁　甘草　石膏

五虎湯
麻黄　杏仁　甘草　石膏　桑白皮
＝麻杏甘石湯＋桑白皮
＊原方
麻黄　杏仁　甘草　石膏　桑白皮＋（細茶　葱
白　生姜）

越婢加朮湯
麻黄　甘草　石膏　生姜　大棗　白朮
＝麻杏甘石湯－杏仁＋（生姜　大棗）＋白朮
＝越婢湯＋白朮

消風散
荊芥　防風　牛蒡子　蒼朮　蝉退　苦参　知母
木通　当帰　地黄　石膏　胡麻　甘草
＝白虎湯－粳米＋（荊芥　防風　牛蒡子　蒼朮
蝉退　苦参　木通　当帰　地黄　胡麻）

釣藤散
甘草　石膏　人参　半夏　麦門冬　釣藤　菊花
防風　陳皮　茯苓　生姜
＝白虎加人参湯－（知母　粳米）＋（半夏　麦門
冬　釣藤　菊花　防風　陳皮　茯苓　生姜）

防風通聖散
大黄　芒消　甘草　麻黄　石膏　生姜　白朮

当帰　川芎　芍薬　薄荷　連翹　荊芥　防風　黄芩　梔子　滑石　桔梗
＝調胃承気湯合越婢加朮湯去大棗合四物湯去地黄
＋（薄荷　連翹　荊芥　防風　黄芩　梔子　滑石　桔梗）

辛夷清肺湯
辛夷　枇杷葉　麦門冬　知母　百合　升麻　石膏　黄芩　梔子
＊原方
辛夷　枇杷葉　麦門冬　知母　百合　升麻　石膏　黄芩　梔子＋甘草

IX 半夏剤

麦門冬湯
麦門冬　半夏　人参　大棗　粳米　甘草

小半夏加茯苓湯
半夏　生姜　茯苓

二陳湯
半夏　生姜　茯苓　陳皮　甘草
＝小半夏加茯苓湯＋（陳皮　甘草）

竹筎温胆湯
半夏　生姜　茯苓　陳皮　甘草　竹筎　枳実　柴胡　麦門冬　桔梗　香附子　人参　黄連
＝二陳湯＋（竹筎　枳実　柴胡　麦門冬　桔梗　香附子　人参　黄連）
＝温胆湯＋（柴胡　麦門冬　桔梗　香附子　人参　黄連）
＊原方
半夏　生姜　茯苓　陳皮　甘草　竹筎　枳実　柴胡　麦門冬　桔梗　香附子　人参　黄連＋大棗

半夏厚朴湯
半夏　厚朴　茯苓　生姜　紫蘇葉
＝小半夏加茯苓湯＋（厚朴　紫蘇葉）

柴朴湯
柴胡　黄芩　半夏　生姜　大棗　人参　甘草　厚朴　茯苓　紫蘇葉
＝小柴胡湯合半夏厚朴湯

二朮湯
半夏　生姜　茯苓　陳皮　甘草　白朮　蒼朮　香附子　羌活　威霊仙　天南星　黄芩
＝二陳湯＋（白朮　蒼朮　香附子　羌活　威霊仙　天南星　黄芩）

X 茯苓剤

五苓散
沢瀉　茯苓　猪苓　白朮　桂枝

茵蔯五苓散
茵蔯蒿　沢瀉　茯苓　猪苓　白朮　桂枝

四苓湯
沢瀉　茯苓　猪苓　白朮

猪苓湯
沢瀉　茯苓　猪苓　阿膠　滑石
＝五苓散－（白朮　桂枝）＋（阿膠　滑石）

猪苓湯合四物湯
沢瀉　茯苓　猪苓　阿膠　滑石　当帰　川芎　芍薬　地黄

柴苓湯
柴胡　黄芩　半夏　生姜　大棗　人参　甘草　沢瀉　茯苓　猪苓　白朮　桂枝
＝小柴胡湯合五苓散
＊別方
柴胡　黄芩　半夏　生姜　大棗　人参　甘草　沢瀉　茯苓　猪苓　白朮　桂枝＋（麦門冬　地骨皮）

六味丸（六味腎気丸）
熟地黄　山薬　山茱萸　茯苓　沢瀉　牡丹皮
＝八味丸－（桂枝　附子）

八味地黄丸（八味丸）
熟地黄　山薬　山茱萸　茯苓　沢瀉　牡丹皮　桂枝　附子
＝六味丸＋（桂枝　附子）

牛車腎気丸
熟地黄　山薬　山茱萸　茯苓　沢瀉　牡丹皮
桂枝　附子　牛膝　車前子
＝八味地黄丸＋(牛膝　車前子)

胃苓湯
生姜　大棗　甘草　厚朴　蒼朮　陳皮　沢瀉
茯苓　猪苓　白朮　桂枝±(縮砂　黄連　芍薬)
＝平胃散合五苓散±(縮砂　黄連　芍薬)
＊原方
生姜　大棗　甘草　厚朴　蒼朮　陳皮　沢瀉　茯苓　猪苓　白朮　桂枝
＊別方
生姜　大棗　甘草　厚朴　蒼朮　陳皮　沢瀉
茯苓　猪苓　白朮　桂枝＋芍薬

苓桂朮甘湯
茯苓　桂枝　白朮　甘草

苓姜朮甘湯
茯苓　乾姜　白朮　甘草

苓甘姜味辛夏仁湯
茯苓　甘草　乾姜　五味子　細辛　半夏　杏仁
＝小青竜湯－(麻黄　桂枝　芍薬)＋(茯苓　杏仁)

当帰芍薬散
当帰　川芎　芍薬　白朮　沢瀉　茯苓
＝四物湯－地黄＋四苓湯－猪苓

当帰芍薬散加附子
当帰　川芎　芍薬　白朮　沢瀉　茯苓　附子
＝四物湯－地黄＋四苓湯－猪苓＋附子

XI　四君子湯類

四君子湯
人参　白朮　茯苓　甘草　生姜　大棗
＝人参湯－乾姜＋茯苓＋(生姜　大棗)
＊原方
人参　白朮　茯苓　甘草

六君子湯
人参　白朮　茯苓　甘草　陳皮　半夏　生姜
大棗
＝四君子湯＋(陳皮　半夏)
＝四君子湯合二陳湯

啓脾湯
人参　白朮　茯苓　甘草　陳皮　沢瀉　山査子
蓮肉　山薬
＝四君子湯－(生姜　大棗)＋(陳皮　沢瀉　山査子　蓮肉　山薬)
＝六君子湯－(生姜　大棗　半夏)＋(沢瀉　山査子　蓮肉　山薬)

茯苓飲
人参　白朮　生姜　茯苓　陳皮　枳実
＝人参湯－(乾姜　甘草)＋(生姜　茯苓　陳皮　枳実)
＝四君子湯－(甘草　大棗)＋(陳皮　枳実)

茯苓飲合半夏厚朴湯
人参　白朮　生姜　茯苓　陳皮　枳実　半夏
厚朴　(茯苓　生姜)　紫蘇葉

半夏白朮天麻湯
半夏　白朮　茯苓　人参　陳皮　生姜　天麻
麦芽　神曲　黄耆　黄柏　沢瀉　乾姜
＝六君子湯－(大棗　甘草)＋(天麻　麦芽　神曲　黄耆　黄柏　沢瀉　乾姜)
＊原方
半夏　白朮　茯苓　人参　陳皮　天麻　麦芽・神曲　黄耆　黄柏　沢瀉　乾姜

帰脾湯
人参　白朮　茯苓　甘草　生姜　大棗　酸棗仁
竜眼肉　遠志　当帰　黄耆　木香
＝四君子湯＋(酸棗仁　竜眼肉　遠志　当帰　黄耆　木香)

加味帰脾湯
人参　白朮　茯苓　甘草　生姜　大棗　酸棗仁
竜眼肉　遠志　当帰　黄耆　木香　柴胡　梔子
±(牡丹皮)
＝帰脾湯＋(柴胡　梔子)±(牡丹皮)
＊別方
人参　白朮　茯苓　甘草　生姜　大棗　酸棗仁

竜眼肉　遠志　当帰　黄耆　木香　柴胡　梔子

補中益気湯

人参　白朮　甘草　生姜　大棗　当帰　黄耆　陳皮　升麻　柴胡

＝四君子湯－茯苓＋（当帰　黄耆　陳皮　升麻　柴胡）

＊原方

人参　白朮　甘草　当帰　黄耆　陳皮　升麻　柴胡

清暑益気湯

人参　白朮　甘草　当帰　黄耆　陳皮　麦門冬　五味子　黄柏

＝補中益気湯－（生姜　大棗　升麻　柴胡）＋（麦門冬　五味子　黄柏）

＊原方

人参　白朮　甘草　当帰　黄耆　陳皮　麦門冬　五味子　黄柏＋（生姜　大棗）

＊別方

人参　白朮　甘草　当帰　黄耆　陳皮　麦門冬　五味子　黄柏＋（生姜　大棗）＋（升麻　葛根　沢瀉　蒼朮　神麹　青皮）

清心蓮子飲

人参　茯苓　甘草　蓮肉　黄芩　黄耆　麦門冬　地骨皮　車前子

＝四君子湯－（白朮　生姜　大棗）＋（蓮肉　黄芩　黄耆　麦門冬　地骨皮　車前子）

参蘇飲

人参　茯苓　甘草　半夏　陳皮　生姜　大棗　紫蘇葉　葛根　前胡　桔梗　木香　枳実

＝六君子湯－白朮＋（紫蘇葉　葛根　前胡　桔梗　木香　枳実）

＊別方

人参　茯苓　甘草　半夏　陳皮　生姜　大棗　紫蘇葉　前胡　桔梗　木香　枳実

女神散

人参　白朮　甘草　黄芩　黄連　当帰　川芎　桂枝　香附子　檳榔子　木香　丁香　大黄

＝人参湯－乾姜＋（黄芩　黄連　当帰　川芎　桂枝　香附子　檳榔子　木香　丁香　大黄）

＝苓桂朮甘湯－茯苓＋（人参　黄芩　黄連　当帰　川芎　桂枝　香附子　檳榔子　木香　丁香　大黄）

十全大補湯

当帰　川芎　芍薬　熟地黄　人参　白朮　茯苓　甘草　桂枝　黄耆

＝四物湯＋四君子湯－（生姜　大棗）＋（桂枝　黄耆）

＝八珍湯＋（桂枝　黄耆）

＊原方

当帰　川芎　芍薬　熟地黄　人参　白朮　茯苓　甘草　桂枝　黄耆＋（生姜　大棗）

人参養栄湯

当帰　芍薬　熟地黄　人参　白朮　茯苓　甘草　桂枝　黄耆　陳皮　遠志　五味子

＝四物湯－川芎＋四君子湯－（生姜　大棗）＋（陳皮　遠志　五味子）

＝十全大補湯－川芎＋（陳皮　遠志　五味子）

大防風湯

当帰　川芎　芍薬　熟地黄　人参　白朮　甘草　乾姜　大棗　黄耆　防風　羌活　牛膝　杜仲　附子

＝四物湯＋四君子湯－茯苓－生姜＋乾姜＋（黄耆　防風　羌活　牛膝　杜仲　附子）

＝十全大補湯－（生姜　茯苓　桂枝）＋乾姜＋（大棗　防風　羌活　牛膝　杜仲　附子）

XII 芎帰剤・四物湯類

加味逍遙散

柴胡　芍薬　甘草　白朮　茯苓　当帰　生姜　薄荷　牡丹皮　梔子

＝四逆散－枳実＋（白朮　茯苓　当帰　生姜　薄荷　牡丹皮　梔子）

＝逍遙散＋（牡丹皮　梔子）

＊原方

柴胡　芍薬　甘草　白朮　茯苓　当帰　牡丹皮　梔子

抑肝散

柴胡　甘草　白朮　茯苓　当帰　川芎　釣藤

付録①

= 加味逍遙散 − (芍薬　生姜　薄荷　牡丹皮　梔子) + (川芎　釣藤)

抑肝散加陳皮半夏
柴胡　甘草　白朮　茯苓　当帰　川芎　釣藤　陳皮　半夏

温清飲
黄芩　黄連　黄柏　梔子　当帰　川芎　芍薬　地黄
= 黄連解毒湯合四物湯

荊芥連翹湯
柴胡　黄芩　黄連　黄柏　梔子　当帰　芍薬　川芎　地黄　薄荷　連翹　荊芥　防風　白芷　桔梗　枳実　甘草
= 温清飲 + (柴胡　薄荷　連翹　荊芥　防風　白芷　桔梗　枳実　甘草)
= 清上防風湯合四物湯 + (柴胡　黄柏)

柴胡清肝湯
柴胡　黄芩　黄連　黄柏　梔子　当帰　芍薬　川芎　地黄　薄荷　連翹　桔梗　牛蒡子　栝楼根　甘草
= 温清飲 + (柴胡　薄荷　連翹　桔梗　牛蒡子　栝楼根　甘草)

防風通聖散
大黄　芒消　甘草　麻黄　石膏　生姜　白朮　当帰　川芎　芍薬　薄荷　連翹　荊芥　防風　黄芩　梔子　滑石　桔梗
= 調胃承気湯合越婢加朮湯去大棗合四物湯去地黄 + (薄荷　連翹　荊芥　防風　黄芩　梔子　滑石　桔梗)

五積散
桂枝　芍薬　生姜　大棗　甘草　麻黄　白芷　当帰　川芎　桔梗　陳皮　半夏　茯苓　蒼朮　厚朴　枳実 ± (乾姜)
= 桂枝湯 + (麻黄　白芷　当帰　川芎　桔梗　陳皮　半夏　茯苓　蒼朮　厚朴　枳実) ± (乾姜)

四物湯
当帰　川芎　芍薬　熟地黄

当帰芍薬散
当帰　川芎　芍薬　白朮　沢瀉　茯苓
= 四物湯 − 地黄 + 四苓湯 − 猪苓

当帰芍薬散加附子
当帰　川芎　芍薬　白朮　沢瀉　茯苓　附子
= 四物湯 − 地黄 + 四苓湯 − 猪苓 + 附子

十全大補湯
当帰　川芎　芍薬　熟地黄　人参　白朮　茯苓　甘草　桂枝　黄耆
= 四物湯 + 四君子湯 − (生姜　大棗) + (桂枝　黄耆)
= 八珍湯 + (桂枝　黄耆)

人参養栄湯
当帰　芍薬　熟地黄　人参　白朮　茯苓　甘草　桂枝　黄耆　陳皮　遠志　五味子
= 四物湯 − 川芎 + 四君子湯 − (生姜　大棗) + (陳皮　遠志　五味子)
= 十全大補湯 − 川芎 + (陳皮　遠志　五味子)

芎帰膠艾湯
当帰　川芎　芍薬　熟地黄　艾葉　甘草　阿膠
= 四物湯 + (艾葉　甘草　阿膠)

芎帰調血飲
当帰　川芎　熟地黄　白朮　茯苓　甘草　生姜　大棗　陳皮　香附子　烏薬　益母草　牡丹皮
= 四物湯 − 芍薬 + 四君子湯 − 人参 + (陳皮　香附子　烏薬　益母草　牡丹皮)
*原方
当帰　川芎　熟地黄　白朮　茯苓　甘草　生姜　大棗　陳皮　香附子　烏薬　益母草　牡丹皮 + 乾姜

七物降下湯
当帰　川芎　芍薬　熟地黄　釣藤　黄耆　黄柏
= 四物湯 + (釣藤　黄耆　黄柏)

疎経活血湯
当帰　川芎　芍薬　熟地黄　白朮　茯苓　甘草　防風　羌活　牛膝　威霊仙　白芷　防已　桃仁　竜胆　生姜　陳皮

基本生薬による漢方方剤分類

＝四物湯＋（白朮　茯苓　甘草　防風　羌活　牛膝　威霊仙　白芷　防已　桃仁　竜胆　生姜　陳皮）
＊別方
当帰　川芎　芍薬　熟地黄　白朮　茯苓　甘草　防風　羌活　牛膝　威霊仙　白芷　防已　桃仁　竜胆　陳皮

大防風湯
当帰　川芎　芍薬　熟地黄　人参　白朮　甘草　乾姜　大棗　黄耆　防風　羌活　牛膝　杜仲　附子
＝四物湯＋四君子湯－茯苓－生姜＋乾姜＋（黄耆　防風　羌活　牛膝　杜仲　附子）
＝十全大補湯－（生姜　茯苓　桂枝）＋乾姜＋（大棗　防風　羌活　牛膝　杜仲　附子）

温経湯
当帰　川芎　芍薬　人参　麦門冬　半夏　桂枝　生姜　呉茱萸　甘草　牡丹皮　阿膠
＝四物湯－地黄＋（人参　麦門冬　半夏　桂枝　生姜　呉茱萸　甘草　牡丹皮　阿膠）

当帰飲子
当帰　川芎　芍薬　熟地黄　荊芥　防風　蒺藜子　黄耆　何首烏　甘草
＝四物湯＋（荊芥　防風　蒺藜子　黄耆　何首烏　甘草）
＊原方
当帰　川芎　芍薬　熟地黄　荊芥　防風　蒺藜子　黄耆　何首烏　甘草＋生姜

女神散
人参　白朮　甘草　黄芩　黄連　当帰　川芎　桂枝　香附子　檳榔子　木香　丁香　大黄
＝人参湯－乾姜＋（黄芩　黄連　当帰　川芎　桂枝　香附子　檳榔子　木香　丁香　大黄）
＝苓桂朮甘湯－茯苓＋（人参　黄芩　黄連　当帰　川芎　桂枝　香附子　檳榔子　木香　丁香　大黄）

滋陰降火湯
当帰　芍薬　地黄　麦門冬　天門冬　陳皮　知母　黄柏　白朮　甘草

＝四物湯－川芎＋（麦門冬　天門冬　陳皮　知母　黄柏　白朮　甘草）
＊原方
当帰　芍薬　地黄　麦門冬　天門冬　陳皮　知母　黄柏　白朮　甘草＋（生姜　大棗）

滋陰至宝湯
柴胡　知母　地骨皮　薄荷　香附子　芍薬　麦門冬　貝母　陳皮　当帰　白朮　茯苓　甘草
＝逍遙散－生姜＋（知母　地骨皮　香附子　麦門冬　貝母　陳皮）
＊原方
柴胡　知母　地骨皮　薄荷　香附子　芍薬　麦門冬　貝母　陳皮　当帰　白朮　茯苓　甘草＋生姜

XIII 桃仁剤

桃核承気湯
大黄　芒消　甘草　桃仁　桂枝
＝調胃承気湯＋（桃仁　桂枝）

大黄牡丹皮湯
大黄　芒消　牡丹皮　桃仁　冬瓜子
＝調胃承気湯－甘草＋（牡丹皮　桃仁　冬瓜子）

腸癰湯
薏苡仁　牡丹皮　桃仁　冬瓜子
＝大黄牡丹皮湯－（大黄　芒消）＋薏苡仁

桂枝茯苓丸
桂枝　芍薬　茯苓　桃仁　牡丹皮
＝桂枝湯－（生姜　大棗　甘草）＋（茯苓　桃仁　牡丹皮）

桂枝茯苓丸加薏苡仁
桂枝　芍薬　茯苓　桃仁　牡丹皮　薏苡仁

XIV 乾姜剤

大建中湯
蜀椒　乾姜　人参　膠飴

人参湯
人参　白朮　乾姜　甘草

241

付録①

桂枝人参湯
桂枝　人参　白朮　乾姜　甘草

附子理中湯
人参　白朮　乾姜　甘草　附子

当帰湯
当帰　黄耆　桂枝　芍薬　甘草　蜀椒　乾姜
人参　半夏　厚朴
＝桂枝湯去生姜大棗＋大建中湯去膠飴＋(当帰
黄耆　半夏　厚朴)

柴胡桂枝乾姜湯
柴胡　黄芩　桂枝　栝楼根　乾姜　牡蛎　甘草
＝小柴胡湯－(半夏　生姜　大棗　人参)＋(桂
枝　栝楼根　乾姜　牡蛎)

半夏瀉心湯
黄芩　黄連　乾姜　人参　半夏　大棗　甘草
＝乾参芩連湯＋(半夏　大棗　甘草)

黄連湯
黄連　乾姜　人参　半夏　大棗　甘草　桂枝
＝半夏瀉心湯－黄芩＋桂枝

半夏白朮天麻湯
半夏　白朮　茯苓　人参　陳皮　生姜　天麻
麦芽　神曲　黄耆　黄柏　沢瀉　乾姜
＝六君子湯－(大棗　甘草)＋(天麻　麦芽　神
曲　黄耆　黄柏　沢瀉　乾姜)
＊原方
半夏　白朮　茯苓　人参　陳皮　天麻　麦芽
神曲　黄耆　黄柏　沢瀉　乾姜

XV 附子剤

附子理中湯
人参　白朮　乾姜　甘草　附子

真武湯
附子　芍薬　白朮　茯苓　生姜

桂芍知母湯
附子　芍薬　白朮　生姜　麻黄　甘草　桂枝
浜防風　知母
＝真武湯－茯苓＋麻黄湯－杏仁＋(浜防風　知母)
＝桂麻各半湯－(杏仁　大棗)＋(附子　白朮
浜防風　知母)

八味地黄丸(八味丸)
熟地黄　山薬　山茱萸　茯苓　沢瀉　牡丹皮
桂枝　附子
＝六味丸＋(桂枝　附子)

牛車腎気丸
熟地黄　山薬　山茱萸　茯苓　沢瀉　牡丹皮
桂枝　附子　牛膝　車前子
＝八味地黄丸＋(牛膝　車前子)

桂枝加朮附湯
桂枝　芍薬　生姜　大棗　甘草　蒼朮　附子

桂枝加苓朮附湯
桂枝　芍薬　生姜　大棗　甘草　茯苓　蒼朮
附子

葛根加朮附湯
麻黄　葛根　桂枝　芍薬　生姜　大棗　甘草
蒼朮　附子

麻黄附子細辛湯
麻黄　附子　細辛

当帰芍薬散加附子
当帰　川芎　芍薬　白朮　沢瀉　茯苓　附子
＝四物湯－地黄＋四苓湯－猪苓＋附子

大防風湯
当帰　川芎　芍薬　熟地黄　人参　白朮　甘草
乾姜　大棗　黄耆　防風　羌活　牛膝　杜仲
附子
＝四物湯＋四君子湯－茯苓－生姜＋乾姜＋(黄
耆　防風　羌活　牛膝　杜仲　附子)
＝十全大補湯－(生姜　茯苓　桂枝)＋乾姜＋
(大棗　防風　羌活　牛膝　杜仲　附子)

芍薬甘草附子湯
芍薬　甘草　附子

242

XVI 甘草剤

甘麦大棗湯
甘草　小麦　大棗

甘草湯
甘草

芍薬甘草湯
芍薬　甘草

芍薬甘草附子湯
芍薬　甘草　附子

桔梗湯
桔梗　甘草

排膿散合排膿湯（排膿散及湯）
桔梗　甘草　生姜　大棗　枳実　芍薬

XVII その他

香蘇散
香附子　紫蘇葉　陳皮　生姜　甘草
＊原方
香附子　紫蘇葉　陳皮　甘草

十味敗毒湯
荊芥　防風　独活　樸樕　桔梗　川芎　生姜　茯苓　柴胡　甘草

治打撲一方
桂枝　甘草　川芎　丁子　樸樕　大黄　川骨

川芎茶調散
川芎　荊芥　防風　薄荷　香附子　白芷　羌活　細茶　甘草

治頭瘡一方
荊芥　防風　連翹　蒼朮　忍冬　川芎　紅花　甘草　大黄

升麻葛根湯
葛根　升麻　芍薬　生姜　甘草
＝葛根湯－（麻黄　桂枝　大棗）＋升麻
＊原方
葛根　升麻　芍薬　甘草

酸棗仁湯
酸棗仁　知母　川芎　茯苓　甘草

平胃散
生姜　大棗　甘草　厚朴　蒼朮　陳皮
＝桂枝湯－（桂枝　芍薬）＋（厚朴　蒼朮　陳皮）
＊別方
生姜　大棗　甘草　厚朴　蒼朮　陳皮＋（人参　茯苓）

安中散
桂枝　甘草　延胡索　良姜　牡蛎　縮砂　茴香
±（茯苓）
＊原方
桂枝　甘草　延胡索　良姜　牡蛎　茴香＋乾姜

呉茱萸湯
呉茱萸　人参　生姜　大棗

九味檳榔湯
檳榔子　厚朴　桂枝　紫蘇葉　橘皮　生姜　甘草　木香　大黄　呉茱萸　茯苓
＝香蘇散－香附子－陳皮＋橘皮＋（檳榔子　厚朴　桂枝　木香　大黄　呉茱萸　茯苓）

立効散
細辛　升麻　防風　竜胆　甘草

紫雲膏
紫根　当帰　胡麻油　蜜蝋　豚脂

付録 ② 表裏・寒熱に基づく漢方方剤分類

I 表寒証用方剤

桂枝湯
桂枝　芍薬　生姜　大棗　甘草

桂枝加黄耆湯
桂枝　芍薬　生姜　大棗　甘草　黄耆

桂枝加朮附湯
桂枝　芍薬　生姜　大棗　甘草　蒼朮　附子

桂枝加苓朮附湯
桂枝　芍薬　生姜　大棗　甘草　茯苓　蒼朮　附子

桂枝加厚朴杏仁湯
桂枝　芍薬　生姜　大棗　甘草　厚朴　杏仁

麻黄湯
麻黄　杏仁　甘草　桂枝

小青竜湯
麻黄　甘草　桂枝　芍薬　半夏　乾姜　細辛　五味子
＝麻黄湯−杏仁＋（芍薬　半夏　乾姜　細辛　五味子）

神秘湯
麻黄　杏仁　甘草　厚朴　紫蘇葉　陳皮　柴胡
＝麻黄湯−桂枝＋（厚朴　紫蘇葉　陳皮　柴胡）

麻杏薏甘湯
麻黄　杏仁　甘草　薏苡仁

薏苡仁湯
麻黄　甘草　桂枝　当帰　芍薬　蒼朮　薏苡仁
＝麻黄湯−杏仁＋（当帰　芍薬　蒼朮　薏苡仁）
＊原方
麻黄　甘草　桂枝　当帰　芍薬　蒼朮　薏苡仁

＋生姜

桂麻各半湯
麻黄　杏仁　甘草　桂枝　芍薬　生姜　大棗

葛根湯
麻黄　葛根　桂枝　芍薬　生姜　大棗　甘草
＝桂枝湯＋（麻黄　葛根）

桂枝加葛根湯
葛根　桂枝　芍薬　生姜　大棗　甘草

葛根加朮附湯
麻黄　葛根　桂枝　芍薬　生姜　大棗　甘草　蒼朮　附子

葛根湯加川芎辛夷
麻黄　葛根　桂枝　芍薬　生姜　大棗　甘草　川芎　辛夷

麻黄附子細辛湯
麻黄　附子　細辛

香蘇散
香附子　紫蘇葉　陳皮　生姜　甘草
＊原方
香附子　紫蘇葉　陳皮　甘草

参蘇飲
人参　茯苓　甘草　半夏　陳皮　生姜　大棗　紫蘇葉　葛根　前胡　桔梗　木香　枳実
＝六君子湯−白朮＋（紫蘇葉　葛根　前胡　桔梗　木香　枳実）
＊別方
人参　茯苓　甘草　半夏　陳皮　生姜　大棗　紫蘇葉　前胡　桔梗　木香　枳実

十味敗毒湯
荊芥　防風　独活　樸樕　桔梗　川芎　生姜

245

付録②

茯苓　柴胡　甘草

治打撲一方
桂枝　甘草　川芎　丁子　樸樕　大黄　川骨

川芎茶調散
川芎　荊芥　防風　薄荷　香附子　白芷　羌活
細茶　甘草

II 表熱証用方剤

麻杏甘石湯
麻黄　杏仁　甘草　石膏

五虎湯
麻黄　杏仁　甘草　石膏　桑白皮
＝麻杏甘石湯＋桑白皮
＊原方
麻黄　杏仁　甘草　石膏　桑白皮＋（細茶　葱白　生姜）

越婢加朮湯
麻黄　甘草　石膏　生姜　大棗　白朮
＝麻杏甘石湯－杏仁＋（生姜　大棗）＋白朮
＝越婢湯＋白朮

白虎加人参湯
知母　粳米　甘草　石膏　人参
＝麻杏甘石湯－（麻黄　杏仁）＋（知母　粳米）＋人参
＝白虎湯＋人参

消風散
荊芥　防風　牛蒡子　蒼朮　蝉退　苦参　知母
木通　当帰　地黄　石膏　胡麻　甘草
＝白虎湯－粳米＋（荊芥　防風　牛蒡子　蒼朮　蝉退　苦参　木通　当帰　地黄　胡麻）

治頭瘡一方
荊芥　防風　連翹　蒼朮　忍冬　川芎　紅花
甘草　大黄

升麻葛根湯
葛根　升麻　芍薬　生姜　甘草

＝葛根湯－（麻黄　桂枝　大棗）＋升麻
＊原方
葛根　升麻　芍薬　甘草

辛夷清肺湯
辛夷　枇杷葉　麦門冬　知母　百合　升麻　石膏　黄芩　梔子
＊原方
辛夷　枇杷葉　麦門冬　知母　百合　升麻　石膏　黄芩　梔子＋甘草

III 裏熱証用方剤
❶ 柴胡剤とその関連方剤
小柴胡湯
柴胡　黄芩　半夏　生姜　大棗　人参　甘草

小柴胡湯加桔梗石膏
柴胡　黄芩　半夏　生姜　大棗　人参　甘草
桔梗　石膏

大柴胡湯
柴胡　黄芩　半夏　生姜　大棗　枳実　芍薬
大黄
＝小柴胡湯－（人参　甘草）＋（枳実　芍薬　大黄）

大柴胡湯去大黄
柴胡　黄芩　半夏　生姜　大棗　枳実　芍薬

柴胡加竜骨牡蛎湯
柴胡　黄芩　半夏　生姜　大棗　人参　桂枝
茯苓　竜骨　牡蛎
＝小柴胡湯－甘草＋（桂枝　茯苓　竜骨　牡蛎）
＊原方
柴胡　黄芩　半夏　生姜　大棗　人参　桂枝
茯苓　竜骨　牡蛎＋鉛丹

柴胡桂枝湯
柴胡　黄芩　半夏　生姜　大棗　人参　甘草
桂枝　芍薬
＝小柴胡湯合桂枝湯

柴胡桂枝乾姜湯
柴胡　黄芩　桂枝　栝楼根　乾姜　牡蛎　甘草
＝小柴胡湯－（半夏　生姜　大棗　人参）＋（桂枝　栝楼根　乾姜　牡蛎）

柴陥湯
柴胡　黄芩　半夏　生姜　大棗　人参　甘草　黄連　栝楼仁
＝小柴胡湯合小陥胸湯

柴朴湯
柴胡　黄芩　半夏　生姜　大棗　人参　甘草　厚朴　茯苓　紫蘇葉
＝小柴胡湯合半夏厚朴湯

柴苓湯
柴胡　黄芩　半夏　生姜　大棗　人参　甘草　沢瀉　茯苓　猪苓　白朮　桂枝
＝小柴胡湯合五苓散
＊別方
柴胡　黄芩　半夏　生姜　大棗　人参　甘草　沢瀉　茯苓　猪苓　白朮　桂枝＋（麦門冬　地骨皮）

乙字湯
柴胡　黄芩　升麻　当帰　甘草　大黄
＊原方
柴胡　黄芩　升麻　大棗　生姜　甘草　大黄

四逆散
柴胡　芍薬　枳実　甘草
＝大柴胡湯－（黄芩　半夏　生姜　大棗　大黄）＋甘草
＝小柴胡湯－（黄芩　半夏　生姜　大棗　人参）＋（芍薬　枳実）

加味逍遙散
柴胡　芍薬　甘草　白朮　茯苓　当帰　生姜　薄荷　牡丹皮　梔子
＝四逆散－枳実＋（白朮　茯苓　当帰　生姜　薄荷　牡丹皮　梔子）
＝逍遙散＋（牡丹皮　梔子）
＊原方
柴胡　芍薬　甘草　白朮　茯苓　当帰　牡丹皮　梔子

抑肝散
柴胡　甘草　白朮　茯苓　当帰　川芎　釣藤
＝加味逍遙散－（芍薬　生姜　薄荷　牡丹皮　梔子）＋（川芎　釣藤）

抑肝散加陳皮半夏
柴胡　甘草　白朮　茯苓　当帰　川芎　釣藤　陳皮　半夏

❷ 瀉心湯類とその関連方剤

三黄瀉心湯
黄芩　黄連　大黄

黄連解毒湯
黄芩　黄連　黄柏　梔子

温清飲
黄芩　黄連　黄柏　梔子　当帰　川芎　芍薬　地黄
＝黄連解毒湯合四物湯

清上防風湯
黄芩　黄連　梔子　薄荷　連翹　荊芥　防風　白芷　桔梗　川芎　枳実　甘草
＝黄連解毒湯－黄柏＋（薄荷　連翹　荊芥　防風　白芷　桔梗　川芎　枳実　甘草）

荊芥連翹湯
柴胡　黄芩　黄連　黄柏　梔子　当帰　芍薬　川芎　地黄　薄荷　連翹　荊芥　防風　白芷　桔梗　枳実　甘草
＝温清飲＋（柴胡　薄荷　連翹　荊芥　防風　白芷　桔梗　枳実　甘草）
＝清上防風湯合四物湯＋（柴胡　黄柏）

柴胡清肝湯
柴胡　黄芩　黄連　黄柏　梔子　当帰　芍薬　川芎　地黄　薄荷　連翹　桔梗　牛蒡子　栝楼根　甘草
＝温清飲＋（柴胡　薄荷　連翹　桔梗　牛蒡子　栝楼根　甘草）

茵蔯蒿湯
茵蔯蒿　梔子　大黄

梔子柏皮湯
梔子　黄柏　甘草
＝黄連解毒湯－（黄芩　黄連）＋甘草

半夏瀉心湯
黄芩　黄連　乾姜　人参　半夏　大棗　甘草
＝乾姜芩連湯＋（半夏　大棗　甘草）

黄連湯
黄連　乾姜　人参　半夏　大棗　甘草　桂枝
＝半夏瀉心湯－黄芩＋桂枝

黄芩湯
黄芩　芍薬　大棗　甘草
＝桂枝湯－（桂枝　生姜）＋黄芩

❸ 承気湯類とその関連方剤
調胃承気湯
大黄　芒消　甘草
＝大黄甘草湯＋芒消

大黄甘草湯
大黄　甘草

大承気湯
大黄　芒消　枳実　厚朴
＝調胃承気湯－甘草＋（枳実　厚朴）

桃核承気湯
大黄　芒消　甘草　桃仁　桂枝
＝調胃承気湯＋（桃仁　桂枝）

大黄牡丹皮湯
大黄　芒消　牡丹皮　桃仁　冬瓜子
＝調胃承気湯－甘草＋（牡丹皮　桃仁　冬瓜子）

腸癰湯
薏苡仁　牡丹皮　桃仁　冬瓜子
＝大黄牡丹皮湯－（大黄　芒消）＋薏苡仁

通導散
大黄　芒消　枳実　厚朴　甘草　当帰　紅花　蘇木　木通　陳皮
＝大承気湯＋（甘草　当帰　紅花　蘇木　木通　陳皮）

防風通聖散
大黄　芒消　甘草　麻黄　石膏　生姜　白朮　当帰　川芎　芍薬　薄荷　連翹　荊芥　防風　黄芩　梔子　滑石　桔梗
＝調胃承気湯合越婢加朮湯去大棗合四物湯去地黄＋（薄荷　連翹　荊芥　防風　黄芩　梔子　滑石　桔梗）

❹ その他の裏熱証用方剤
桔梗石膏
桔梗　石膏

麦門冬湯
麦門冬　半夏　人参　大棗　粳米　甘草

清肺湯
麦門冬　天門冬　貝母　桑白皮　桔梗　陳皮　杏仁　五味子　竹筎　黄芩　梔子　茯苓　当帰　生姜　大棗　甘草
＊原方
麦門冬　天門冬　貝母　桑白皮　桔梗　陳皮　杏仁　五味子　黄芩　梔子　茯苓　当帰　生姜　大棗　甘草

滋陰降火湯
当帰　芍薬　地黄　麦門冬　天門冬　陳皮　知母　黄柏　白朮　甘草
＝四物湯－川芎＋（麦門冬　天門冬　陳皮　知母　黄柏　白朮　甘草）
＊原方
当帰　芍薬　地黄　麦門冬　天門冬　陳皮　知母　黄柏　白朮　甘草＋（生姜　大棗）

滋陰至宝湯
柴胡　知母　地骨皮　薄荷　香附子　芍薬　麦門冬　貝母　陳皮　当帰　白朮　茯苓　甘草
＝逍遙散－生姜＋（知母　地骨皮　香附子　麦門冬　貝母　陳皮）

＊原方
柴胡　知母　地骨皮　薄荷　香附子　芍薬　麦門冬　貝母　陳皮　当帰　白朮　茯苓　甘草＋生姜

六味丸（六味腎気丸）
熟地黄　山薬　山茱萸　茯苓　沢瀉　牡丹皮
＝八味丸−(桂枝　附子)

三物黄芩湯
黄芩　苦参　乾地黄

釣藤散
甘草　石膏　人参　半夏　麦門冬　釣藤　菊花　防風　陳皮　茯苓　生姜
＝白虎加人参湯−(知母　粳米)＋(半夏　麦門冬　釣藤　菊花　防風　陳皮　茯苓　生姜)

甘麦大棗湯
甘草　小麦　大棗

酸棗仁湯
酸棗仁　知母　川芎　茯苓　甘草

五苓散
沢瀉　茯苓　猪苓　白朮　桂枝

茵蔯五苓散
茵蔯蒿　沢瀉　茯苓　猪苓　白朮　桂枝

四苓湯
沢瀉　茯苓　猪苓　白朮

猪苓湯
沢瀉　茯苓　猪苓　阿膠　滑石
＝五苓散−(白朮　桂枝)＋(阿膠　滑石)

猪苓湯合四物湯
沢瀉　茯苓　猪苓　阿膠　滑石　当帰　川芎　芍薬　地黄

五淋散
①黄芩　梔子　芍薬　甘草　茯苓　当帰
②黄芩　梔子　芍薬　甘草　茯苓　当帰　地黄　沢瀉　木通　車前子　滑石
＝黄連解毒湯−(黄連　黄柏)＋(芍薬　甘草　茯苓　当帰)＋(地黄　沢瀉　木通　車前子　滑石)
＊別方
梔子　芍薬　甘草　茯苓　当帰

竜胆瀉肝湯
竜胆　黄芩　梔子　車前子　沢瀉　木通　当帰　地黄　甘草

木防已湯
防已　石膏　桂枝　人参

Ⅳ　裏寒証用方剤
❶ 桂枝加芍薬湯とその関連方剤
桂枝加芍薬湯
桂枝　芍薬　生姜　大棗　甘草

桂枝加芍薬大黄湯
桂枝　芍薬　生姜　大棗　甘草　大黄

小建中湯
桂枝　芍薬　生姜　大棗　甘草　膠飴
＝桂枝加芍薬湯＋膠飴

黄耆建中湯
桂枝　芍薬　生姜　大棗　甘草　膠飴　黄耆
＝桂枝加芍薬湯＋(膠飴　黄耆)
＝小建中湯＋黄耆

当帰建中湯
桂枝　芍薬　生姜　大棗　甘草　(膠飴)　当帰
＝桂枝加芍薬湯＋当帰
＝(小建中湯)＋当帰

桂枝加竜骨牡蛎湯
桂枝　芍薬　生姜　大棗　甘草　竜骨　牡蛎

五積散
桂枝　芍薬　生姜　大棗　甘草　麻黄　白芷　当帰　川芎　桔梗　陳皮　半夏　茯苓　蒼朮　厚朴　枳実±(乾姜)
＝桂枝湯＋(麻黄　白芷　当帰　川芎　桔梗

陳皮　半夏　茯苓　蒼朮　厚朴　枳実）±（乾姜）

炙甘草湯
桂枝　生姜　大棗　甘草　麦門冬　麻子仁　地黄　人参　阿膠
＝桂枝湯－芍薬＋（麦門冬　麻子仁　地黄　人参　阿膠）

当帰四逆加呉茱萸生姜湯
桂枝　芍薬　生姜　大棗　甘草　当帰　細辛　呉茱萸　木通
＝桂枝湯＋（当帰　細辛　呉茱萸　木通）
＝当帰　桂枝　芍薬　大棗　甘草　細辛　木通　呉茱萸　生姜
＝当帰四逆湯＋（呉茱萸　生姜）

当帰湯
当帰　黄耆　桂枝　芍薬　甘草　蜀椒　乾姜　人参　半夏　厚朴
＝桂枝湯去生姜大棗＋大建中湯去膠飴＋（当帰　黄耆　半夏　厚朴）

桂枝茯苓丸
桂枝　芍薬　茯苓　桃仁　牡丹皮
＝桂枝湯－（生姜　大棗　甘草）＋（茯苓　桃仁　牡丹皮）

桂枝茯苓丸加薏苡仁
桂枝　芍薬　茯苓　桃仁　牡丹皮　薏苡仁

平胃散
生姜　大棗　甘草　厚朴　蒼朮　陳皮
＝桂枝湯－（桂枝　芍薬）＋（厚朴　蒼朮　陳皮）
＊別方
生姜　大棗　甘草　厚朴　蒼朮　陳皮＋（人参　茯苓）

胃苓湯
生姜　大棗　甘草　厚朴　蒼朮　陳皮　沢瀉　茯苓　猪苓　白朮　桂枝±（縮砂　黄連　芍薬）
＝平胃散合五苓散±（縮砂　黄連　芍薬）
＊原方
生姜　大棗　甘草　厚朴　蒼朮　陳皮　沢瀉　茯苓　猪苓　白朮　桂枝

＊別方
生姜　大棗　甘草　厚朴　蒼朮　陳皮　沢瀉　茯苓　猪苓　白朮　桂枝＋芍薬

安中散
桂枝　甘草　延胡索　良姜　牡蛎　縮砂　茴香±（茯苓）
＊原方
桂枝　甘草　延胡索　良姜　牡蛎　茴香＋乾姜

大建中湯
蜀椒　乾姜　人参　膠飴

❷ 主として湿を目標とする方剤とその関連方剤

小半夏加茯苓湯
半夏　生姜　茯苓

二陳湯
半夏　生姜　茯苓　陳皮　甘草
＝小半夏加茯苓湯＋（陳皮　甘草）

竹筎温胆湯
半夏　生姜　茯苓　陳皮　甘草　竹筎　枳実　柴胡　麦門冬　桔梗　香附子　人参　黄連
＝二陳湯＋（竹筎　枳実　柴胡　麦門冬　桔梗　香附子　人参　黄連）
＝温胆湯＋（柴胡　麦門冬　桔梗　香附子　人参　黄連）
＊原方
半夏　生姜　茯苓　陳皮　甘草　竹筎　枳実　柴胡　麦門冬　桔梗　香附子　人参　黄連＋大棗

半夏厚朴湯
半夏　厚朴　茯苓　生姜　紫蘇葉
＝小半夏加茯苓湯＋（厚朴　紫蘇葉）

人参湯
人参　白朮　乾姜　甘草

桂枝人参湯
桂枝　人参　白朮　乾姜　甘草

附子理中湯
人参　白朮　乾姜　甘草　附子

四君子湯
人参　白朮　茯苓　甘草　生姜　大棗
＝人参湯−乾姜＋茯苓＋（生姜　大棗）
＊原方
人参　白朮　茯苓　甘草

六君子湯
人参　白朮　茯苓　甘草　陳皮　半夏　生姜　大棗
＝四君子湯＋（陳皮　半夏）
＝四君子湯合二陳湯

啓脾湯
人参　白朮　茯苓　甘草　陳皮　沢瀉　山査子　蓮肉　山薬
＝四君子湯−（生姜　大棗）＋（陳皮　沢瀉　山査子　蓮肉　山薬）
＝六君子湯−（生姜　大棗　半夏）＋（沢瀉　山査子　蓮肉　山薬）

茯苓飲
人参　白朮　生姜　茯苓　陳皮　枳実
＝人参湯−（乾姜　甘草）＋（生姜　茯苓　陳皮　枳実）
＝四君子湯−（甘草　大棗）＋（陳皮　枳実）

茯苓飲合半夏厚朴湯
人参　白朮　生姜　茯苓　陳皮　枳実　半夏　厚朴　（茯苓　生姜）　紫蘇葉

半夏白朮天麻湯
半夏　白朮　茯苓　人参　陳皮　生姜　天麻　麦芽　神曲　黄耆　黄柏　沢瀉　乾姜
＝六君子湯−（大棗　甘草）＋（天麻　麦芽　神曲　黄耆　黄柏　沢瀉　乾姜）
＊原方
半夏　白朮　茯苓　人参　陳皮　天麻　麦芽　神曲　黄耆　黄柏　沢瀉　乾姜

帰脾湯
人参　白朮　茯苓　甘草　生姜　大棗　酸棗仁　竜眼肉　遠志　当帰　黄耆　木香
＝四君子湯＋（酸棗仁　竜眼肉　遠志　当帰　黄耆　木香）

加味帰脾湯
人参　白朮　茯苓　甘草　生姜　大棗　酸棗仁　竜眼肉　遠志　当帰　黄耆　木香　柴胡　梔子　±（牡丹皮）
＝帰脾湯＋（柴胡　梔子）±（牡丹皮）
＊別方
人参　白朮　茯苓　甘草　生姜　大棗　酸棗仁　竜眼肉　遠志　当帰　黄耆　木香　柴胡　梔子

補中益気湯
人参　白朮　甘草　生姜　大棗　当帰　黄耆　陳皮　升麻　柴胡
＝四君子湯−茯苓＋（当帰　黄耆　陳皮　升麻　柴胡）
＊原方
人参　白朮　甘草　当帰　黄耆　陳皮　升麻　柴胡

清暑益気湯
人参　白朮　甘草　当帰　黄耆　陳皮　麦門冬　五味子　黄柏
＝補中益気湯−（生姜　大棗　升麻　柴胡）＋（麦門冬　五味子　黄柏）
＊原方
人参　白朮　甘草　当帰　黄耆　陳皮　麦門冬　五味子　黄柏＋（生姜　大棗）
＊別方
人参　白朮　甘草　当帰　黄耆　陳皮　麦門冬　五味子　黄柏＋（生姜　大棗）＋（升麻　葛根　沢瀉　蒼朮　神麹　青皮）

清心蓮子飲
人参　茯苓　甘草　蓮肉　黄芩　黄耆　麦門冬　地骨皮　車前子
＝四君子湯−（白朮　生姜　大棗）＋（蓮肉　黄芩　黄耆　麦門冬　地骨皮　車前子）

苓桂朮甘湯
茯苓　桂枝　白朮　甘草

251

女神散

人参　白朮　甘草　黄芩　黄連　当帰　川芎　桂枝　香附子　檳榔子　木香　丁香　大黄

＝人参湯－乾姜＋（黄芩　黄連　当帰　川芎　桂枝　香附子　檳榔子　木香　丁香　大黄）

＝苓桂朮甘湯－茯苓＋（人参　黄芩　黄連　当帰　川芎　桂枝　香附子　檳榔子　木香　丁香　大黄）

二朮湯

半夏　生姜　茯苓　陳皮　甘草　白朮　蒼朮　香附子　羌活　威霊仙　天南星　黄芩

＝二陳湯＋（白朮　蒼朮　香附子　羌活　威霊仙　天南星　黄芩）

苓姜朮甘湯

茯苓　乾姜　白朮　甘草

苓甘姜味辛夏仁湯

茯苓　甘草　乾姜　五味子　細辛　半夏　杏仁

＝小青竜湯－（麻黄　桂枝　芍薬）＋（茯苓　杏仁）

呉茱萸湯

呉茱萸　人参　生姜　大棗

防已黄耆湯

防已　黄耆　白朮　甘草　生姜　大棗

九味檳榔湯

檳榔子　厚朴　桂枝　紫蘇葉　橘皮　生姜　甘草　木香　大黄　呉茱萸　茯苓

＝香蘇散－香附子－陳皮＋橘皮＋（檳榔子　厚朴　桂枝　木香　大黄　呉茱萸　茯苓）

真武湯

附子　芍薬　白朮　茯苓　生姜

桂芍知母湯

附子　芍薬　白朮　生姜　麻黄　甘草　桂枝　浜防風　知母

＝真武湯－茯苓＋麻黄湯－杏仁＋（浜防風　知母）

＝桂麻各半湯－（杏仁　大棗）＋（附子　白朮　浜防風　知母）

❸ 主として燥を目標とする方剤とその関連方剤

八味地黄丸（八味丸）

熟地黄　山薬　山茱萸　茯苓　沢瀉　牡丹皮　桂枝　附子

＝六味丸＋（桂枝　附子）

牛車腎気丸

熟地黄　山薬　山茱萸　茯苓　沢瀉　牡丹皮　桂枝　附子　牛膝　車前子

＝八味地黄丸＋（牛膝　車前子）

潤腸湯

大黄　枳実　厚朴　麻子仁　杏仁　桃仁　当帰　地黄　黄芩　甘草

＝大承気湯－芒消＋（麻子仁　杏仁　桃仁　当帰　地黄　黄芩　甘草）

麻子仁丸

大黄　枳実　厚朴　麻子仁　杏仁　芍薬

＝大承気湯－芒消＋（麻子仁　杏仁　芍薬）

❹ 補血薬を主とする方剤

四物湯

当帰　川芎　芍薬　熟地黄

当帰芍薬散

当帰　川芎　芍薬　白朮　沢瀉　茯苓

＝四物湯－地黄＋四苓湯－猪苓

当帰芍薬散加附子

当帰　川芎　芍薬　白朮　沢瀉　茯苓　附子

＝四物湯－地黄＋四苓湯－猪苓＋附子

十全大補湯

当帰　川芎　芍薬　熟地黄　人参　白朮　茯苓　甘草　桂枝　黄耆

＝四物湯＋四君子湯－（生姜　大棗）＋（桂枝　黄耆）

＝八珍湯＋（桂枝　黄耆）

＊原方

当帰　川芎　芍薬　熟地黄　人参　白朮　茯苓　甘草　桂枝　黄耆＋（生姜　大棗）

人参養栄湯
当帰　芍薬　熟地黄　人参　白朮　茯苓　甘草　桂枝　黄耆　陳皮　遠志　五味子
＝四物湯－川芎＋四君子湯－(生姜　大棗)＋(陳皮　遠志　五味子)
＝十全大補湯－川芎＋(陳皮　遠志　五味子)

芎帰膠艾湯
当帰　川芎　芍薬　熟地黄　艾葉　甘草　阿膠
＝四物湯＋(艾葉　甘草　阿膠)

芎帰調血飲
当帰　川芎　熟地黄　白朮　茯苓　甘草　生姜　大棗　陳皮　香附子　烏薬　益母草　牡丹皮
＝四物湯－芍薬＋四君子湯－人参＋(陳皮　香附子　烏薬　益母草　牡丹皮)
＊原方
当帰　川芎　熟地黄　白朮　茯苓　甘草　生姜　大棗　陳皮　香附子　烏薬　益母草　牡丹皮＋乾姜

七物降下湯
当帰　川芎　芍薬　熟地黄　釣藤　黄耆　黄柏
＝四物湯＋(釣藤　黄耆　黄柏)

疎経活血湯
当帰　川芎　芍薬　熟地黄　白朮　茯苓　甘草　防風　羌活　牛膝　威霊仙　白芷　防已　桃仁　竜胆　生姜　陳皮
＝四物湯＋(白朮　茯苓　甘草　防風　羌活　牛膝　威霊仙　白芷　防已　桃仁　竜胆　生姜　陳皮)
＊別方
当帰　川芎　芍薬　熟地黄　白朮　茯苓　甘草　防風　羌活　牛膝　威霊仙　白芷　防已　桃仁　竜胆　陳皮

大防風湯
当帰　川芎　芍薬　熟地黄　人参　白朮　甘草　乾姜　大棗　黄耆　防風　羌活　牛膝　杜仲　附子
＝四物湯＋四君子湯－茯苓－生姜＋乾姜＋(黄耆　防風　羌活　牛膝　杜仲　附子)
＝十全大補湯－(生姜　茯苓　桂枝)＋乾姜＋(大棗　防風　羌活　牛膝　杜仲　附子)

温経湯
当帰　川芎　芍薬　人参　麦門冬　半夏　桂枝　生姜　呉茱萸　甘草　牡丹皮　阿膠
＝四物湯－地黄＋(人参　麦門冬　半夏　桂枝　生姜　呉茱萸　甘草　牡丹皮　阿膠)

当帰飲子
当帰　川芎　芍薬　熟地黄　荊芥　防風　蒺藜子　黄耆　何首烏　甘草
＝四物湯＋(荊芥　防風　蒺藜子　黄耆　何首烏　甘草)
＊原方
当帰　川芎　芍薬　熟地黄　荊芥　防風　蒺藜子　黄耆　何首烏　甘草＋生姜

V　寒熱を考慮しなくてもよい方剤および関連方剤

甘草湯
甘草

芍薬甘草湯
芍薬　甘草

芍薬甘草附子湯
芍薬　甘草　附子

桔梗湯
桔梗　甘草

排膿散合排膿湯（排膿散及湯）
桔梗　甘草　生姜　大棗　枳実　芍薬

立効散
細辛　升麻　防風　竜胆　甘草

紫雲膏
紫根　当帰　胡麻油　蜜蝋　豚脂

参考文献

第一部　フローチャートによる疾患・症候別漢方処方

1) 菅谷英一. 柴胡桂枝湯加芍薬 (SK；TJ-960) の抗けいれん作用のメカニズム. 神精薬理 1990；12：237-245.
2) 神戸中医学研究会 編著. 中医臨床のための中薬学. 東京：医歯薬出版株式会社, 1992.
3) 神戸中医学研究会 編著. 中医臨床のための方剤学. 東京：医歯薬出版株式会社, 1992.
4) 中根允文, 山内俊雄, 大沼悌一, 久郷敏明, 熊代 永, 大熊輝雄, 今田屋 章. 部分てんかん症例に対する TJ-960 の臨床的有用性—プラセボを対照とした二重盲検法による後期第Ⅱ相臨床試験—. 臨評価 1999；26：419-452.
5) 西村 甲. 感冒の漢方療法. 浜松赤十字病院医学雑誌 2002；3：12-25.
6) 西村 甲. 小児科漢方—日常診療における具体的治療—. 慶應医学 2004；81：263-270.
7) 西村 甲, 石毛 敦, 渡辺賢治, 高橋孝雄. 小児てんかんに対する漢方薬療法の最前線. 小児科 2006；47：1353-1363.
8) 西村 甲.「薬に関する素朴な疑問」専門知識のない医師でも小児に使いやすい漢方薬はありますか. 小児内科 2008；40：273-275.
9) 西村 甲. 内科領域からみた外科漢方. 漢方と最新治療 2008；17：91-97.
10) 西村 甲. 小児精神神経疾患に対する漢方治療—てんかん, 行動異常, 睡眠異常を中心に—. 日本小児漢方交流会 編. 小児疾患の身近な漢方治療 8 第 9 回日本小児漢方懇話会記録集 小児診療における漢方医学の応用 柴胡剤をめぐって. 東京：メジカルビュー社；2009：39-44.
11) 西村 甲. 漢方薬. 五十嵐 隆 総編集・椎原弘章 専門編集. 小児科臨床ピクシス 12 小児の頭痛—診かた治しかた. 東京：中山書店, 2009：77-81.
12) 橋本倫太郎, 藤井泰志, 松浦恵子, 西村 甲, 秋葉哲生. 疾患別座談会 小児科疾患と漢方 (上). 漢方の臨床 2009；56：1829-1848.
13) 橋本倫太郎, 藤井泰志, 松浦恵子, 西村 甲, 秋葉哲生. 疾患別座談会 小児科疾患と漢方 (下). 漢方の臨床 2009；56：2015-2033.
14) 石毛 敦, 関 隆志, 西村 甲. 臨床漢方治療学. 野村靖幸 編集. 漢方医療薬学の基礎. 東京：廣川書店, 2010：175-250.
15) 西村 甲. 小児の漢方療法—エキス剤を使いこなそう Ⅲ. 各論 夜鳴き・神経過敏・チック. 小児科診療 2010；73：438-442.
16) 西村 甲. 疾患・症候別漢方薬最新ガイド. 東京：講談社, 2011.
17) 西村 甲. 小児漢方のアドバンスコースへようこそ—急性胃腸炎. 小児外科 2011；43：863-870.
18) 西村 甲. 各論 15. 夜泣き・チック・神経過敏・寝ぼけ. 日本小児東洋医学会 編集. 小児漢方治療の手引き. 東京：日本小児医事出版社, 2014：57.
19) 西村 甲. 各論 16. 過換気症候群・痙攣・てんかん. 日本小児東洋医学会 編集. 小児漢方治療の手引き. 東京：日本小児医事出版社, 2014：58.

第二部　小児における漢方医学の基本

Ⅰ 小児科漢方を理解するために

1) 広瀬滋之. これからの小児医療の在り方—伝統医学の視点から—. 日児誌 2003；107：438-448.
2) 崎山武志. 漢方治療のすすめ. 日児誌 2004；108：1019-1026.
3) 山口英明. 小児科漢方の由来と構造. 日本小児漢方交流会 編. 小児疾患の身近な漢方治療 11 第 12 回日本小児漢方懇話会記録集 小児科漢方の可能性と展望 〜何ができるのか, 何を目指すのか〜. 東京：メジカルビュー社；2013：8-13.

Ⅱ 漢方医学概説

4) 龍野一雄. 増補改訂 漢方入門講座. 東京：中国漢方, 1956.
5) 大塚敬節. 漢方医学. 大阪：創元社, 1956.
6) 龍野一雄. 漢方医学講義テキスト. 東京：漢方書林, 1958.
7) 成都中医学院 主編・京都中医学研究会 編訳. 温病学—理論解析とその応用—. 東京：東方書店, 1989.
8) 秦 伯未 原著・岩橋信種 訳. 中医入門. 東京：谷口書店, 1990.
9) 寺澤捷年. 症例から学ぶ和漢診療学. 東京：医学書院, 1990.
10) 神戸中医学研究会. 基礎中医学. 東京：燎原, 1995.
11) 西村 甲. 漢方医学概論. 浜松赤十字病院医学雑誌 2001；2：4-32.
12) 西村 甲, 入江祥史, 渡辺賢治. 臨床内科医のための漢方医学講座. 東京：医薬広告社, 2007.
13) 金子 靖, 鈴木成尚, 西村 甲. 日中伝統医学における新たな生理学・病態学構築の試み. 慶應医学 2007；84：41-54.
14) 西村 甲. 絵でわかる東洋医学. 東京：講談社, 2011.
15) 西村 甲. 疾患・症候別漢方薬最新ガイド. 東京：講談社, 2011.

Ⅲ 漢方小児科学

16) Robbins WJ, Brody S, Hogan AG, Jackson CM, Greene CW. *Growth*. New Haven：Yale University Press, 1928.
17) Scammon RE. The measurement of the body in childhood. In：Harris JA, Jackson CM, Paterson DG, Scammon RE, eds. *The measurement of man*. Minneapolis：University of Minnesota Press, 1930.

18) Bridges K. *Social and emotional development of the pre-school child*. London：Kegan Paul, Trench, Trübner & Company, 1931.
19) 江育仁 主編. 高等医薬院校教材 中医児科学. 上海：上海科学技術出版社, 1985.
20) 江川 充. 親子関係における漢方治療. 第4回日本小児東洋医学懇話会講演記録 1987；4：45-48.
21) 宮尾益英 編著・二木 武, 松田 博, 黒田泰弘 共著. 最新育児小児病学 改訂第3版. 東京：南江堂, 1993.
22) Anzo M, Takahashi T, Sato S, Matsuo N. The cross-sectional head circumference growth curves for Japanese from birth to 18 years of age：the 1990 and 1992–1994 national survey data. *Ann Hum Biol* 2002；29（4）：373–388.
23) 小西行郎. 集英社新書 赤ちゃんと脳科学. 東京：集英社, 2003.
24) 加藤則子, 村田光範, 河野美穂, 谷口 隆, 大竹輝臣. 0歳から18歳までの身体発育基準について「食を通じた子どもの健全育成のあり方に関する検討会」報告書より. 小児保健研 2004；63（3）：345-348.
25) 西村 甲, 渡邉賢治. 小児の漢方療法Ⅲ. 疾患各論 母子同服. 小児科診療 2004；67：1514-1518.
26) 西村 甲. 精神神経疾患に対する母子同服による漢方治療. 日本小児漢方交流会 編. 小児疾患の身近な漢方治療6 第7回日本小児漢方懇話会記録集 小児心身症に対する漢方治療. 東京：メジカルビュー社；2007：65-69.
27) 西村 甲. 東洋医学（漢方）からみた身体の年齢 A. 幼小児～青年・成人. 鈴木隆雄, 衛藤 隆 編. からだの年齢事典. 東京：朝倉書店, 2008：22-26.
28) 榊原洋一. BLUE BACKS 大人が知らない子どもの体の不思議 子どもは大人のミニチュアではない！東京：講談社, 2008.
29) 西村 甲, 渡辺賀子, 渡辺賢治. 漢方医学における体温（鍼灸を含む）. 彼末一之 監修・永島 計, 紫藤 治, 稲葉 裕, 田村照子, 太田俊二, 堀越哲美, 澤田晋一, 田中英登, 福岡義隆 編集. からだと温度の事典. 東京：朝倉書店, 2010. 155-156.

Ⅳ 漢方医学の歴史
30) 富士川 游. 日本醫學史 決定版. 東京：日新書院, 1941.
31) 大塚敬節. 漢方医学. 大阪：創元社, 1956.
32) 上海中医学院, 上海市衛生局 主編・人民衛生出版社 責任編集, 王 顕明, 史 蘭華, 杜 明熹, 呂 広曙, 遅 華基, 姚 景忠, 劉 相印 翻訳・于 洞洲 審校・広瀬滋之 校訂. 中醫臨床大系 小児科学. 京都：雄渾社, 1984.
33) 傅 維康 主編・川井正久 編訳. 中国医学の歴史. 千葉：東洋学術出版社, 1997.

第三部　漢方方剤における重要知識の整理

1) 龍野一雄. 増補改訂 漢方入門講座. 東京：中国漢方, 1956.
2) 龍野一雄. 漢方医学大系. 京都：雄渾社, 1978.
3) 浅田宗伯 著・日本漢方医学研究所 編. 勿誤薬室方函口訣. 東京：ツムラ, 1981.
4) 矢数道明. 臨床応用 漢方処方解説. 大阪：創元社, 1981.
5) 汪昂 著・寺師睦宗 訓. 臨床百味 医方集解. 東京：漢方三考塾, 1985.
6) 小曾戸 洋, 真柳 誠 編. 和刻漢籍医書集成. 大阪：エンタプライズ, 1988.
7) 寺澤捷年. 症例から学ぶ和漢診療学. 東京：医学書院, 1990.
8) 神戸中医学研究会 編著. 中医臨床のための方剤学. 東京：医歯薬出版株式会社, 1992.
9) 桑木崇秀. 新版健保適用エキス剤による漢方診療ハンドブック. 大阪：創元社, 1995.
10) 汪昂 著・寺師睦宗 訓. 臨床百味 本草備要 増訂版. 東京：漢方三考塾, 1996.
11) 松本克彦 編著. 今日の医療用漢方製剤 理論と解説. 京都：メディカルユーコン, 1997.
12) 小山誠次. 古典に基づくエキス漢方方剤学. 京都：メディカルユーコン, 1998.
13) 長谷川弥人, 大塚恭男, 山田光胤, 菊谷豊彦 編. 漢方製剤活用の手引き―証の把握と処方鑑別のために―. 東京：臨床情報センター, 1998.
14) 高山宏世 編著. 腹證図解 漢方常用処方解説 新訂23版. 東京：日本漢方振興会三考塾, 1998.
15) 高山宏世 編著. 古今名方 漢方処方学時習 第二版. 東京：日本漢方振興会三考塾, 1998.
16) 日本漢方協会学術部 編. 傷寒雑病論『傷寒論』『金匱要略』（三訂版）. 千葉：東洋学術出版, 2000.
17) カネボウ薬品 編. カネボウ漢方 改編処方解説. 東京：カネボウ薬品, 2000.
18) 昭和漢方生薬ハーブ研究会 編. 漢方210処方 生薬解説―その基礎から運用まで―. 東京：じほう, 2001.
19) 西村 甲. 漢方方剤概説. 浜松赤十字病院医学雑誌 2003；4：27-74.
20) 石毛 敦, 西村 甲. 重要漢方方剤解説. 野村靖幸 編集. 漢方医療薬学の基礎. 東京：廣川書店, 2010：145-173.
21) 石毛 敦, 西村 甲. 漢方処方と方意. 東京：南山堂, 2010.
22) Kracie 編. Kampo Medicine Handbook クラシエ医療用漢方製剤. 東京：クラシエ薬品, 2013.
23) 小山誠次. 古典に生きるエキス漢方方剤学. 京都：メディカルユーコン, 2014.
24) ツムラ 編. TSUMURA KAMPO FORMULATION FOR PRESCRIPTION ツムラ医療用漢方製剤. 東京：ツムラ, 2014.
25) 矢野敏夫 著・監修. Kotaro Handy Reference 小太郎漢方エキス剤使用の手引き. 大阪：小太郎漢方製薬, 2015.

臨床漢方小児科学	©2016
	定価(本体 3,800 円+税)

2016年 4 月10日　1 版 1 刷

著　者　　西　村　　　甲
　　　　　　にし　むら　　　　こう

発 行 者　株式
　　　　　会社　南　山　堂
　　　　　代表者　鈴　木　　肇

〒113-0034　東京都文京区湯島 4 丁目 1-11
TEL 編集(03)5689-7850・営業(03)5689-7855
　　　　　振替口座　00110-5-6338

ISBN 978-4-525-47481-2　　　　Printed in Japan

本書を無断で複写複製することは，著作者および出版社の権利の侵害となります．
JCOPY　<(社)出版者著作権管理機構 委託出版物>
本書の無断複写は著作権法上での例外を除き禁じられています．複写される場合は，
そのつど事前に，(社)出版者著作権管理機構(電話 03-3513-6969, FAX 03-3513-6979,
e-mail: info@jcopy.or.jp)の許諾を得てください．

スキャン，デジタルデータ化などの複製行為を無断で行うことは，著作権法上での
限られた例外(私的使用のための複製など)を除き禁じられています．業務目的での
複製行為は使用範囲が内部的であっても違法となり，また私的使用のためであっても
代行業者等の第三者に依頼して複製行為を行うことは違法となります．